U0343683

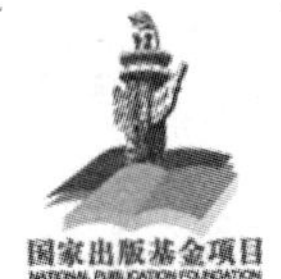

国家出版基金项目

盲人按摩师职业技能提高丛书

赵润琛按摩心悟

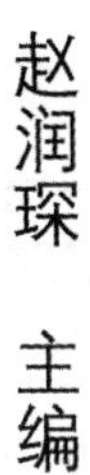

赵润琛 主编

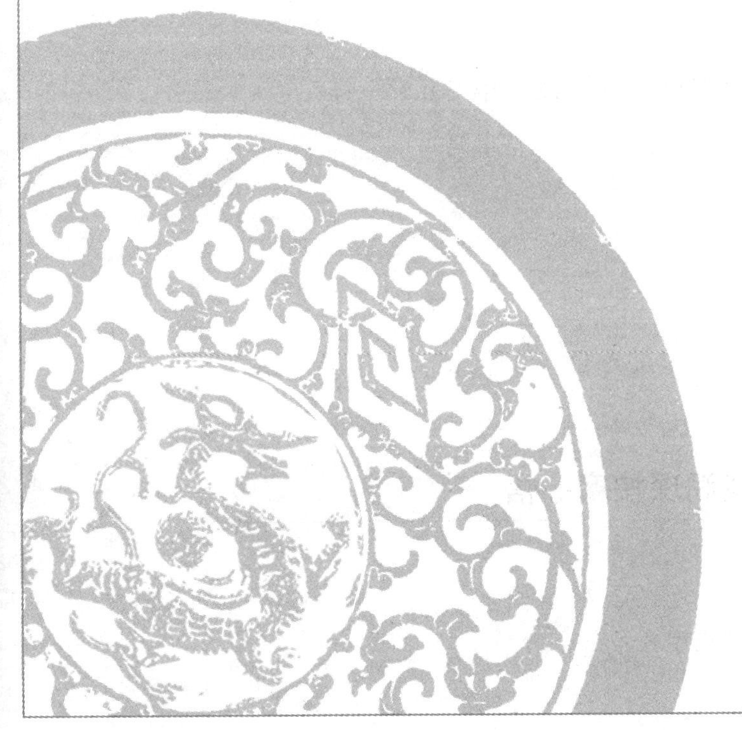

中国盲文出版社

图书在版编目（CIP）数据

赵润琛按摩心悟/赵润琛主编．—北京：中国盲文出版社，2012.8

（盲人按摩师职业技能提高丛书）

ISBN 978-7-5002-3884-3

Ⅰ．①赵… Ⅱ．①赵… Ⅲ．①按摩疗法（中医）Ⅳ．①R244．1

中国版本图书馆 CIP 数据核字（2012）第 207456 号

赵润琛按摩心悟

主　　编：赵润琛
出版发行：中国盲文出版社
社　　址：北京市西城区太平街甲 6 号
邮政编码：100050
电　　话：（010）83190019
印　　刷：北京中科印刷有限公司
经　　销：新华书店
开　　本：787×1092　1/16
字　　数：270 千字
印　　张：26
版　　次：2012 年 8 月第 1 版　2012 年 8 月第 1 次印刷
书　　号：ISBN 978-7-5002-3884-3/R·607
定　　价：26.00 元

《盲人按摩师职业技能提高丛书》编委会

学术指导　卓大宏　王之虹　范吉平

主　　编　李志军

副 主 编　张明理　赖　伟　刘明军

编　　委　（按姓氏笔画排序）

王　军　王　结　成为品　刘　飞
刘丽波　刘洪波　刘　鹏　刘　颖
齐　伟　关雪峰　李红科　李雁雁
何　川　张　欣　陈幼楠　卓　越
周世民　赵润琛　郭长青　谢玉秋
谢金梁　薛卫国

《赵润琛按摩心悟》编委会

主　编　赵润琛

副主编　耿瑞芡

整　理　张雪岭

出版说明

为了满足广大盲人按摩师提高职业技能、强化能力建设的需要，在国家出版基金的大力支持下，我们组织编写了这套《盲人按摩师职业技能提高丛书》。

近几十年来，随着经济社会发展和人们康复保健意识的不断提高，社会对保健、医疗按摩人员的需求不断增长，数以百万计的健全人进入按摩行业，使得该领域的竞争日趋激烈，盲人按摩师面临越来越严峻的挑战。为了帮助盲人按摩师更好地适应日益升级的市场竞争，本丛书着眼于强化盲人按摩师的综合能力建设，旨在充实盲人按摩医疗知识储备、丰富盲人按摩手法和技法，以便帮助广大盲人按摩师更好地提高理论水平和实践技能，推进盲人按摩事业科学健康发展。

本套丛书共计 23 种，内容包括以下 5 个方面：第一，总结盲人按摩专家特色技法经验，挖掘与整理我国近 50 年来较具代表性的百位盲人按摩专家的特色技法，为盲人按摩师提供宝贵借鉴，如《百位盲人按摩师特色技法全书》；第二，着眼于提高临床按摩技能，深化盲人按摩师临床技能培训，如《颈肩腰腿病名家按摩技法要旨》、《内科按摩名家技法要旨》、《妇科按摩名家技法要旨》、《儿科按摩名家技法要旨》及《医疗按摩误诊误治病案总结与分析》；第三，挖掘与整理古今按摩学理论与实践经验，夯实盲人按摩师专业功底，如《古代经典按摩文献荟萃》、《中国按摩流派技法精粹》、《名家推拿医案集锦》及《现代名家按摩技法总结与研究》；第四，强化盲人按摩师综合能力建设，消除盲人按摩师与患者的沟通障碍，如《盲人怎样使用计算机》、《盲人按摩师综合素质培养》及《盲人按摩师与患者沟通技巧》；第五，拓宽盲人按摩师视野，为盲人按摩师掌握相关知识和技能提供帮助，如《实用康复疗法手册》、《美容与减肥按摩技法要旨》、《美式整脊疗法》、《亚洲各国按摩技法精髓》与《欧式按摩技法精髓》。

本丛书编撰过程中，得到中国盲人按摩指导中心、中国盲人按摩协会、中国中医科学院、中国康复研究中心、北京中医药大学、长春中医药大学、辽宁中医药大学、黑龙江中医药大学、天津中医药大学、中山大学、北京按摩医院等专业机构相关专家的指导和帮助，编委会成员、各分册主编和编者为本丛书的编撰付出了辛勤的劳动，在此谨致谢意。

鉴于本丛书集古今中外按摩学知识之大成，信息量大，专业性强，又是首次对全国数百位盲人按摩专家的经验进行系统挖掘和整理，在编写过程中难免存在不足甚或错漏之处，衷心希望各位读者在使用中给予指正，并提出宝贵意见，以便今后进一步修订、完善，更好地为盲人按摩师职业技能提高提供切实帮助。

《盲人按摩师职业技能提高丛书》编委会
2012年8月

前　言

我是北京按摩医院主任医师，现已年近七旬。2005 年受院方返聘担任带教老师，传承医术，培养后继按摩人才。学生们技艺的提高令我由衷欣慰。

1959 年，我怀着传道、授业、解惑的理想考入了北京师范专科学校，但不久因患眼疾而转入中国盲人按摩训练班，从此踏入了医学的大门。期间师从于卢英华之弟子胡伟滨和张震两位老师，由不懂按摩到认识按摩，再从认识按摩到熟悉按摩，并逐渐热爱上这一古老的传统医术。

1962 年毕业后，开始从事临床工作，至今已有 50 个年头。祖国医学的博大精深使我感到要“活到老，学到老”，学习医学理论、研究各家的学说和手法是我毕生的追求。

1962 年起，我曾坚持数年在工作之余跟随伯父学习《伤寒论》、《金匮要略》等中医经典著作。伯父是著名经方派陈胜武教授的弟子，他结合临床经验口授心传，逐字逐句耐心讲解，使我受益匪浅，对之后数十年的临床工作颇有帮助。

1963 年，为备战第一届新兴力量运动会，我被借调到国家体委，担任体操队和举重队队医。当时队中有一位太极按摩专家安康林大夫。此间，我向安老学习了常见运动外伤的诊断与治疗方法，从而丰富了自己治疗运动创伤的手法，按摩技艺得到了进一步提高。

从 20 世纪 70 年代起，我陆续撰写了一些按摩治疗常见病的心得体会文章，如“足跟骨刺的按摩治疗”、“浅谈面瘫的按摩疗法”、“如何治疗急性腰扭伤”等，曾在电台广播或报刊杂志发表，有的收集到《扬起科学的风帆》一书中。1971 年在医院领导的支持下组织了“颈肩病治疗小组”，对颈椎病、肩周炎进行了专病研究。自此对颈椎病这一常见病证格外关注，通过十几年的潜心研究和临床实践，创造出了一套对各型颈椎病都行之有效的治疗手法。撰写了“109例颈椎病的诊断与按摩治疗”论文，发表于1985年《盲人月刊》，文中阐述了经验穴“颈根点”的命名、位置及治疗效果等。

1986年，我在院领导推荐下，参加了中国盲人按摩中心主办的“全国盲人按摩医师高级学习班”。学习班聘请了北京中医药大学教授讲课，并邀请了王永炎、刘渡舟、冯天有、苏保明等知名专家做专题讲座。通过学习，打下了更为坚实的中医理论基础。1992年在香港的讲学中也得到了很好的运用，受到了香港盲人辅导会的好评。

20世纪90年代，我参与了《按摩治疗学》、《中国按摩全书》、《按摩手册》等按摩专著的编写工作。

几十年来，我以颈椎病作为主攻病证，1997年确定了“三点两俞一扳”的治疗方案，此方案在临床中施用，经统计，治愈率达75%以上。

我将多年来积累的一些经验和资料，编写成此书，只愿对同仁及按摩爱好者有所帮助。

此书主要叙述了我对中医按摩的心得感悟，介绍了张震老师的“摸压诊法”，同时介绍了33种临床常见病的诊断和按摩治疗手法，还介绍了我在临床实践中发现并经常使用的30余个经验穴。书中重点阐述了治疗各型颈椎病“三点两俞一扳”的特色手法和临床经验。本书强调基础知识的学习并占有很大篇幅，希望读者予以重视，只有这样才能在临床实践中开拓思路，施治时才会得心应手。

本书是在耿瑞苁医生持之以恒的帮助下完成的，在此向她表示衷心的感谢和诚挚的敬意。书中插图多蒙房宝林先生绘制，张雪岭、沈艳红、王蕾等同志协助完成，特此致谢。

由于水平有限，书中可能存在不妥之处，欢迎读者给予批评指正。

赵润琛
2012年8月

目　录

上篇　总论

下篇　各论

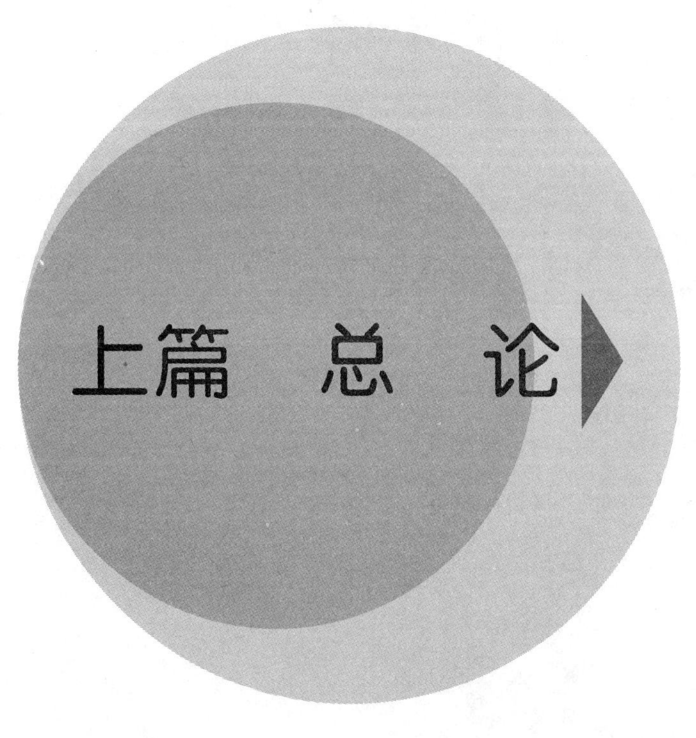
上篇　总　论

第一章　概　述

第一节　按摩的起源与发展

按摩，在我国古代称为“推拿”、“按跷”、“乔摩”等，属于中医外治法之一。它起源于人类的自我防护本能，原始社会人类在繁重而艰苦的生活过程中，经常发生损伤和病痛，会不自觉地用手抚摸伤痛局部及其周围部位。当这种抚摸使疼痛减轻后，有思维能力的原始人就从体会中积累了经验，由自发的本能发展到自觉的医疗行为，再经过不断的总结、提高，就形成了古老的按摩医术。根据考古专家对甲骨文的研究，早在远古时期就有按摩治疗内脏疾病的记载。

两千多年前，我国医学著作就较完整地记载了按摩防治疾病的方法。据《汉书·艺文志》所载，当时有按摩专著《黄帝岐伯按摩十卷》，此书已佚。《黄帝内经》是我国现存最早，且比较全面、系统阐述中医学理论的古典医学巨著，约成书于秦汉时期。该书中有不少关于按摩的记载，其中提出“导引按跷者，亦从中央出也”（《素问·异法方宜论篇》）。现代有人考证指出，“中央”是指河南洛阳一带，因此，可能洛阳就是我国按摩发源地。《内经》中还列出了按摩的适用范围，分析了什么病证按摩可治、什么病证按摩无益、什么病证按摩会加剧病情等不同情况。《素问·血气形志篇》记载："形数惊恐，经络不通，病生于不仁，治之以按摩醪药。"《素问·异法方宜论篇》记载："中央者，其地平以湿，天地所以生万物也众，其民杂食而不劳，故其病多痿厥寒热，其治宜导引按蹻。"《灵枢·病传》记载："黄帝曰：余受九针于夫子，而私览于诸方，或有导引行气、乔摩、灸、熨、刺、焫、饮药之一者，可独守耶，将尽行之乎？岐伯曰：诸方者，众人之方也，非一人之所尽行也。"

古代按摩，还应用于抢救。《周礼注疏》一书中说："扁鹊治虢太子暴疾尸厥之病，使子明炊汤，子仪脉神，子术按摩。"描述了春秋战国时期，名医扁鹊运用按摩等方法成功地抢救了尸厥病人一事。尤其突出的是，秦汉时代已科学地应用体外心脏按摩，抢救自缢者。东汉名医张仲景在《金匮要略·杂疗方第二十三》介绍了"救自缢死"的方法。古代在按摩手法操作时，已注意到与其他方法的结合，如《史记·扁鹊仓公列传》记载了汉代淳于意以寒水推头治疗头痛、身热、烦满等症；又如，《金匮要略》中提到，对四肢重滞的患者可用导引、吐纳、膏摩等法治疗。其中膏摩，就是将药煎成膏剂，涂在患处进行按摩。以"寒水"做介质进行推，以药膏做介质进行摩，均可加强手法的作用。1973 年，长沙马王堆出土的西汉帛画《导引图》中，描绘了 44 种导引姿势，其中有捶背、抚胸、按压等动作，并注明了各种动作所防治的疾病。这些动作，就是自我按摩的方法。

隋唐时期，太医署有按摩博士的职务。按摩博士在按摩师和按摩工的辅助下，教授按摩技法。此时期，按摩作为一门独立学科有了很大发展。首先是按摩已成为骨伤病的普遍疗法，不仅适用于软组织损伤，而且骨折、脱位也应用按摩手法整复。另外，按摩被广泛地应用于防病养生，如隋代的《诸病源候论》全书50卷中，几乎每卷都附有导引按摩法。同时，按摩疗法渗透到内、外、儿诸科。《唐六典》中载有按摩可除风、寒、暑、湿、饥、饱、劳、逸，并说："凡人肢节脏腑积而疾生，宜导而宣之，使之内疾不留，外邪不入。"《千金方》作者孙思邈尤推崇按摩疗法应用于小儿疾病，认为小儿"鼻塞不通有涕出"、"夜啼"、"腹胀满"、"不能哺乳"等病证，都可用按摩疗法治疗。并且在《千金方》中详细介绍的"婆罗门按摩法"和"老子按摩法"都是自我按摩、自我锻炼的方法。还指出，"小儿虽无病，早起常以膏摩囟上及手足心，甚辟寒风。"

当时膏摩盛行，膏剂种类很多，有莽草膏、丹参膏、乌头膏、野葛膏、苍梧道士陈元膏、木防己膏等，可根据不同病情选择应用。

在此时期，我国和外国在按摩学术方面已经有了频繁的交流。如在唐代中国按摩已传入日本，同时，国外的按摩方法也流入我国。《千金方》一书中就介绍了"婆罗门按摩法"，"婆罗门"即为古印度，说明与我国同样具有古代文明的印度，很早就与我国有推拿学术交流活动。

宋、金、元时期，按摩的发展令人瞩目，其学术发展标志主要体现在：按摩作为一种治疗方法，广泛地应用于临床各科，并在此基础上产生了丰富的诊疗理论，使按摩治疗作用的认识得到不断深化。宋代的大型医学著作《圣济总录》中明确地提出：对按摩手法要进行具体分析，而后才能正确认识按摩的作用和临床应用。该书第四卷“治法”一章中说：“可按可摩，时兼而用，通为之按摩，按之弗摩，摩之弗按，按止以手，摩或兼以药，曰按曰摩，适所用也。”并提出了按摩具有“斡旋气机，周流荣卫，宣摇百关，疏通凝滞”的作用，可达到“气运而神和，内外调畅，升降无碍，耳目聪明，身体轻强，老者复壮，壮者复治”的目的，并能“开达则壅蔽者以之发散，抑遏则慓悍者有所归宿”。书中对于“凡坠堕颠扑，骨节闪脱，不得入臼，遂致蹉跌者”，强调用按摩手法复位；对骨折者“急须以手揣搦，复还枢纽”，最后“加以封裹膏摩”。据《宋史·艺文志》记载，宋代有《按摩法》和《按摩要法》各一卷。金代张从正在《儒门事亲》一书中记载，按摩也具有汗、吐、下三法的作用，对按摩的治疗作用提出了新的见解。

明代，太医院设 13 科进行医学教育，而按摩即为其中之一。按摩在当时的发展有两个显著的特点：一是“按摩”之名开始有“推拿”之称，二是形成了小儿按摩的独特体系。《秘传看惊掐筋口授手法论》是我国现存最早的小儿按摩专著。明代起，按摩又称为推拿，可能与小儿推拿的发展有关。这个时期有不少推拿专著问世。如龚云林所著的《小儿推拿方脉活婴秘旨全书》（又名《小儿推拿秘旨》、《小儿推拿方脉全书》），又如周于蕃所著的《小儿推拿秘诀》（又名《推拿仙术》）。明代薛己所著的《正体类要》，是一部骨伤科疾病的诊疗著作，重视内外并重。

在外治法中，介绍了正骨手法19条。这是按摩手法治疗骨伤疾病的总结，对后世正骨按摩的发展有一定的影响。

清代，按摩学科在临床实践和理论总结方面都得到了一定的发展。如熊运英的《小儿推拿广意》，对前人的推拿论述与经验进行了比较全面的总结。张振鋆的《厘正按摩要术》在《小儿推拿秘诀》一书基础上增补了新的内容，书中所介绍的“胸腹按诊法”为其他医书所少见。此外，还有不少推拿专著，如钱怀邨的《小儿推拿直录》、夏云集的《保赤推拿法》、骆如龙的《幼科推拿秘书》等，都是小儿推拿实践和理论的总结。其次是以骨伤科疾病为对象的正骨按摩已形成其相对独立的学科体系。《医宗金鉴·正骨心法要旨》对正骨按摩手法总结了摸、接、端、提、按、摩、推、拿八法，提出了手法操作的要领；对骨折、脱位的手法诊治意义，不仅提出有整复作用，而且指出了其康复价值。此时中医按摩治法与针灸、刮痧等多种疗法和药物疗法，在临床应用中相互补充、相互结合，无论在临床实践、还是在理论总结上，都得到了一定提高。吴尚先所著的《理瀹骈文》，是清代外治法中成就最大、最有影响的一部著作。该书将按摩、针灸、刮痧等数十种疗法列为外治法，并介绍将药物熬膏，或敷、或擦、或摩、或浸、或熨、或熏的方法。说明当时的膏摩、药摩已发展到一定水平。

20世纪前叶，由于旧政府不重视中医，指责中医无科学根据，并推行废止“旧医”、“扫除障碍”的政策，使中医事业遭到严重摧残，按摩更是濒临灭顶之灾。当时，从事按摩的医生寥寥无几，甚至按摩疗法被排挤出医疗卫生体系之外。

尽管如此，当时的按摩疗法在民间仍然有所发展，显示了这一古老医疗方法的强大生命力。

20 世纪 50 年代以后，政府制定了正确的中医政策并加以实施，使得祖国医学如沐春风，得到了恢复和发展。由此，按摩疗法也同样受到了重视，重又放射出奇光异彩。全国许多地区都设立了按摩专科门诊，在上海还建立了按摩专科学校，培养出大批专业人才。同时，开展了对按摩生理作用和原理的研究，整理了大量按摩历史文献，并发表了许多学术论文，出版了不少按摩专著，使按摩事业有了一个突飞猛进的发展。1982 年，北京中医学院首次创建了中医针灸推拿系，从此有了按摩本科生。之后全国许多医学院校相继设立了针灸推拿专业，尤其可喜的是在长春大学和南京中医药大学，史无前例地成立了特教学院，培养了大批盲人按摩人才，中医按摩事业得到了空前的发展。由于按摩疗法具有独特的医疗和保健作用，因此，近年来引起了国际医学界的极大重视，不少国外学者都开展了对这门医疗科学的研究。美国的脊柱按摩、德国的淋巴按摩、日本的筋肌按摩等都很盛行。随着人民生活水平的提高，人们也更加重视保健按摩、美容按摩、健美按摩、足底按摩等。这些各具特色的按摩方法越来越受到国内外各界人士的接受和喜爱，这一古老的医疗、保健技术正在为人类健康做出新的、更大的贡献。

第二节　按摩治疗的作用原理

按摩是一种物理疗法，属于中医外治法范畴。它是通过医生的双手在人体体表特定部位和经络穴位上，施行推、拿、揉、按等各种手法，以调节机体生理功能，达到防病、治病、健身、益寿等效果的一种疗法。

按摩的作用原理是疏通经络、调节气血、平衡阴阳、扶正祛邪。正如《医宗金鉴·正骨心法要旨》所说："按其经络，以通郁闭之气，摩其壅聚，以散瘀结之肿，其患可愈。"

一、疏通经络，运行气血

经络是人体运行气血的通路，它内属脏腑，外络肢节，通达表里，贯穿上下左右，像网络一样遍布全身，将人体各部分联系成一个统一的、协调而稳定的有机整体，具有"行气血而营阴阳，濡筋骨，利关节"之功能。人体就是依赖经络来行气血，发挥着营内卫外的作用，使脏腑之间及其与四肢百骸之间保持着动态平衡，并使机体与外界环境协调一致。若经络的生理功能发生障碍，就会导致气血失调，不能行使正常的营内卫外功能，百病由此而生。按摩具有疏通经络的作用，按摩手法作用于体表，能引起经气的反应，起到激发和调整经气的作用，并通过传导达到调节脏腑组织功能的目的，使百脉疏通、五脏安和，达到治疗效果。《素问·举痛论篇》曰："寒气客于背俞之脉则脉泣，脉泣则血虚，血虚则痛，其俞注于心，故相引而痛。按之则热气至，热气至则痛止矣。”

二、调整脏腑功能

按摩对人体各系统都有不同的调节作用。例如，对心血管系统：可增强其生理功能，促进血液运行，增强心脏肌力，延缓心肌纤维退化，扩张小血管管径，降低血流阻力，改善冠心病病人心肌缺血状态，使心绞痛缓解、心脏输出量增加、心肌耗氧降低。并可使血液高凝、黏、浓、聚状态得以改善。同时促进血氧和营养物质的吸收，使心脏得到充分的营养，从而预防冠心病等疾病的发生。对消化系统：可调整胃肠道的蠕动，对胃液分泌功能有加强及调整作用，并能促进腹腔血液循环，从而增强消化和吸收能力，还能促进溃疡的修复和愈合。按摩对呼吸系统有调节作用，可用于治疗慢性支气管炎、肺气肿等。按摩可提高或抑制胆道平滑肌痉挛，用于治疗胆囊炎。按摩对泌尿系统的膀胱张力和括约肌功能有调节作用，故可治疗尿潴留及遗尿症。按摩还可调节内分泌系统功能，能提高糖尿病病人的胰岛功能，使血糖降低，尿糖化验转阴。按摩还具有增高血钙的作用，治疗因血钙过低所引起的痉挛。坚持按摩能使红细胞总数增加，使白细胞吞噬能力提高。

三、对神经系统的调节作用

按摩可调节大脑皮质的兴奋与抑制过程，对神经系统具有镇静、抑制作用，能解除大脑的紧张和疲劳状态。另外，周围神经的病变，如神经麻痹、神经痛等疾患，运用按摩手法治疗，可以恢复其功能。

四、对免疫系统的调节作用

中医认为疾病的发生、发展及转归的全过程，就是正气与邪气相互斗争、盛衰消长的过程。“正气存内，邪不可干”，只要机体有充分的抗病能力，致病因素就不能使机体发病。“邪之所凑，其气必虚”，疾病之所以发生和发展，就是因为机体的抗病能力处于相对劣势，邪气乘虚而入。临床实践表明，按摩可增强人体免疫功能。

五、对运动系统的作用

按摩可促进血液循环，增加血流量，增加肌肉弹性，从而使肌肉力量增强；还能增加关节液分泌，改善软骨营养。同时，对关节错位、肌腱滑脱等有关组织解剖位置异常而致的病证，均可通过相应的按摩手法加以纠正。对软组织损伤后，疤痕组织增生、粘连等可用按、揉、弹拨及运动类手法松解粘连。还可解除肌肉痉挛，促进静脉、淋巴回流，加快物质运行，使局部炎症消退，水肿、血肿尽快吸收。总而言之，通过按摩手法治疗软组织和关节疾病，主要需达到“松、顺、正”三方面的要求。中医常讲“痛则不通，通则不痛。”“松”就是放松肌肉、松解关节、解除粘连。“顺”就是理筋、顺筋使软组织恢复其解剖位置。“正”就是整复关节的偏歪、错缝、脱臼、移位。所以松则通，顺则通，正则通。机体组织恢复正常，气血通畅，于是疼痛就能得到缓解或消除。

六、对皮肤及皮下组织的调节作用

在面部按摩，可去除皮肤表面的排泄物，促使已死亡的表皮细胞脱落，延缓表皮细胞衰老，改善皮肤呼吸，有利于汗腺及皮脂腺的分泌，使浅表血管扩张，增加皮肤血液供应，改善皮肤的营养状态，还能促进皮下脂肪的消耗和肌肉的运动，提高肌肉的收缩力，使皮肤的光泽和弹性增加，减少皮下脂肪的堆积。常做面部健肤按摩，亦可使面部皱纹减少，所以按摩具有驻颜、美容之功效。

第三节　按摩与经络的关系

按摩与经络是一个密不可分的统一诊疗体系。按摩是通过医生有“功力”的各种手法，施术于病人体表的相关经络、穴位上，使病人体内产生酸、麻、胀、热、串等良性感应，从而达到治疗疾病的目的。这些感应就是通过手法的功力与经络传导相互结合来实现的，可以说按摩手法就是“理”“法”“方”，而经穴则是“药”。临床中理、法、方、药运用得当，病人就得以康复；同理，按摩手法与经络穴位运用恰当、巧妙，也会收到良好的治疗效果。

经络学说是祖国医学理论宝库中重要的组成部分，它来源于实践而又指导着实践，是经实践检验了的医学理论。经络学说不仅用来说明人体的生理功能与病理变化，而且在诊断与治疗方面也具有重要作用，是中医按摩疗法的基本理论之一。在祖国医学文献中就有很多根据经络学说，运用按摩法治疗疾病的记载，如《素问·举痛论》说：“寒气客于背俞之脉则脉泣，脉泣则血虚，血虚则痛，其俞注于心，故相引而痛。按之则热气至，热气至则痛止矣。”又如《医宗金鉴·正骨心法要旨》中说：“因跌扑闪失，以致骨缝开错，气血郁滞，为肿为痛，宜用按摩法。按其经络，以通郁闭之气，摩其壅聚，以散瘀结之肿，其患可愈。”可见古人早已把经络学说与按摩疗法结合在一起了，并在临床实践中不断发展创新。

按摩疗法与针灸疗法的原理都是以经络学说为指导的。按摩疗法的特点是“以指代针”，按摩中的点法、按法、推法、揉法等一般都是在经络穴位上进行的。按摩与针灸同样重视“得气”感应，也就是使酸、麻、胀、热等感觉向一定部位扩散和传导，如按揉天宗穴可传导至手部，点揉环跳穴可传导至足部。经络由经脉和络脉组成，经络可深入体腔联属脏腑，也可浅出体表联系十二经筋、十二皮部和三百六十五节，构成了极其复杂的通路，并形成了遍及全身的经络系统。经络系统不仅在人体各个部位是广泛存在的，而且在生理功能上也是极其复杂的，包括营养代谢、信息传递、防卫免疫和协调平衡等，犹如一个精密的自动控制系统，在正常状态下保持着机体内部的有序性，当这种有序性出现紊乱的时候，人体就产生疾病。来自穴位、经筋、皮部的外界刺激信号可激发经络系统的调整功能，其总的趋势是使机体各部活动协调一致，并保持个体同环境的平衡统一。按摩通过经络穴位的作用，对治疗内脏疾病具有明显的效果。如按揉足三里既能使分泌过多的胃液减少，也能使分泌不足的胃液增多；按揉内关穴既能使高血压患者的动脉压下降，也能使处于休克状态患者的动脉压上升。按摩对脏腑的调节作用是通过经络与脏腑间的联系来实现的。

人体的每一条经络都分属于某一脏腑，而且都有一定的循行部位。在每一条经络上有很多穴位，这些穴位不但有治疗作用，同时也有诊断作用。经络可以成为疾病传变的途径，如病邪可由表入里，也可由里达表。还可以通过经络影响有关的脏腑，在经络循行的通路和穴位上出现压痛或摸到皮下结节状、条索状等反应物或局部皮肤形态异常，均可作为诊断该脏腑病变的依据，如中府穴、肺俞穴有压痛及肺俞穴皮下有结节状物即可判断肺部有病变；在阑尾穴和麦氏点有压痛可诊断出阑尾炎；在脾俞穴、胃俞穴局部出现肌肤下陷、粗糙、弹力减弱可诊断出脾胃长期运化不利。经络循行分布的规律，也可作为诊断疾病的依据，如：上牙痛属足阳明胃经，下牙痛属手阳明大肠经，前头痛属阳明经，两侧头痛属少阳经，枕项痛属太阳经，头顶痛属督脉和足厥阴肝经。由此可见，按摩与经络有着密不可分的关系，按摩手法与经络穴位的关系在实际应用中，应本着“穴不离经，经外有穴；离穴不离经，离经不离至（得气）”的原则。

第四节　辨证论治与整体治疗是按摩的治疗原则

辨证论治是中医认识疾病和治疗疾病的基本原则，是中医对疾病的一种特殊的研究和处理方法，也是中医学的基本特点之一。所谓辨证，就是将四诊（望、闻、问、切）所收集的症状、体征等病情资料，通过分析综合，辨清疾病的原因、性质、部位，以及邪正之间的关系，概括、判断为某种性质的证。论治，又称施治，则是根据辨证的结果确定相应的治疗方法。通过论治的结果，可以检验辨证的正确与否。辨证论治的过程就是认识疾病和解决疾病的过程。辨证与论治，是诊治疾病过程中相互联系、不可分割的两个方面，是理论和实践相结合的体现，是理法方药在临床的具体运用，是指导中医临床工作的基本原则。按摩疗法在临床实践中，必须遵循中医学的治疗原则，也就是中医的治则。按摩治疗原则就是在整体观念和辨证论治思想指导下，在临床认识和治疗病证时，必须遵循的治疗法则。

一、治病求本

《素问·阴阳应象大论》指出："治病必求于本"，这是中医按摩的基本原则之一。"本"和"标"是相对的，用以说明病变过程中各种矛盾的主次关系，具有多种含义。就邪正双方而言，正气是本，邪气是标；就病因与症状而言，病因是本，症状是标；就疾病发病时间而言，旧病与原发病是本，新病与继发病是标。疾病的症状表现多种多样，有些症状代表疾病的现象，并不代表疾病的本质，只有充分了解、收集疾病各个方面的情况，在辨证论治的理论指导下，才能透过现象看到本质。如腰痛可由扭伤、风湿及肾虚等多种原因引起，不能简单地用对症止痛的方法治疗，而应全面综合分析，找出最基本的病理变化与发病的因素，分别在活血化瘀、利湿祛风、滋阴补肾等原则指导下，确立不同的治疗方法。这就是“治病必求于本”的意义所在。

二、急则治标，缓则治本，标本兼治

病情复杂，症状交错，治疗时须抓主要矛盾，但矛盾常有变化，次要矛盾在一定条件下可转化为主要矛盾。如腰椎间盘突出症病人，因受风寒引起腓肠肌痉挛，腰椎间盘突出症旧病为本，腓肠肌痉挛新病为标，这时应先治疗标症，再疗治本症，这就是“急则治标，缓则治本”。又如，素有颈椎病的患者，因感受风寒晨起突发落枕，自觉疼痛，转头困难。此时颈椎病为本，落枕为标，这时也要先治疗标症，再治疗本症。在治疗本症的基础上兼治其标，则称为“标本兼治”。如根型颈椎病患者，由于颈神经根受压，引起上肢麻木、疼痛，影响正常的生活和工作，这时颈椎病为本，上肢的麻木、疼痛为标，在按摩治疗时应标本兼治。再如腰椎间盘突出症患者，由于椎间盘压迫腰骶神经引起下肢串麻、疼痛甚至肌肉萎缩，行走困难，起卧辗转不能自如。此时腰椎病为本，下肢症状为标，在按摩治疗时必须标本兼治。

三、扶正祛邪

改变正邪双方力量对比，使之向有利于健康方面转化，即所谓“正气存内，邪不可干”。疾病的过程就是正气与邪气矛盾双方相互斗争的过程，邪盛于正则病进，正盛于邪则病退。因此治疗疾病就是扶正祛邪，所以扶正祛邪也是指导临床治疗的一条基本原则。“邪气盛则实，精气夺则虚”，正邪盛衰决定疾病的虚实。“虚则补之，实则泻之”，补虚泻实是扶正祛邪这一治疗原则的具体运用。扶正即补法，用于虚证；祛邪即泻法，用于实证。根据临床证候，确定扶正祛邪的主次、先后。或以扶正为主，或以祛邪为主，或扶正祛邪并举，或以先扶正后祛邪，或以先祛邪后扶正。扶正祛邪并用时，应以扶正而不留邪、祛邪而不伤正为原则。如感受风寒，病人身患感冒，出现头痛、身痛、恶寒、发热等症，按摩治疗时不仅要使用风池、风门、肺俞、中府、曲池、合谷等穴采用推、揉、擦手法以解表祛邪，而且要用中脘、关元、脾俞、胃俞、足三里等穴采用点、按、揉手法加强卫气，以扶正气，这样正气不伤，自然邪气不进即退。

四、正治与反治

针对疾病性质采取相反或表面相顺的治法。《素问·至真要大论》提出“逆者正治，从者反治”的方法，是治病求本治疗原则的具体运用。正治即采用与疾病性质相反的治疗原则，如“寒者热之”，即寒证采用热性手法或热性药物治疗；“热者寒之”，即热证采用寒性手法或寒性药物治疗。正治法又称“逆治法”，是临床上最常用的治疗方法。按摩临床中，正治法可用于各种疾病的治疗。如风湿性关节炎，采用挤压类、摩擦类手法，可使受术部位血管扩张，血流通畅，皮温提高，进而起到舒筋活血、祛风散寒的作用。又如，脾胃虚寒证，在腰部、腹部施用挤压类、摩擦类手法按摩，腹内可有温热、舒适感，起到补中益气，温中散寒作用。再如：粘连者松解，错位者整复，筋缩者展长，筋歪者拨正等治疗方法都是正治法。反治即顺从疾病假象而治的一种治疗方法，又称“从治法”；采用与疾病假象性质一致的治疗方法，其实质还是在治病求本的原则指导下，针对疾病本质而实施的方法，故实质上仍是治病求本。“热因热用”、“寒因寒用”、“塞因塞用”、“通因通用”等，均属反治法。如由于里虚（阳气虚），胃肠功能衰弱引起的大便不通，进行按摩治疗时，必须要用温补法治疗，才能达到大便通畅，病变痊愈的目的。这就是“塞因塞用”的“反治法”。又如，“热结旁流”的泄泻病人进行按摩治疗时，必须要用清泻法，以泻去实热结聚，才能达到泻止病愈的目的。这就是“通因通用”的“反治法”。

五、同病异治，异病同治

同病异治，就是同一种疾病，由于病因病机及发展阶段的不同，采用不同的治法。如同为感冒，由于有风寒证与风热证的不同病因和病机，治疗就有辛温解表和辛凉解表之分。且同是外感温热病，由于有卫、气、营、血四个不同的病变阶段，治疗时也就有解表、清气、清营和凉血的不同治法。又如，颈椎病病人由于病因、病机以及年龄、性别等因素的不同，临床症状与体征表现各异，中医将此病分为风寒湿型、气滞血瘀型、痰湿阻络型、肝肾不足型、气血亏虚型。现代医学认为颈椎病可分为颈型、神经根型、椎动脉型、交感神经型、脊髓型以及吞咽困难型等。因此，同为颈椎病必须依据其具体病情，采取不同的治法加以治疗。

六、因时、因地、因人制宜

疾病的发生发展是由各方面因素决定的，时令气候、地理环境、精神刺激、饮食劳倦等条件都有一定影响。尤其是患病个体的体质不同，对疾病影响更大。因此在治疗时，要把影响疾病的各方面因素考虑周全，具体情况具体分析。

因时制宜：四时气候的变化，如春温、夏热、秋凉、冬寒，均对人体生理病理有一定的影响，而反常的气候更是诱发疾病的重要条件。应根据季节气候的不同特点，考虑手法治疗原则。如春夏季节，气候由温变热，阳气升发，人体腠理疏松开泄，临床按摩应少用摩擦类手法，无需使局部产生热感。秋冬季节，阳消阴长，气候由热变寒，人体腠理固守致密，宜多采用柔和轻微的按、揉及摩擦类手法，以兴奋周围神经，使血管舒张，血流通畅，皮温增高。

因地制宜：根据不同地区和地理特点，考虑手法治疗的原则。如南方气候炎热，多阴雨潮湿天气，人体易患湿热病，应以利湿清热为治疗原则。北方天气寒冷干燥，人体易患风寒燥病，则应以祛风散寒润燥为治疗原则。

因人制宜：根据患者的年龄、性别、体质、生活习惯等特点，考虑手法治疗原则。从年龄上看老年人气血亏损，机能衰退，体质多虚弱，患者多为虚证，宜补不宜泻。小儿生机旺盛，脏腑娇嫩，易寒易热，易虚易实，病情变化快，故宜补宜泻。对老人和小儿刺激量宜轻不宜重。从性别上看，男女生理不同，妇女有经、带、胎、产等情况，多出现血虚症状，手法治疗时，要充分考虑这些特点，选择刺激部位，轻重补泻要恰当。体质有强弱之分，对强者刺激量可大些，对弱者刺激量要小些。此外，还有职业的不同，在治疗上也应注意。

七、按摩补泻

用按摩手法来扶正祛邪，“虚者补之，实者泻之”是中医治疗的基本原则之一。“补”即补正气之不足。凡能补充人体物质或增强人体组织及器官功能的治疗方法，均称为“补”。“泻”即泻邪气之有余，凡是祛除体内病邪或抑制组织器官功能亢进的治疗方法，均称为“泻”。“补”和“泻”是两种作用相反的治则，但又是相互关联的，它们都是调节阴阳，增强人体正气的，所以补和泻是对立统一的关系。有关按摩的补泻方法，大致可分为以下几种：

（1）按经络的循行来分，顺经络循行方向的操作为补法，逆经络循行方向的操作为泻法。

（2）按血流的方向来分，向心性的操作为补法，离心性的操作为泻法。

（3）按手法的运动方向来分，顺时针方向的手法为补法，逆时针方向的手法为泻法。

（4）按手法的刺激强度来分，轻刺激手法为补法，重刺激手法为泻法。

（5）按治疗时间来分，治疗时间长的操作方法为补法，治疗时间短的操作方法为泻法。

（6）按手法的频率来分，频率缓慢的手法为补法，频率急速的手法为泻法。正如《厘正按摩要术》所说："急摩为泻，缓摩为补"。

在小儿按摩治疗中尤其强调补泻。点按脾俞、胃俞、足三里有促进肠胃消化的作用。按揉内关、合谷、足三里、气海、关元有保健强身的作用。因此，按摩治疗中虽然没有任何物质进入体内，但依靠手法在体表部位的刺激，同样可以起到补虚泻实的作用。

八、舍证从脉，舍脉从证

舍证从脉即临床上脉与证不相符的情况下，舍弃其症状的假象，根据脉象所表现的真象进行治疗。如症见四肢厥冷，下利清稀而脉沉有力，此脉反映的是真热，因热邪内伏，故出现假寒现象，这时应根据脉象舍证从脉而用泻实清热的治法。舍脉从证即临床上脉与证不相符的情况下，舍弃其脉象反映的假象，根据症状所出现的真象进行治疗。如症见腹痛拒按、便秘、苔黄燥而脉象迟细。其症状所反映的胃肠实热属真，因热结于里，脉道壅塞不通，故出现迟细脉是假象。这时应根据症状舍脉从证而用泻热通腑的治法。

在按摩临床工作中，特别是在骨伤疾患方面常需用X线、CT或MRI检查以协助诊断，但有时患者的影像资料与症状不相符合。这时在治疗中就存在着是舍影像从症状，还是舍症状从影像的问题。如腰椎病变患者，腰腿疼痛剧烈并伴有下肢放射性疼痛，腰和患肢活动严重受限，喜热恶寒，但影像资料仅显示轻度增生无器质性改变，在治疗时应舍影像从症状，以解除症状为主。与此相反，有的患者症状较轻，而影像资料显示器质性病变较明显，如颈椎病患者就诊时主诉颈肩部酸沉、肌肉僵硬、转头不灵活、偶有手麻感觉，经影像学检查显示颈椎侧弯、生理曲度变直、椎间隙和椎间孔狭窄、颈椎间盘突出压迫硬膜囊。临床表现较轻，影像资料显示较重，按摩治疗时必须对影像资料予以充分重视。

另外，在诊治过程中要有整体观念，其主要含义为：人体是有机的整体，人与自然界的关系密不可分。祖国医学认为，人体的各个部分是有机地联系在一起的，这种相互的联系，是以五脏为中心，通过经络的作用而实现的。它体现在脏腑与脏腑、脏腑与各组织器官之间的生理、病理方面。所以，脏腑的功能失常，可以通过经络反映于体表；体表组织器官有病，亦可以通过经络影响到所属脏腑；脏腑之间也通过经络的联系而相互影响。因此，在诊治疾病时，通过五官、形体、色脉等外在变化，可了解脏腑的虚实，气血的盛衰，以及正邪的消长。在按摩治疗过程中同样要有整体观念，必须用“点”、“线”、“面”相结合的治疗方法，方能达到治愈疾病的目的。点——治疗疾病的重点，它包括病点、痛点、反映点以及相应的穴位。线——即经络传导路线和神经支配的路径。面——解剖部位，包括皮肤、肌肉、筋膜、骨骼以及相应的区域。不能头痛医头，脚痛医脚，要妥善地处理局部与整体的关系，才能正确认识疾病，取得治疗的主动权。同时，整体观念还包含着人与自然的关系，人类生活在自然界，自然界存在着人类赖以生存的必要条件。《素问·宝命全形论》说：

“人以天地之气生，四时之法成。”《素问·六节脏象论》说：“天食人以五气，地食人以五味。”这里古人明确指出了人所需要的空气、饮食等都来源于自然界。在长期的生活实践中，人类适应了自然界四时气候的变化。人类生活于自然界之中，自然界的运动变化，必然直接或间接地影响人体，而人体对这些影响，也必然相应地做出生理或病理上的反映。比如自然界一年有春温、夏热、秋凉、冬寒四季的变化，人体受其影响，随之发生生理的调节功能来适应。《灵枢·五癃津液别篇》说：“天暑衣厚则腠理开，故汗出……。天寒则腠理闭，气湿不行，水下留于膀胱，则为尿为气。”人体适应自然界的机能还表现在对地理环境、居住条件以及一天中昼夜变化等各个方面。而一旦气候条件的变化超过人体的适应能力，或者由于人体的调节机能失常，不能对外界变化做出适应性调节时，就会发生疾病。特别是一些季节性的多发病和流行病更是受自然界的直接影响。如颈椎病、腰椎病、骨关节病等疾病，往往在气候剧变或季节更替时病情加重。有些疾病还可因昼夜变化影响而致病情发生改变，如某些疾病在上午病情较轻，下午至夜间则加重。所以按摩医生应注意观察和研究自然环境与人体的关系，并逐渐掌握其中的规律，这对临床治疗有重要意义。

第五节　按摩的适应证和禁忌证

按摩具有广泛的适应证，对骨伤科、内科、妇科、儿科等多种疾患均有明显疗效。近年来随着医学的发展，按摩疗法在理论和手法方面都有很大的提高和创新。以下为按摩临床常见适应证：

一、骨伤科疾患

颈椎病、落枕、下颌关节脱位、前斜角肌综合征、胸椎后关节紊乱、胸胁迸挫伤、肩关节脱臼、指关节脱臼、急性腰扭伤、腰椎间盘突出症、腰椎后关节滑膜嵌顿、棘上及棘间韧带劳损、骶髂关节扭伤、骶髂关节半脱位、梨状肌综合征、髋部扭伤、髋关节脱臼、膝关节侧副韧带损伤、膝关节半月板损伤、髌下脂肪垫劳损、原发性增生性膝关节炎、创伤性滑膜炎、踝关节扭伤、腕管综合征、跟腱炎及跟腱滑囊炎、肱二头肌长腱滑脱、肱二头肌长头腱鞘炎、肩峰下滑囊炎、肩周炎、肱骨上髁炎、尺骨鹰嘴滑囊炎、狭窄性腱鞘炎、腕及手部关节扭伤及侧副韧带损伤、腕部腱鞘囊肿等。

二、内科疾患

胃脘痛、胃下垂、十二指肠溃疡、便秘、泄泻、呃逆、胆绞痛、前列腺炎、尿潴留等。

三、妇儿科疾患

痛经、闭经、乳痈、孕产妇耻骨联合分离症、乳腺增生、盆腔炎、更年期综合征、小儿肌性斜颈、夜尿症、小儿消化不良、桡骨小头半脱位等。

尽管按摩治疗范围很广，适应证较多，但尚有一些病种在目前仍为禁忌。如各种开放性软组织损伤，皮肤病变的局部，由结核菌、化脓菌所引起的病证，各种类型的骨折局部，急性传染病（肺结核、骨结核、病毒性肝炎、骨癌及血友病等），危重的心、肝、肾、肺等脏器疾病。其他禁忌按摩的情况还有：妊娠妇女的腹部、腰骶部，饥饿及饭后半小时内，过度疲劳及酒后神志不清者，诊断不清的急性脊柱损伤或伴有脊髓病证者。

第二章　按摩常用手法

第一节　按摩手法的重要性及注意事项

用手或肢体的其他部位，按照各种特定的技巧和规范化的动作，以力的形式在体表进行操作，称为按摩手法。各种按摩手法的基本动作，均源于人类的日常活动，如推、拿、按、压、摩、擦等都是人们日常生活中经常使用的动作，然而这只是简单的随意动作，没有一定的技术要求，不必讲究动作规范，所以不能与按摩手法相提并论。按摩手法是一种技巧，是一种高级的运动形态，是按摩治疗疾病的基本手段，是按摩医务工作者必备的基本专业技能。手法的优劣直接关系到治疗效果，因此必须重视手法的研究和使用，特别要在“法”字上下工夫。“法”是方法，也是技巧，《医宗金鉴·正骨心法要旨》中说：“法之所施，使患者不知其苦，方称为手法也”，又说：“伤有轻重，而法各有所宜，其痊之迟速及遗留残疾与否，皆关乎手法之所施得宜……”。因此，严格地说，不讲究技巧的简单动作是不能称为手法的。

按摩手法是“意、气、力”的结合。意，就是意念，是医生的学术思想、治疗思路以及诊断和治法，《医宗金鉴·正骨心法要旨》说：“一旦临证，机触于外，巧生于内，手随心转，法从手出。”这里所说的“心”指的就是意念。气，就是气功，通过医生的手法使病人体内“得气”，也就是使病人产生酸、麻、胀、热的传导感，中医认为“血为气之母，气为血之帅，气行则血行”，按摩手法通过“得气”起到疏通经络、行气活血的作用。力，就是功力，按摩手法需要一定的动力和压力，这种力不是蛮力，而是一种带功夫的力，也可以说是一种巧力。按摩治疗主要是靠手法技术的运用。当前似乎有一种倾向，认为按摩治病只要有力气就行，甚至认为力气越大越好，在治疗时一味用力，动作生硬粗暴。这种认识，在理论上是片面的，在实践中是有害的，也可以说是缺乏医德的一种表现。明朝张介宾在《类经·针刺类·官能》中指出：“今见按摩之流不知利害，专用刚强手法，极力困人，开人关节，走人元气，莫此为甚，病者亦以谓法所当然，即有不堪，勉强忍受，多见强者致弱，弱者不起，非惟不能去病，而适以增害，用若辈者，不可不为知慎。”由此可见，古人对按摩手法的临床应用是非常重视操作技术的，这对我们目前从事按摩的医务工作者来说，仍有深刻的现实意义。这里必须说明，强调手法技巧并不是说手法操作时不需用力，更不是否定“力”的作用，而是强调力的运用必须与手法技巧完美地融合在一起。临床实践证明，突然而力猛的手法不仅带有一定的危险性，而且病人往往难以忍受，并产生恐惧感，所以只能在必要、有限的范围内使用。而缓和的手法不仅不会产生危险，而且还给人一种舒服的感受，使病人在乐于接受的情况下进行治疗。

熟练的手法技术应具备持久、有力、均匀、柔和四大基本要求，从而起到“深透”作用而不伤机体。“持久”包含两个含意：一是指手法操作时能持续一定时间，保持动作的连贯性，不能断断续续；另一方面是指手法在某一具体部位操作时，应维持一定的时间，使该部位产生得气感。“有力”是指手法具有一定的力度，包括固定部位的压力和操作过程中运用的功力，这种力量的轻重不是固定不变的，而是要根据治疗的对象、病证的虚实、施治的部位和手法的性质来决定，使手法轻而不浮，重而不滞。“均匀”是指手法动作的节奏性和用力的稳妥性，动作频率要协调而有节奏，不要时快时慢，用力要稳，不可忽轻忽重，应保持手法动作和力量的连贯性。“柔和”是指手法动作的舒适协调及用力均匀缓和，是手法技巧和力量的完美结合，所以，不能把“柔和”理解为柔软无力，而是不用滞劲蛮力。总而言之，持久、有力、均匀、柔和四种技巧要求可以概括为“稳”、“准”、“透”，其中准是核心，在准的基础上再配以稳和透，就能达到持久、有力、均匀、柔和的目的。这四方面是密切相关、相辅相成、相互渗透的，孤立地提出或强调某一方面都是不恰当的。手法的持续操作能使功力逐渐深透，均匀协调的动作使手法更趋缓和，而力量和技巧完美地结合在一起，则使手法既有力又柔和，这就是通常所说的柔中有刚、刚中有柔、刚柔相济，只有这样，才能使手法具有良好的“深透”作用，达到较好的治疗效果。在按摩临床实践中，手法的技巧加上医生的经验才是按摩疗法的核心。

依照中医理论，按摩治疗还必须遵循以下原则：

（1）医生首先要明确疾病的诊断，然后再给予辨证施治。在按摩前应利用四诊（望、闻、问、切）所获得的病情资料进行分析、归纳，找出病因、病机和患病部位，利用八纲辨明证候的阴阳、表里、寒热、虚实，做到明确诊断，然后再决定施术的部位、穴位以及操作的手法，采取局部与整体、重点与一般相结合的对应手法进行治疗。

（2）在按摩治疗的过程中，患者和医生都需要采取有利于手法操作的舒适体位，以便于发挥手法的作用。病人的体位不外乎仰卧位、俯卧位、侧卧位、坐位等，不管何种体位都必须使病人充分放松、病位突出，以利于取穴和手法操作。医生的体位要配合病人的体位，或站其后、或站其前、或站其旁、或坐位。总之要有利于手法的施术，尤其是整复各关节的脱位，必须符合正确的体位和严格的手法要求。

（3）按摩手法的力度要柔和，由轻到重，由表至里；速度要由慢渐快，循序渐进。手法的强度还要根据病人的接受能力和病情而定。

按摩的时间和次数也应酌情而定，一般急性发作的疾病，按摩时间不宜过长；慢性或全身性疾病，按摩时间可适当延长。按摩频率以隔日一次为宜，10 次为一疗程。保健按摩的时间、次数可根据受术者的要求而定。

（4）按摩手法应因人、因时、因地而异，如上所述，不再赘述。

（5）按摩医生在治疗中要热情接待患者，详细询问病情，精神集中，认真工作。按摩时要保持手的温暖和清洁，勿戴戒指，勤修指甲。按摩前要注意是否有禁忌证，按摩中要随时询问和观察患者的反应，以保持适量的刺激强度。妇女月经期、妊娠期应特别注意。在按摩过程中，患者若出现头晕、心慌、休克等异常情况，应立即采取恰当措施。

另外，按摩医生熟练掌握穴位的定位和取穴法也是十分重要的。用穴准确是治疗疾病的决定性因素，取穴不准会影响治疗效果，尤其是在临床中总结的经验穴，以及随病情临时发现的阿是穴，更要认真对待。

第二节 临床常用的按摩手法

一、单纯手法

（一）揉法

用手掌、鱼际、掌根、手指罗纹面及前臂尺侧部着力，吸定于一定部位或穴位上，做缓和的环旋动作并带动该部皮下组织，称为揉法（如图 2－1)。用手掌着力的为掌揉法；用鱼际着力的为鱼际揉法；用拇指或多指罗纹面着力的为拇指或多指揉法；用前臂尺侧着力的为前臂揉法；屈肘，用肘关节着力的为肘揉法。操作时着力部位要吸定，不可摩擦，动作频率为每分钟 120～160 次。揉法刺激缓和，柔软舒适，老幼皆宜，全身各部位都可应用。常用于治疗脘腹疼痛、胸闷胁痛、腰背痛、胃肠道疾患以及因外伤引起的软组织红肿疼痛等症。具有宽胸理气、健脾和胃、活血化瘀、消肿止痛等作用。

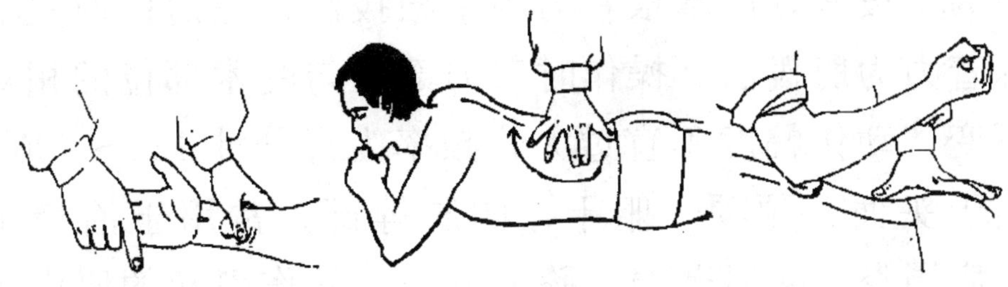

图 2-1 揉法

（二）擦法

以肢体的某部置于患者一定部位进行㨰动，称为㨰法（如图 2-2）。依次以掌背尺侧面→尺侧缘→小鱼际着力，为小鱼际㨰法；以前臂尺侧着力为前臂㨰法。操作时用力要均匀，动作要协调有节律，不可忽快忽慢，忽轻忽重。适用于颈项、躯干、四肢等部。常用于治疗头痛、失眠、高血压、颈椎病、腰背肌筋膜炎、肌肉痉挛等。具有解痉止痛、舒筋活络、活血化瘀、解除疲劳等作用。

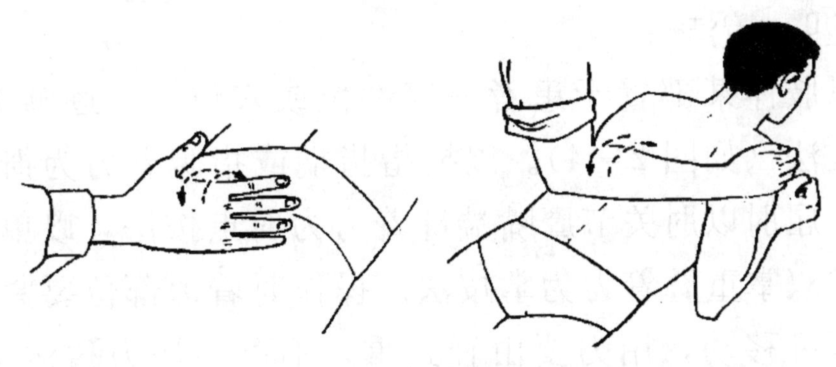

图 2-2 㨰法

（三）拨法

以肢体某部紧贴患者一定部位，做垂直于肌纤维走行的直线往返运动，称为拨法（如图 2-3）。以拇指着力为拇指拨法；以四指着力为多指拨法；握拳以指间第二关节着力为拳拨法；以掌根着力为掌根拨法；屈肘以肘关节鹰嘴部着力为肘拨法。操作时着力部位与受术部位的相对位置不变，动作幅度不宜过大，频率为每分钟 120～200 次。适用于头面、颈项、躯干、四肢等部。常用于治疗颈椎病、肩周炎、腰肌劳损、膝关节炎、外伤引起的肌肉粘连等。具有解痉止痛、舒筋活络、活血祛瘀、松解粘连等作用。

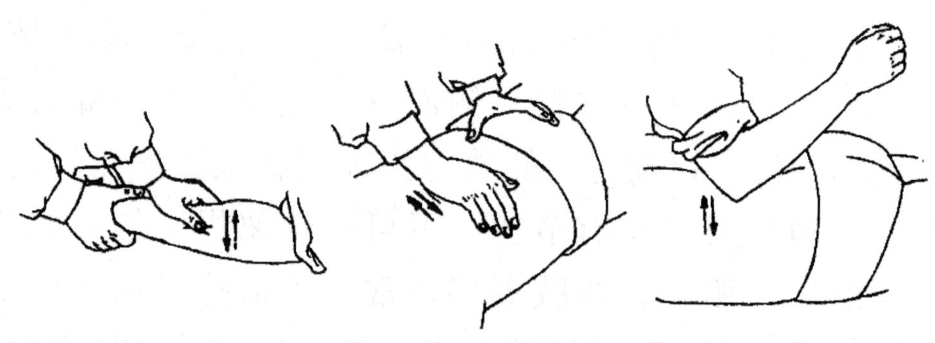

图 2－3 拨法

（四）按法

以肢体某部置于患者一定部位或穴位上，逐渐下压，称为按法（如图 2－4）。以拇指指端或指腹着力为拇指点按法，屈肘以肘关节鹰嘴端部着力为肘点按法，以单掌或双掌或双掌重叠着力为掌按法。操作时着力部位要紧贴体表，不可移动，用力要由轻到重，不可用暴力猛然按压。指点按法适用于全身各部；掌按法适用于腰背和腹部；肘点按法的力量大，刺激强，所以仅适用于肌肉发达厚实的部位，如腰臀及大腿后侧。常用于治疗胃脘痛、头痛、肢体酸痛、腰肌僵硬、腰腿痛等病证。具有放松肌肉、开通闭塞、活血止痛等作用。

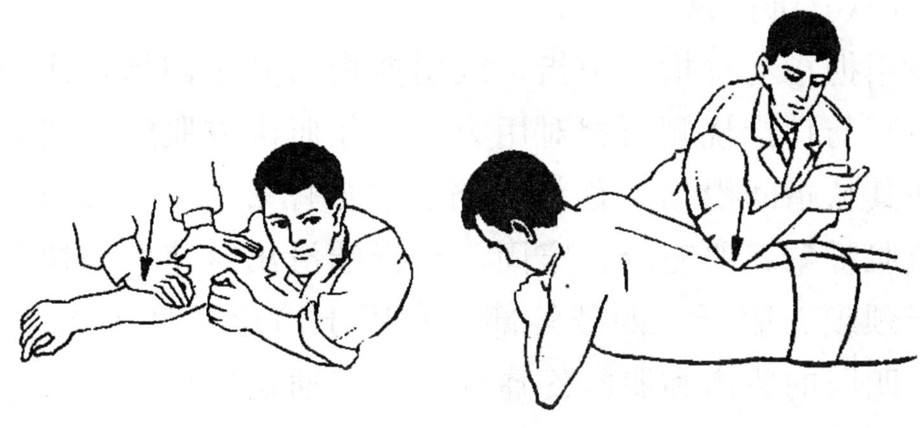

图 2-4　按法

（五）拿法

以拇指与其余手指相对用力夹持肌肤，称为拿法（如图2-5）。以拇指与食指、中指相对用力为三指拿法；以拇指与食指、中指、无名指相对用力为四指拿法；以拇指与食指、中指、无名指、小指相对用力则为五指拿法。操作时腕部要放松，用指面着力，动作要连绵不断，用力由轻到重，再由重到轻，不可突然用力或用力断断续续。常与其他手法配合使用，以颈项、肩部、四肢及腹部最为常用。常用于治疗颈椎病、肩周炎、四肢的肌肉损伤及消化系统疾病等。具有祛风散寒、开窍止痛、舒筋通络、缓解肌肉痉挛等作用。

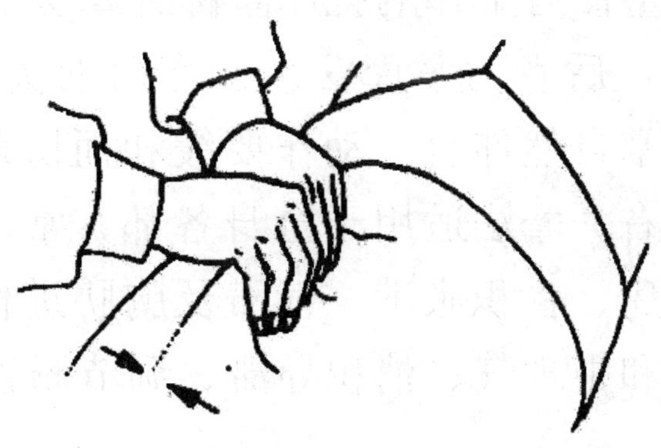

图 2-5　拿法

（六）弹筋法

用拇指与食指、中指，或用拇指与其余四指，或用拇指指腹与食指桡侧面相对用力，拿住肌肉或肌腱，然后突然使其从指间滑出，称为弹筋法（如图 2－6）。操作时肌肉或肌腱拿起要充分、牢固，从指端滑出时速度要快。适用于颈项、躯干、四肢等部。常用于治疗颈型头痛、颈、肩、四肢的肌肉和肌腱疼痛等。具有通畅气血、活络止痛等作用。

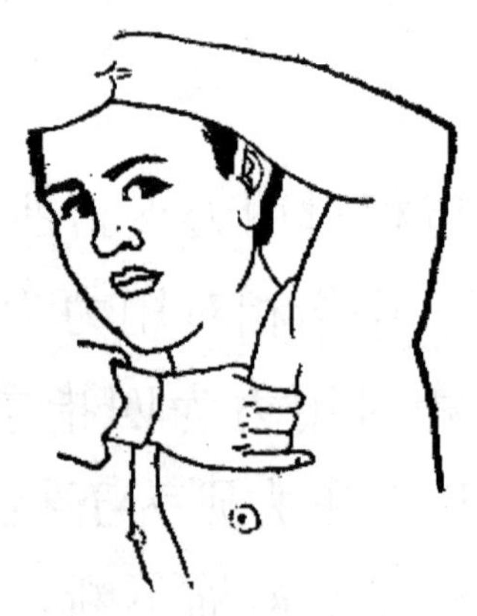

图 2－6　弹筋法

（七）摩法

用食、中、无名指指面，或手掌面附着在体表的一定部位上，做环形而有节律的抚摩，称为摩法（如图 2－7）。前者为指摩法，后者为掌摩法。操作时肘关节自然屈曲，腕部放松，指掌自然伸直，动作要缓和而协调，频率为每分钟 120 次左右。摩法适用于全身各部，常用于治疗瘀滞肿痛、脘腹疼痛、食积胀满、气滞及胸胁迸伤等病证。具有活血祛瘀、和中理气、消积导滞、调节肠胃等作用。

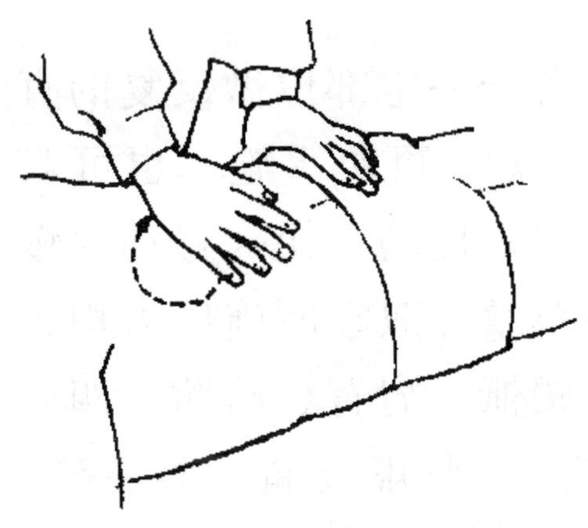

图 2－7　摩法

(八) 擦法

以肢体某部附着于患者一定部位进行往来直线摩擦，称为擦法（如图 2－8)。以拇指或其余四指着力为指擦法；以全掌面着力为掌擦法；以大鱼际或小鱼际着力分别为大鱼际擦法和小鱼际擦法。操作时压力要均匀适中，动作要连绵不断，不可间歇，使患者有透热感，摩擦频率约每分钟 200 次。适用于头面、颈项、躯干、四肢等部位。常用于治疗呼吸道疾患、消化道疾患及体虚乏力、神衰失眠等症。具有温通经络、祛风散寒、调理脾胃、行气活血、消肿散结等作用。

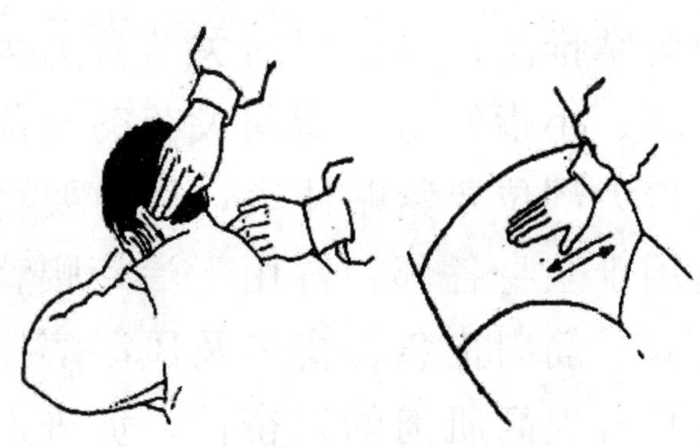

图 2－8　擦法

（九）搓法

单掌或双掌置于一定部位做反复的直线往返运动，称为搓法（如图 2－9）。可单手施术也可双手交替进行，并可移动至不同位置，搓动要快，移动要慢，不可使受术者身体摇晃，无论单掌、双掌所施压力均大于擦法，且以透热为宜。适用于腰骶、肩背、胁肋、四肢等部。常用于治疗痛经、风寒感冒、肾虚腰痛、痹证等。具有温经通络、疏肝理气、调和气血、祛风散寒等作用。

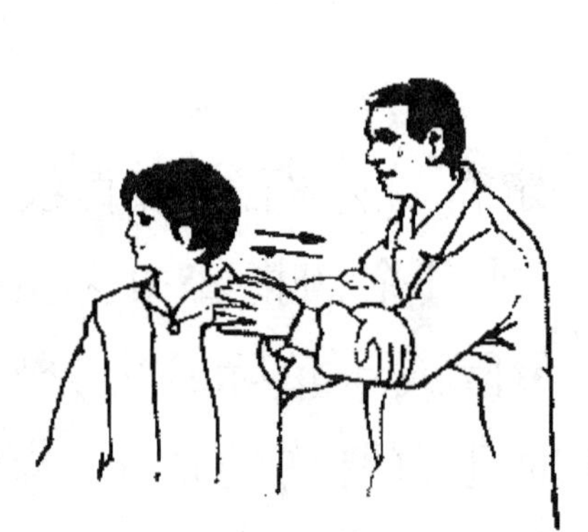

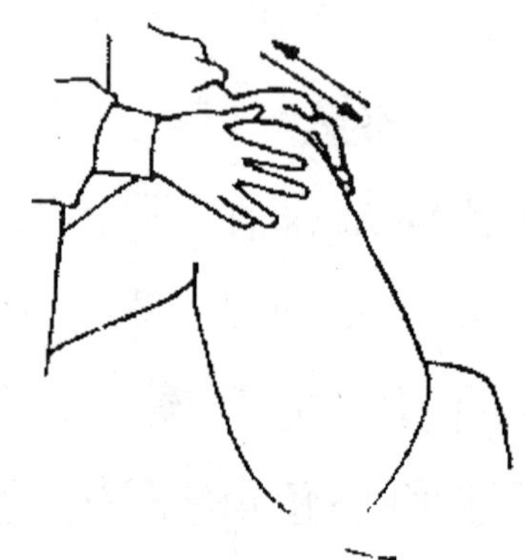

图 2－9 搓法

（十）推法

用指、掌、肘部着力于一定部位进行单方向的直线移动，称为推法（如图 2－10）。以拇指指面着力为指推法；以手掌面着力为掌推法；屈肘以肘关节着力为肘推法；握拳以食、中、环、小指的第二指间关节突起部着力为拳推法。操作时，着力部位要紧贴体表，用力要稳，速度要缓慢而均匀。适用于全身各部，常用于治疗腰背酸痛、肌肉劳损、胸腹胀满、筋肉拘急、宿伤及风湿痹痛而又感觉较为迟钝者等。具有提高肌肉的兴奋性、促进血液循环、舒筋活络等作用。

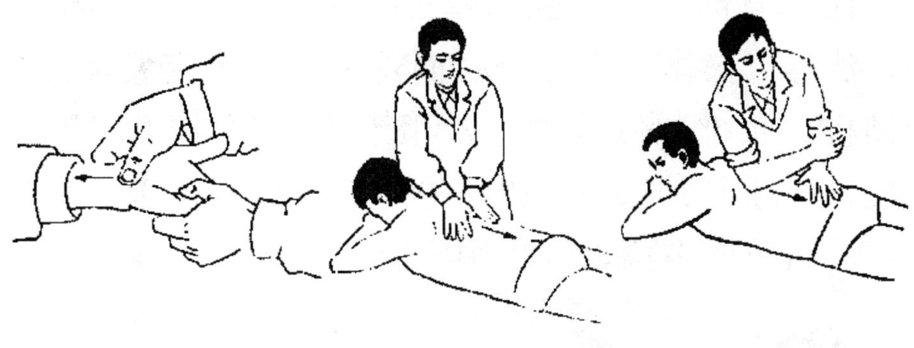

图 2-10　推法

（十一）摇法

使关节被动环转活动，称为摇法（如图 2-11）。根据所施摇法的部位可分为颈项部摇法、腰部摇法、肩部摇法、肘部摇法、腕部摇法、髋部摇法、膝部摇法、踝部摇法等。操作时，摇动幅度要在关节生理功能许可范围内由小到大，速度由慢到快，用力要稳。适用于全身各关节。常用于治疗肩周炎、肘、腕等关节外伤后遗症。摇法具有滑利关节、松解粘连、增强关节活动功能等作用。

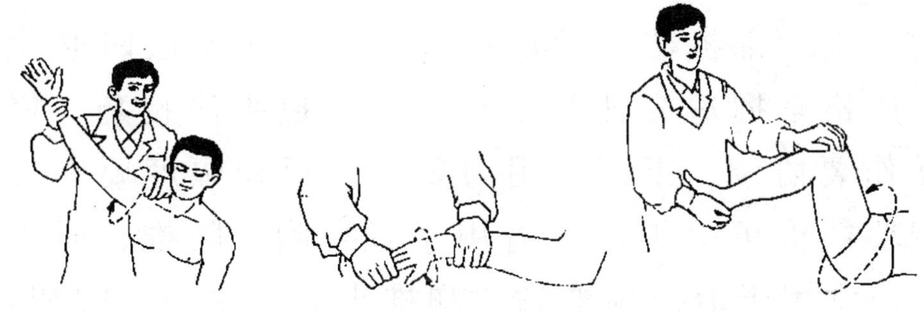

图 2-11　摇法

（十二）牵法

固定患者肢体或关节的一端牵拉另一端，称为牵法（如图2-12）。根据所施牵法的部位可分为颈项部牵法、腰部牵法、肩部牵法、腕部牵法、指部牵法、髋部牵法、踝部牵法等。操作时用力要稳而持续，不可突发暴力。适用于颈椎、腰椎和四肢部。常用于治疗颈椎病、腰突症、肩周炎、网球肘、踝关节扭伤等。具有整复关节、恢复肢体长度、纠正肌腱位置等作用。

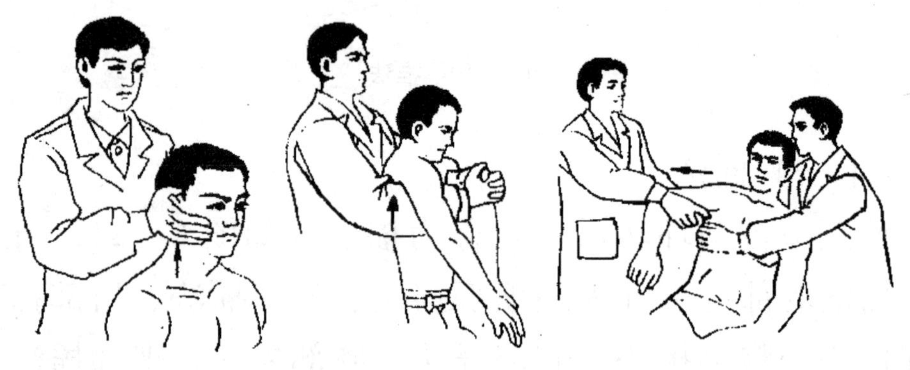

图 2-12　牵法

（十三）扳法

用双手向相反方向用力，使关节伸展或旋转，称为扳法（如图 2-13）。根据所施扳法的位置可分为颈部扳法、胸背部扳法、腰部扳法等。使用本法时必须谨慎，严格掌握适应证和禁忌证，掌握手法技巧。操作时动作要协调、果断，用力要稳，扳动幅度要在关节生理功能许可范围内。适用于颈、胸、腰椎、骶髂等部位。常用于治疗颈椎病、胸椎小关节错位、腰扭伤、骶髂关节错位等。具有整复关节、松解粘连、矫正畸形等作用。

（十四）颤法

用手指或掌面按压在患者一定部位或穴位上，进行连续快速的颤动，称为颤法（如图 2-14）。以拇指指面着力

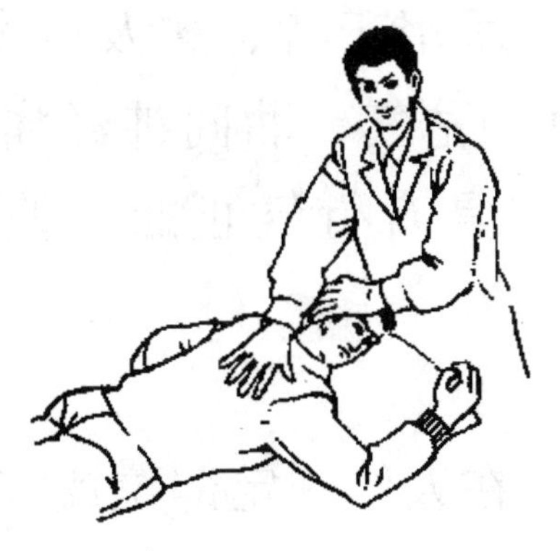

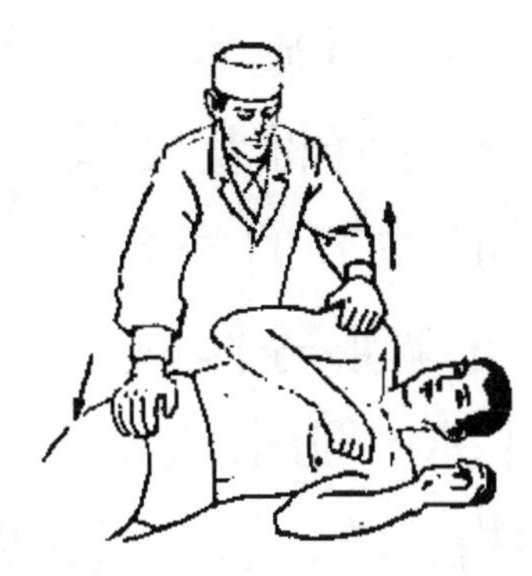

图 2－13　**扳法**

为拇指颤法；以中指指面着力为中指颤法；以单掌着力为单掌颤法；两掌相叠则为叠掌颤法。操作时，集功力于指端或手掌上而发生快速颤动，频率可达每分钟 600 次左右。多用于胸腹及头部，常作为治疗胸腹胀满、消化不良、头痛失眠的辅助手法。适用于腰腹部。常用于治疗消化不良、胃脘痛、痛经、月经不调、腰痛等。具有疏经通络、活血止痛、消食导滞、温中理气之功能。

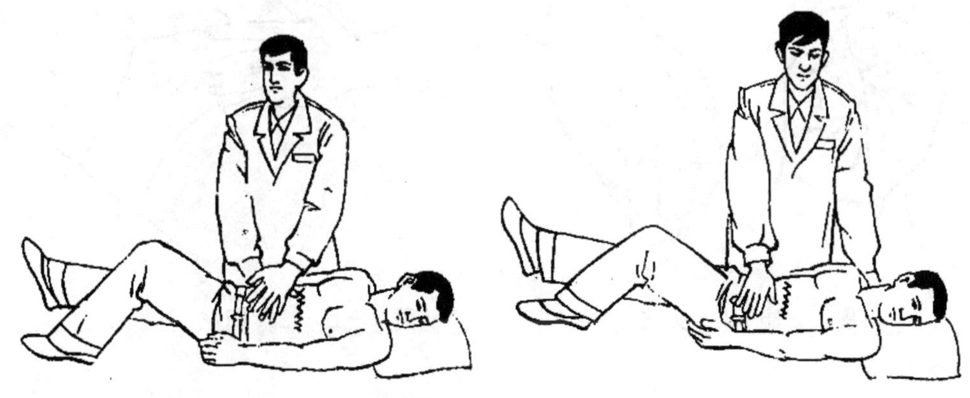

图 2－14　**颤法**

（十五）振法

用手掌按于人体一定部位，施以间断性的垂直下压，称为振法。操作时压力稍大，但要依所施部位及患者身体状况而异，且施术一二次即可。适用于背、腰及腰骶部。常用于治疗脊椎及腰骶序列不良、岔气、肋间神经痛及膝关节、肘关节的病理性屈曲等。具有行气止痛、整复关节、矫正畸形等作用。

（十六）叩击法

用指、掌、拳及双手虎口部，在人体一定部位或穴位上进行敲击，称为叩击法。因施术时着力部位不同又可分为啄法、切法、空掌叩击法、空拳叩击法、虎口对击法、捶法。

五指微屈或聚拢成梅花形，轻击一定部位或穴位为啄法（如图 2－15－1）。四指尺侧面轻击一定部位或穴位为切法（如图 2－15－2）。操作时要轻快而有节律，此二法用力轻巧，作用浅表，适用于头、颈、肩、背部。常用于治疗头痛、失眠、肩背劳损等症的辅助手法。具有安神醒脑、镇静止痛、疏通气血的作用。

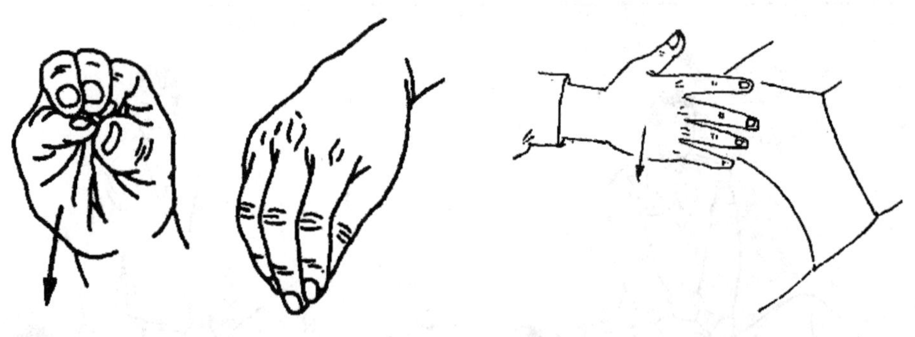

图 2－15－1 啄法　　图 2－15－2 切法

五指并拢微屈形成空掌或半握拳形成空拳，叩击一定部位或穴位为空掌叩法或空拳叩法（如图 2－15－3）；两手虎口相对用力敲击一定部位为虎口对击法（如图 2－15－4）。操作时，用力要适当，可快可慢，但要有节律，可做自上而下、自下而上的移动。此二法力度适中，较啄法、切法更为深透。适用于肩、背、腰、腰骶、四肢等部。常用于治疗肌肉痉挛、肢体麻木、疼痛等症。具有解痉止痛、放松肌肉、解除疲劳等作用。

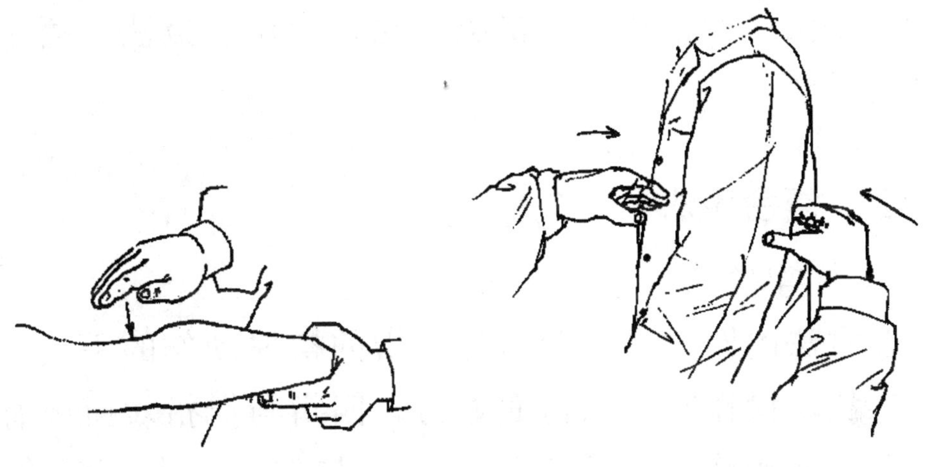

图 2-15-3　叩法　　图 2-15-4　虎口对击法

单手或双手握拳捶打患者一定部位或穴位为捶法（如图 2-15-5）。操作时，切忌突发暴力，力度要由轻到重，可反复作用于同一部位，也可上下或左右移动施术，运用双手时应交替进行。此法力度较大，可作用于人体较深层组织，适用于腰、臀及下肢部。常用于治疗坐骨神经痛、腰肌劳损、风湿痹证、腰腿疼痛等。具有舒筋通络、行气活血、祛风镇痛、解除疲劳等作用。

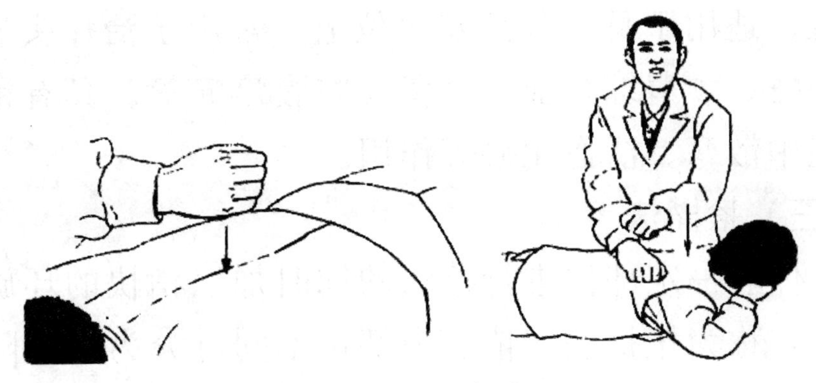

图 2-15-5　捶法

以上 16 种常用手法中，推法、擦法、摩法、搓法为摩擦类手法；点按法为按压类手法；揉法、拨法、㨰法为摆动类手法；拿法、弹筋法为提拿类手法；颤法、振法为振动类手法；叩击法为叩击类手法；牵法、扳法、摇法为运动类手法。

二、复合手法

（一）拿揉法

在拿法的同时进行四指与拇指的揉捏动作的手法，称为拿揉法。操作时要以指面着力，四指与拇指对肌肉有夹持感，并使操作部位完全置于虎口与掌心之中；捏揉时，腕部放松，手指要灵巧，使受术者感到柔和舒适。适用于颈部、四肢部及腹部的肌肉。常用于治疗颈椎病、肩周炎、腰背痛、胃肠道疾患等。具有疏通经络、活血化瘀、放松肌肉、祛风散寒等作用。

（二）按揉法

在按法的同时加以指、掌、肘的环旋动作的手法，称为按揉法。操作时，要垂直下压到一定深度，然后再做环旋动作，用力不宜过大，节律要均匀，使患者有透热舒适感为宜。适用于身体各部及穴位上。常用于治疗头痛、失眠、面瘫、颈肩综合征、腰背及脘腹疼痛等。具有镇静止痛、温中散寒、活血化瘀等作用。

（三）㨰揉法

在体表一定部位进行㨰法的同时加以稍快的环旋动作的手法，称为㨰揉法。依着力部位不同可分为小鱼际㨰揉法和前臂㨰揉法。操作时，力度要由轻到重，节律均匀，不能与皮肤产生摩擦。小鱼际滚揉法适用于头部、颈部、背部、四肢部；前臂滚揉法适用于腰背部、臀部及大腿后侧。常用于治疗颈椎病、肩周炎、腰背肌劳损、四肢肌肉痉挛、膝关节侧副韧带损伤、关节炎等。具有舒筋活络、活血化瘀、解除疲劳等作用。

（四）拨揉法

在垂直于肌腱、肌纤维进行拨法的同时加以小幅度的环旋动作的手法，称为拨揉法。操作时，着力面与肌肤的相对位置固定，用力均匀、力度适宜，速度不可过快，频率在每分钟 160 次左右。适用于头颈、肩臂、腰背及腿部。常用于治疗颈椎病、肩周炎、网球肘、腰背肌劳损、梨状肌损伤等。具有疏通经脉、活血散风、消除麻木、松解粘连等作用。

（五）滑按法

在肌腱或肌纤维部，进行平行其走行的反复滑动的同时加以垂直向下按压动作的手法，称为滑按法（如图 2-16）。以拇指指腹着力为拇指滑按法；屈肘以肘关节鹰嘴端部着力为肘滑按法。操作时，着力部位要吸定，用力柔和，不宜过猛过快，动作幅度依受术者肌肉、皮肤的松紧情况而定。适用于颈肩、腰背及四肢部。常用于治疗腰突症、腰背肌劳损、肌肉痉挛等。具有解痉止痛、舒筋理筋、活血散瘀、解除粘连等作用。

（六）牵抖法

双手紧握受术者手或足部，用力牵拉上肢或下肢的同时进行适当幅度的抖摇动作的手法，称为牵抖法（如图 2-17）。操作时，牵拉用力不宜过猛，抖动幅度依受

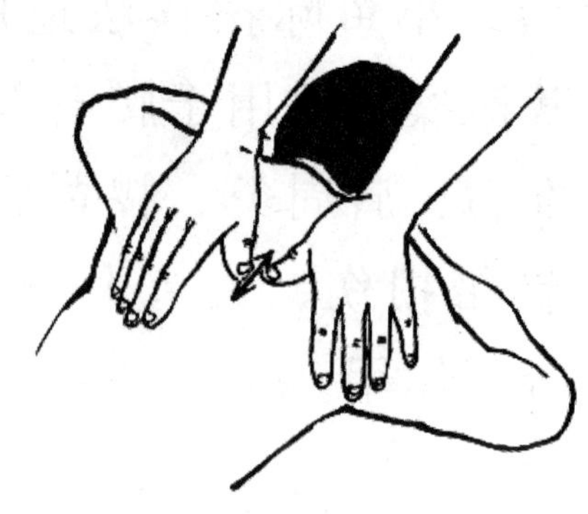

图 2－16　滑按法

术者的接受能力而定，节律要均匀，仅用于四肢。常用于治疗肩周炎、腕关节损伤、四肢肌肉僵硬、关节活动不利等。具有活动关节、防止粘连、放松肌肉、解除疲劳等作用。

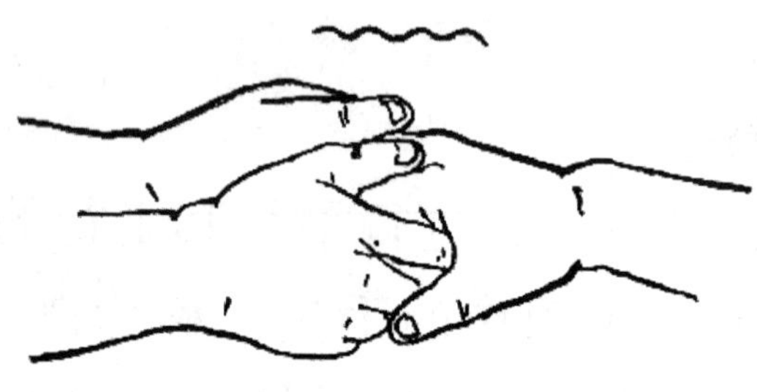

图 2－17　牵抖法

（七）牵扳法

施术者牵引受术者颈椎的同时，进行定位或不定位的颈椎旋转扳动，以整复偏歪棘突的手法，称为牵扳法（如图 2－18）。操作时，牵引用力要稳，速度要慢，使其有牵开感，然后准确灵巧地扳动复正，切忌使用暴力。本法仅适用于棘突偏歪、压痛明显、症状典型的颈椎病（髓型除外），具有缓解乃至消除症状的作用。

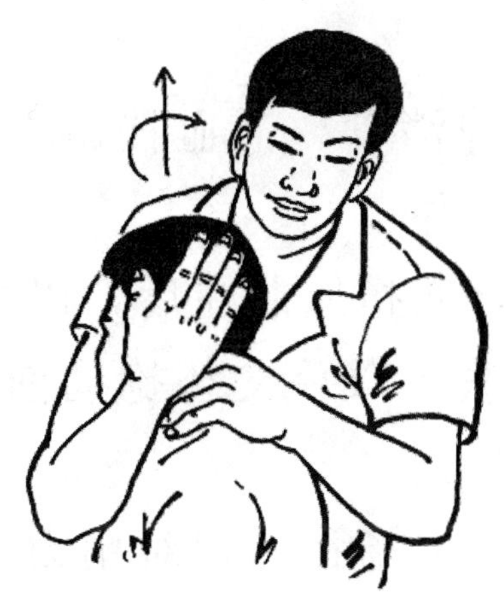

图 2－18　牵扳法

（八）顶扳法

医者用胸部、单膝或双膝，顶于患者胸椎偏歪或后突部位，用暴发力进行扳动以纠正其偏歪、后突的方法，称为顶扳法（如图 2－19）。操作时，定位要准确，所施暴发力要巧妙，不宜过猛，以防给患者带来不必要的痛苦。本法仅适用于纠正胸椎的偏歪、后突和畸形。具有整复错位、矫正畸形的作用。

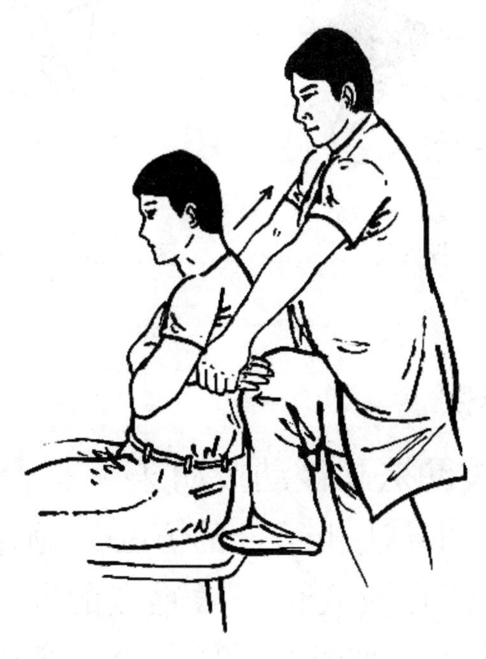

图 2－19　顶扳法

（九）捏脊法

捏脊法具有健脾消食、活血祛瘀、通经活络等作用。其操作方法有以下两种：

（1）拇指在前，四指屈曲在后，以食指中节桡侧与拇指相对用力提起肌肤，双手交替捻动前行（如图 2－20－1）。

（2）四指在前，拇指在后相对用力提起肌肤，双手交替捻动前行（如图 2－20－2）。

操作时，所提起肌肤的多少要适宜，力度适中。施术于腰背部，常用于治疗脾胃虚弱、失眠、多汗、心悸等病证，尤以小儿疾患多用。

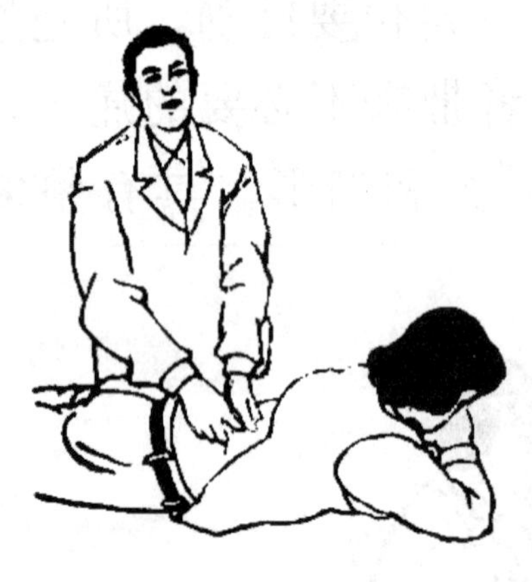

图 2－20－1 捏脊法

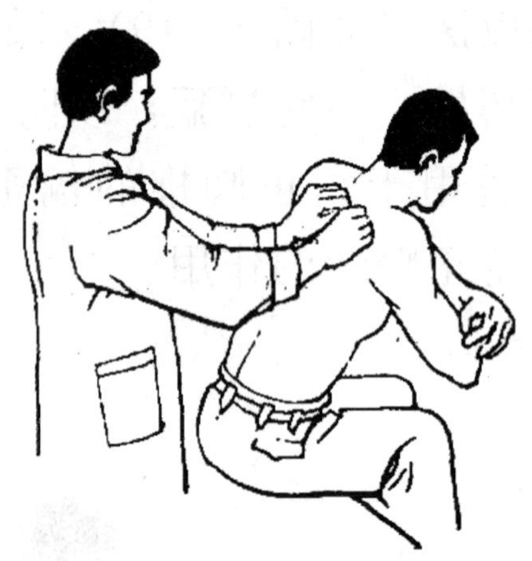

图 2－20－2 捏脊法

三、特定手法

（一）主动按动法和被动按动法

本法是按法和动法相结合的方法。施术者用一定的力度，按于受术者痛点或穴位、敏感点的同时，令其进行肢体关节的主动活动（如图 2－21－1）；或施术者一手用一定力度按于受术者痛点或穴位、敏感点的同时，用另一只手摇动患肢或患处（如图 2－21－2）；以缓解或消除疼痛、恢复生理功能。前者称为主动按动法，后者称为被动按动法。操作时，按压部位要准确，力度适当，摇动肢体要缓慢。适用于颈、腰、四肢部。

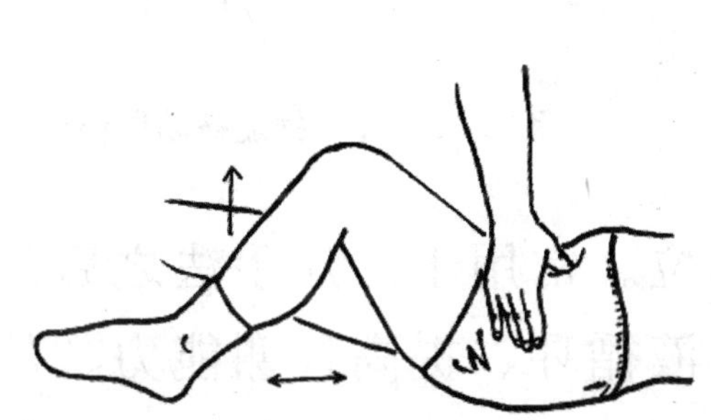

图 2－21－1　主动按动法

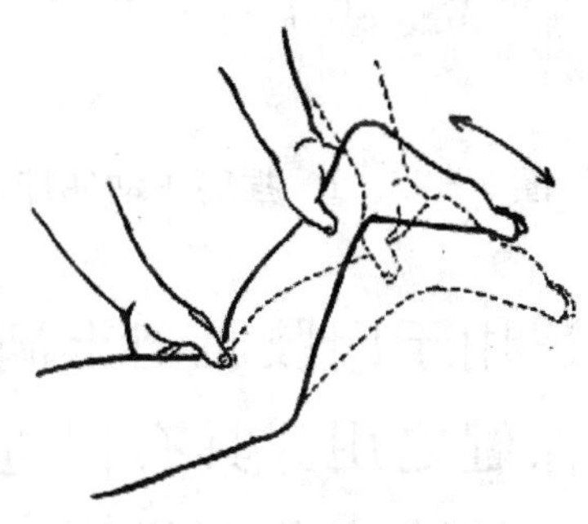

图 2－21－2　被动按动法

（二）捏筋主动屈伸法和捏筋被动屈伸法

施术者用拇指与食指、中指，或拇指与食指桡侧面捏起受术者的肌肉或肌腱，同时，令受术者做屈伸运动（如图 2－22－1）；或施术者同时用另一只手使其做被动屈伸运动（如图 2－22－2）；以缓解或消除疼痛，恢复正常生理功能。前者称为捏筋主动屈伸法，后者称为捏筋被动屈伸法。操作时，所捏起部位要充分、牢固，屈伸动作要缓慢而有节奏。适用于肩背部斜方肌、菱形肌的深层，上肢肱二头肌、肱三头肌，下肢腓肠肌等。

（三）圆掌抖擦法

单手或双手屈曲成圆形在人体一定部位，依次以多指→掌心→大鱼际着力的反复抖动和擦摩的手法，称为圆掌抖擦法（如图 2－23）。操作时，指、掌、腕部自然放松，着力面与受术面接触不宜过紧，力度适中，节律均

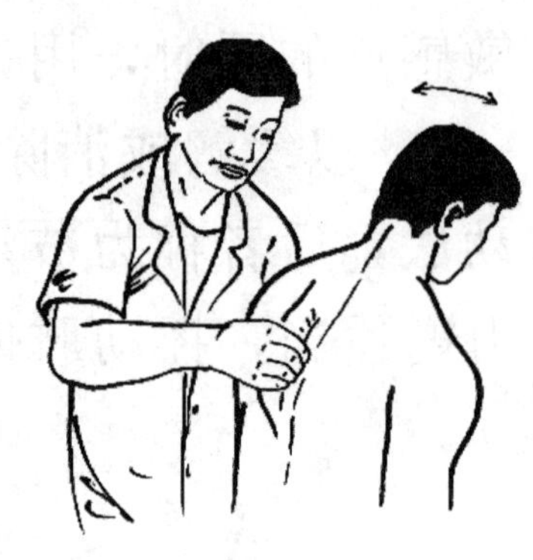

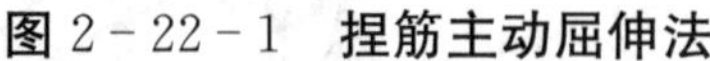

图 2-22-1 捏筋主动屈伸法

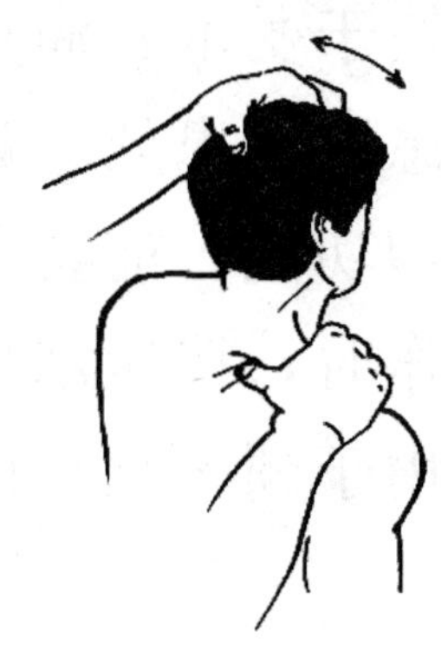

图 2-22-2 捏筋被动屈伸法

匀。适用于四肢肌肉丰满部位。常用于治疗手法之后的放松和保健之用。具有促进血液循环、提高代谢能力、放松肌肉、解除疲劳等作用。

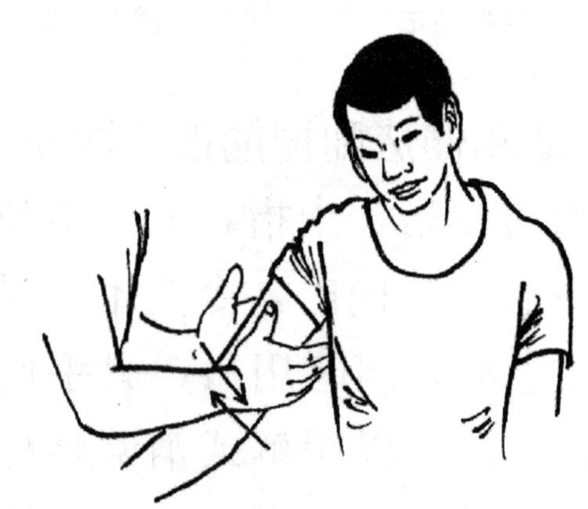

图 2-23 圆掌抖擦法

（四）双手交错挤揉法

医者双手紧握患者肢体内、外侧面，以大鱼际和多指为主要着力面，进行前后交替的环旋挤揉动作的手法，称为双手交错挤揉法（如图 2-24）。操作时，着力面与受术面紧紧接触，其位置相对固定，双手运行轨迹为圆形，同时相对挤压，用力适中，节律均匀，动作灵巧协调。常用于手足不温、软组织损伤及保健按摩。具有促进末梢循环、改善肢端营养供应等作用。

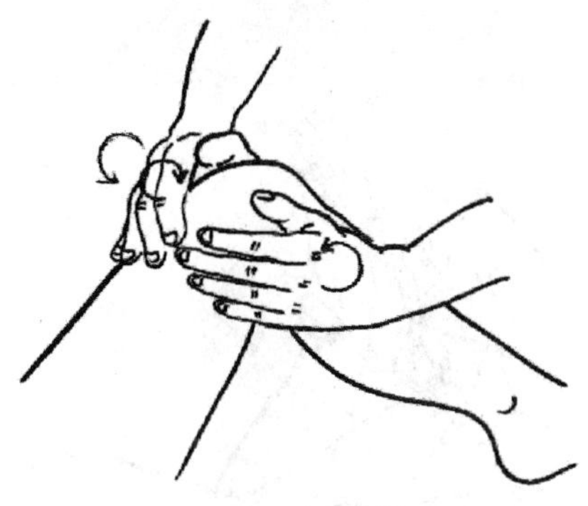

图 2-24　双手交错挤揉法

（五）双掌交替错动法

医者双手紧按患者背部胸椎两侧，以手掌为主要着力面，下压到一定深度，进行旋转错动的手法，称为双掌交替错动法（如图 2-25）。操作时，着力面与受术面紧紧接触，其位置相对固定，用力适中，切忌暴力。

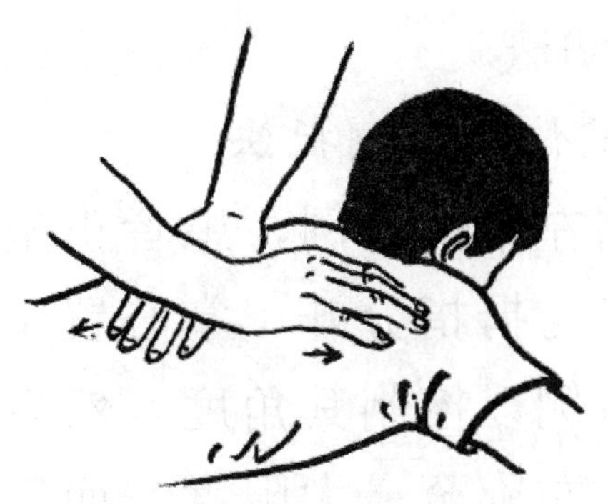

图 2-25　双掌交替错动法

（六）开合复位法

医者单人或多人将患者脱位之关节拉开，然后迅速推合使其复位的手法，称为开合复位法（如图 2-26）。操作时，需使关节充分拉开，用力要稳，勿用猛力，以防软组织损伤，推合要准确、迅速，一蹴而就。术后需注意护理和必要的固定。常用于肩、髋、踝关节脱位及儿童桡骨小头半脱位。

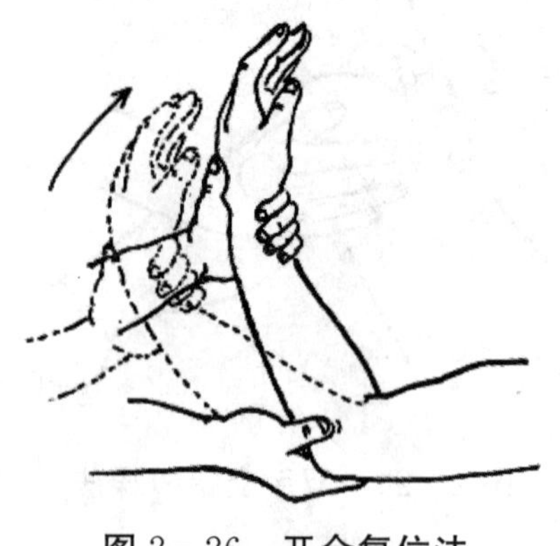

图2-26 开合复位法

四、扳动手法

此类手法具有整复偏歪，松解粘连，矫正畸形的作用。依所施部位、患者体位及医者手法不同，可做如下分类：

（一）颈椎扳动法

1. 坐位角度定位旋转侧扳法

以颈椎棘突向左偏歪为例，患者正坐，医者站其左后方，右手四指并拢与拇指分开，掌心置于后枕部下方，左手掌心置于下颌右侧以控制其角度，然后双手向相反的方向用力，使其头部左旋至最大限度，而后迅速、巧妙地施以“闪动力”侧扳（如图2-27）。此时可闻及关节复位弹响的声音。本法纠正上颈段（C_2、C_3）偏歪应采取颈后伸位15°左右；纠正中颈段（C_4、C_5）应采取前屈位小于15°；纠正下颈段（C_6、C_7）偏歪应采取前屈位大于15°。操作时，颈椎屈伸角度要适宜，以使作用力准确地集中于偏歪之棘突，施力要恰当、巧妙，不可突发暴力，旋转角度要精准，切忌反复摇晃、旋转、盲目发力。

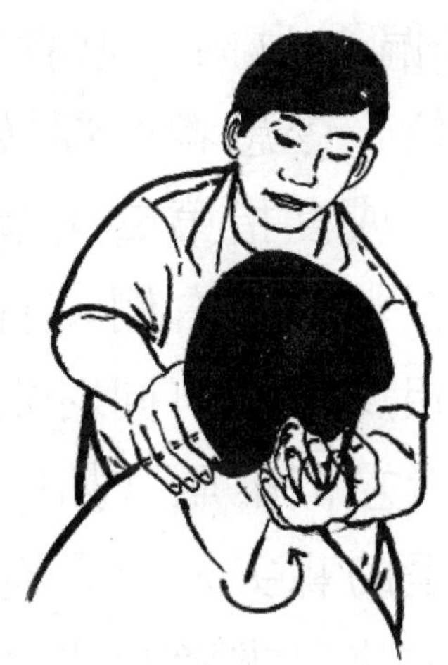

图 2-27　坐位角度定位旋转侧扳法

2. 坐位拇指定位侧扳法

以颈椎棘突向左偏歪为例，患者正坐，医者站其后，用左手拇指顶住偏歪的棘突，右手置于患者右侧头颞部，令患者颈稍前屈，医者左手拇指向右推偏歪之棘突，右手向左推头部到一定角度后，两手相对推动以“闪动力”将偏歪的棘突复正（如图 2-28）。此时可闻及关节复位弹响的声音。操作时，定位要准确，双手要协调，发力不可莽撞，左手腕部要有意识抬高，为防止头颈过屈造成损伤，起到保护作用。

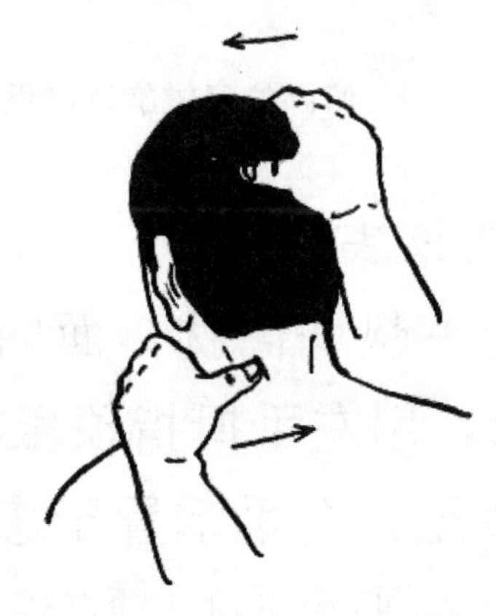

图 2-28　坐位拇指定位侧扳法

3. 俯卧位定位旋转侧扳法

以颈椎棘突向右偏歪为例，患者俯卧位胸前垫一高枕，使颈部处于前屈位，令患者面部转向左侧。医者站其头顶前，用左手拇指，或食指第二关节桡侧面，或掌根豌豆骨突起部顶压在偏歪棘突的右侧，右手置于患者的左侧颞后部，然后双手向相反的方向同时发力，右手向患者右下方用力，左手向患者左侧推压（如图 2－29），形成旋转顶扳的作用力，使偏歪的棘突复位。有时可闻及关节复位弹响的声音，但不必一味追求弹响之声，即使没有此声依然具有一定的作用、且施术 1 次即可。操作时用力不宜过猛，旋转角度不能超过人体关节活动正常的生理范围。本法常用于下颈段和上胸段棘突偏歪。

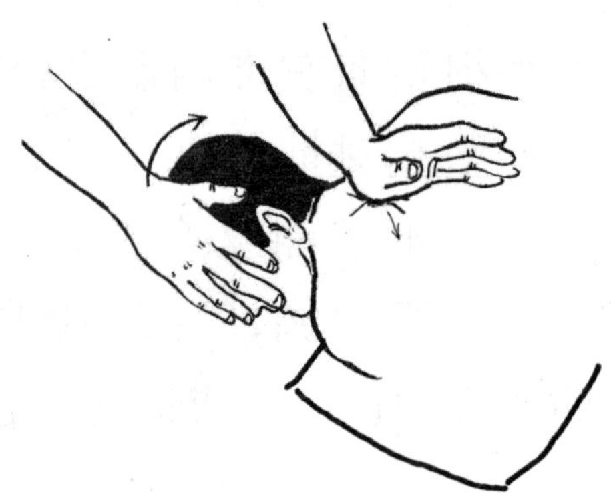

图 2－29 俯卧位定位旋转侧扳法

4. 俯卧位定位侧扳法

患者俯卧位，胸下垫一高枕，面向床面，置颈于前屈位，医者站其头顶前，用左手拇指顶压在偏歪棘突的右侧，四指置于背侧自然放松，右手掌置于患者左侧颞部，然后双手相对发力，施以水平方向的顶推动作（如图 2－30），此时可闻及关节复位弹响的声音。操作注意事项同上。

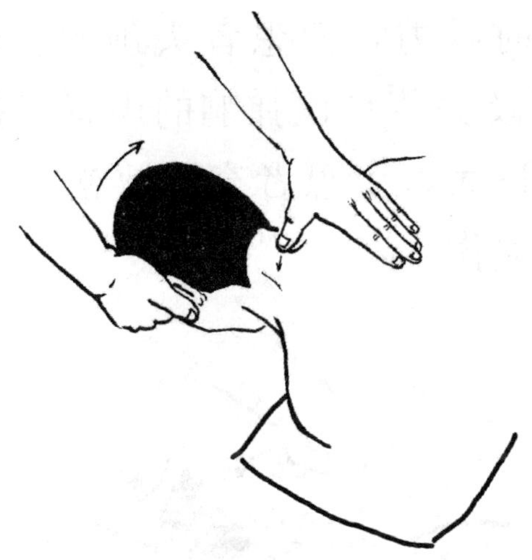

图 2－30　俯卧位定位侧扳法

5. 仰卧位定位侧扳法

以颈椎棘突向左偏歪为例，患者仰卧位，医者左手置于患者项部，以第二掌指关节桡侧顶于偏歪棘突之左侧，拇指自然放松，右手掌置于患者右侧颞部，然后双手同时相对发力，施以水平方向的顶推动作（如图 2－31）。此时可闻及关节复位弹响的声音，本法适用于颈椎各段的偏歪。

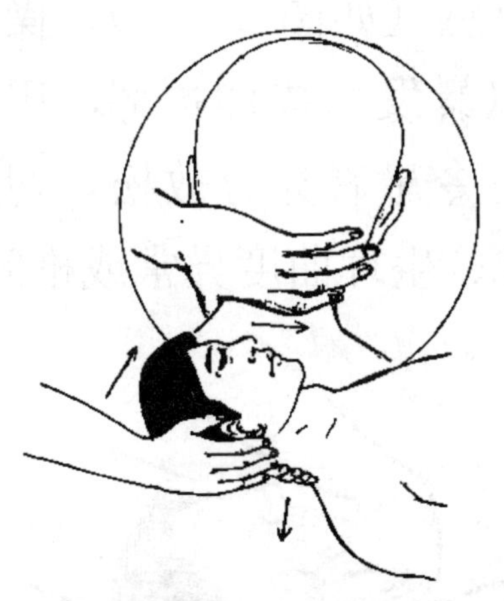

图 2－31　仰卧位定位侧扳法

6. 仰卧位不定位旋转扳法

以颈椎棘突向左偏歪为例，患者仰卧位，医者站其头顶前。右手掌心置于患者下颌部，左手掌心置于患者后枕部，然后双手同时发力，使患者头颈向左侧旋转（如图 2－32）。此时可闻及关节复位弹响的声音。操作时旋转不宜过猛，角度不宜过大，令患者充分放松，如不能配合者须慎用，以免造成损伤。

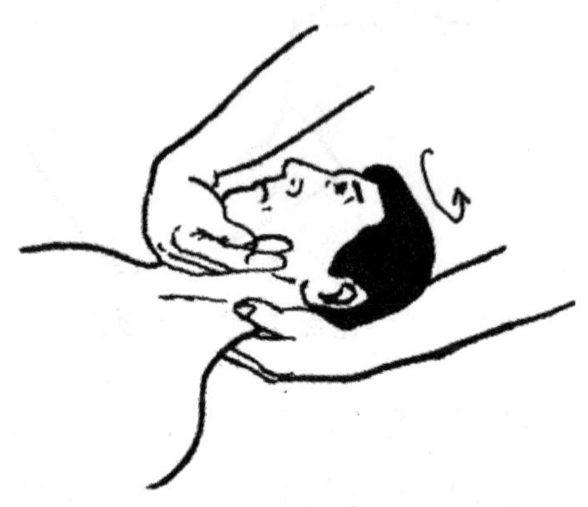

图 2－32 仰卧位不定位旋转扳法

7. 仰卧位牵拉拔伸法

患者仰卧位，医者站其头顶前，一手置于患者下颌部，另一手置于颈枕部，然后双手同时用力做水平向上的拔伸动作，使其颈部有牵拉感（如图 2－33）。操作时，先持续用力将颈部拉开，而后以暴发力拔伸颈部，用力要由小到大，不可突发暴力，牵拉时令患者充分放松，切忌反复施术。本法常用于颈椎序列不良、生理曲度异常或椎间隙狭窄者。

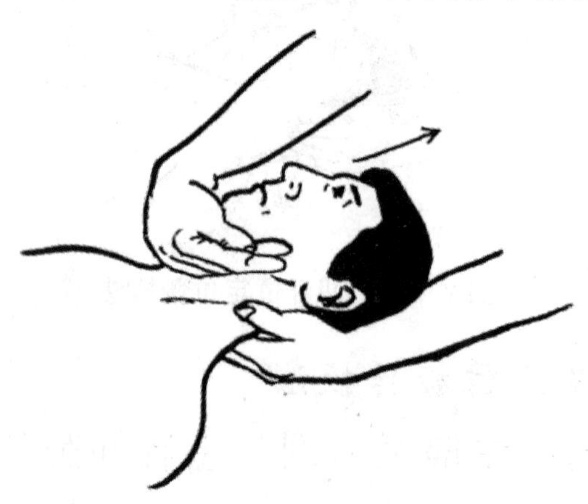

图 2－33 仰卧位牵拉拔伸法

（二）胸椎扳动法

1. 坐位 T_1～T_3 上提牵拉法

患者正坐，将双手手指交叉置于脑后，医者站其后，一手由肩上穿过置于患者胁肋部，另一手从对侧腋下穿过向上握住患者前臂，令患者略后仰的同时，医者用力向上牵拉（如图 2－34）。这时可闻及上胸部关节复位弹响的声音。操作时，用力要敏捷，嘱患者充分放松，若患者体重较轻，助手可在前方用双手压住其双腿。本法适用于 T_1～T_3关节间隙狭窄及错缝。

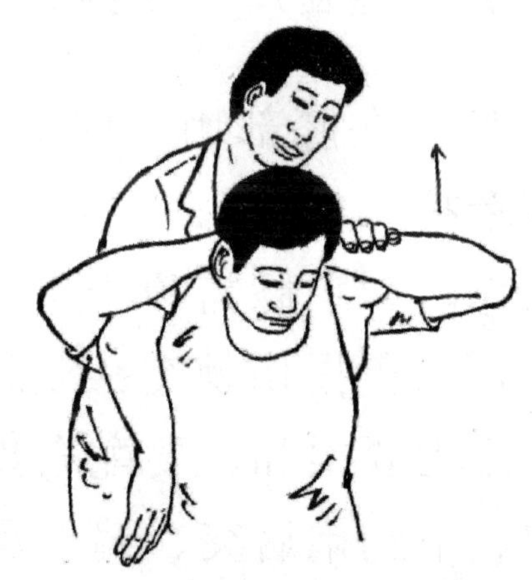

图 2－34　坐位 T_1～T_3 上提牵拉法

2. 坐位 T_3～T_6 抱颈顶牵法

患者正坐，将双手手指交叉置于颈后部，医者站其后，将双手从患者腋下穿过握住其两前臂，胸部顶于患者背部，然后向后上方顶牵发力（如图 2－35）。此时可闻及胸椎关节复位弹响的声音。操作时，用力要适当，不宜过猛，嘱患者充分放松，双腿伸直。适用于胸椎后突及胸椎关节错缝。

3. 坐位下胸段双臂交叉膝部顶牵法

患者正坐，双臂交叉置于胸前，医者坐其后，双手握于患者左右手腕，以双膝或单膝顶于患者偏歪或后突的棘

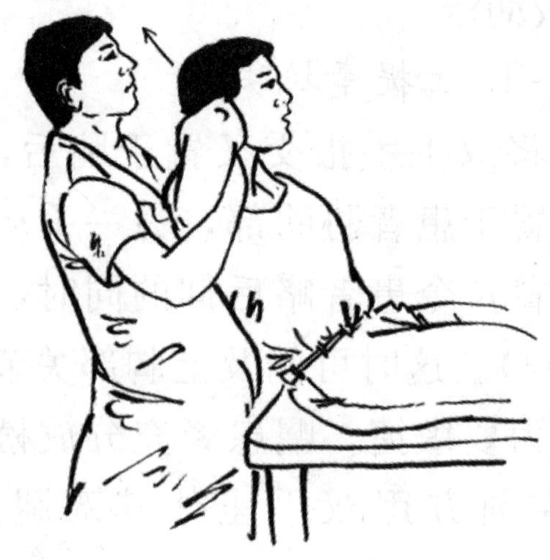

图 2-35 坐位 T_3～T_6 抱颈顶牵法

突部，令患者略后仰，在膝部用力向前顶推患椎的同时，双手用力向后上方牵拉（如图 2-36）。此时可闻及关节复位弹响的声音。操作时，单膝需顶于患椎后方之中点，且需垫一软垫或毛巾，以免损伤棘突；双膝需顶于患椎之两侧。定位要准确，用力要柔和，要配合患者呼吸，在呼气时发力。适用于中、下胸椎后突、偏歪及错缝。

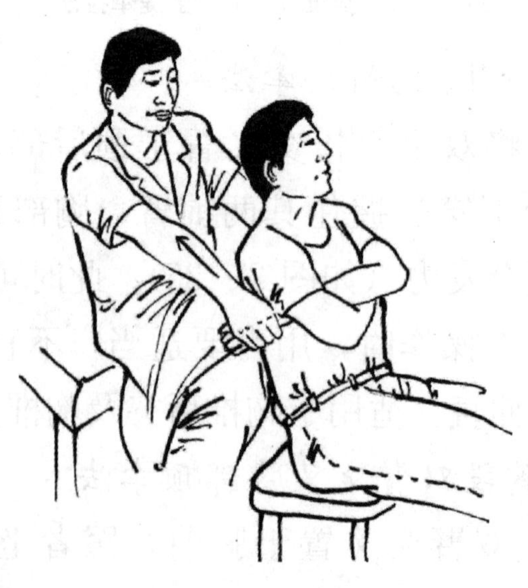

图 2-36 坐位下胸段双臂交叉膝部顶牵法

4. 俯卧位胸椎掌按振法

患者俯卧位，医者用双掌按于患椎两侧竖脊肌上，或叠掌按于患椎后方之中点，然后突发下压力，振动该椎后迅速抬起（如图 2－37）。与此同时可闻及患椎复位弹响的声音。操作时，用力不宜过猛，振动幅度要依患者年龄、体质、体态等因素而异，施力方向为前下方。本法 1 次完成为佳，要在患者呼气时发力，适用于胸椎后突。

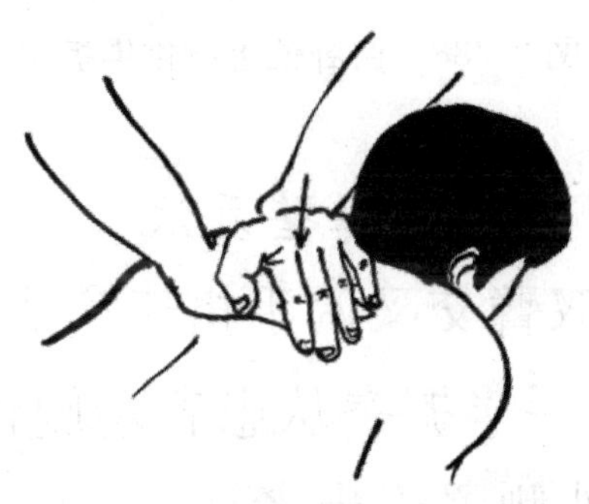

图 2－37 俯卧位胸椎掌按振法

5. 俯卧位上胸椎推扳法

患者俯卧位，胸下垫一高枕，以胸椎左偏为例。医者站其头侧，用右手掌根按于偏歪棘突之左侧，左手按于患者头部右后侧，右手向其右侧推，左手向其左下方推按，双手同时相对用力（如图 2－38）。此时可闻及胸椎关节复位弹响的声音。操作时，用力要柔和巧妙，要在患者呼气时发力，双手配合要协调，枕头放于上胸前部，切不可置于颈前，以便患者呼吸。本法适用于上胸椎棘突偏歪。

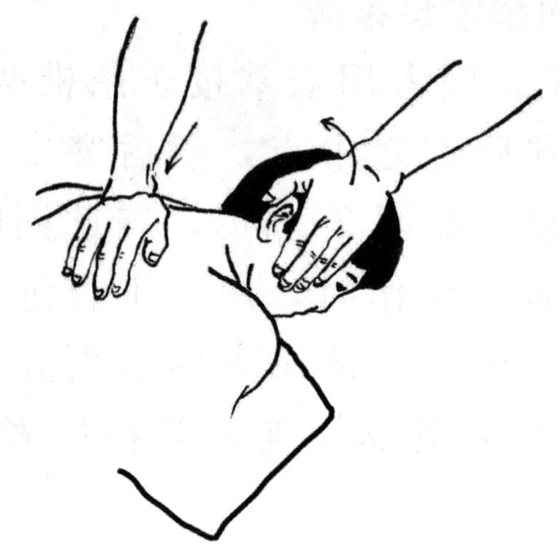

图 2－38 俯卧位上胸椎推扳法

6. 仰卧位双手抱肩胸椎整复法

患者仰卧位，双臂交叉两手搭于肩头。医者站其旁（以站其右侧为例），右手半握拳从患者左侧将拳置于患椎之下，左臂屈肘，用前臂外侧置于患者双臂上，然后垂直下压用力（如图 2－39）。此时可闻及患椎关节复位弹响的声音。操作时，右手所放位置要准确，左臂着力位置要适宜，随患者呼气下压到一定程度后，随即施以迅速垂直向下的按压力。本法适用于上、中段胸椎后突、偏歪及错缝者。

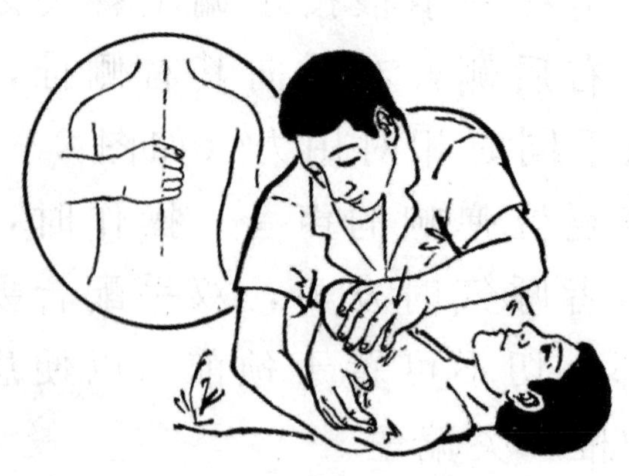

图 2－39 仰卧位双手抱肩胸椎整复法

（三）腰椎扳动法（以腰椎棘突向左偏歪为例）

1. 侧卧位定位和不定位旋转侧扳法

（1）患者健侧卧位，健侧下肢伸直，患侧下肢屈曲，踝部置于健侧膝关节部，全身放松。医者站其腹侧，以左前臂置于患者左侧肩前部，右臂屈肘以肘尖部置于偏歪棘突之左侧；或右前臂置于患者左侧髋部（如图 2－40）。左臂向患者右后方推，右臂和肘向患者的右前方拉压，两臂同时发力，形成旋转侧扳之力。此时可闻及关节复位弹响的声音。前者为肘定位旋转侧扳法，后者为不定位旋转侧扳法，操作时，定位要准确无误，发力敏捷、连贯，力度适宜。适用于腰椎各段棘突偏歪。

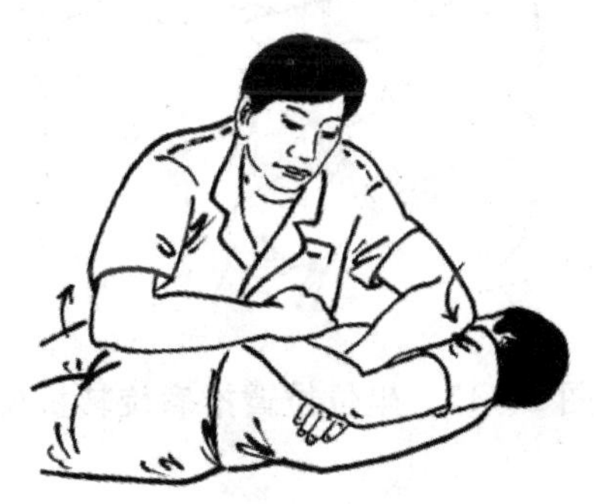

图 2－40　侧卧位不定位旋转侧扳法

（2）患者患侧卧位，患侧下肢伸直，健侧下肢屈曲，踝部置于患侧膝关节部，全身放松。医者站其背侧，以左前臂置于患者右侧肩前及胸、腹部，右手拇指端或屈指以食指第二指关节桡侧端顶于患椎之左侧；或右手置于患者右侧髂后上棘部。左臂向患者后侧拉，右手向其前方推顶或以掌向前推，两手同时用力。此时可闻及关节复位弹响之声。前者为指定位旋转侧扳法，后者为不定位旋转侧扳法，操作时用力要适当，一定要在患者充分放松的状态下发力。适用于腰椎各段棘突偏歪、错缝。

2. 坐位拉臂推肩旋转扳法

患者坐于床边，医者站其前，用左手握患者右腕部，右手置于患者左肩头。右手向后推其肩，左手向左前方拉其臂，两手同时用力（如图 2-41）。使腰部突然旋转而后迅速恢复原位。此时可闻及腰椎关节复位弹响之声。操作时，用力不能过猛，旋转角度不能过大，两手用力要协调、迅速。

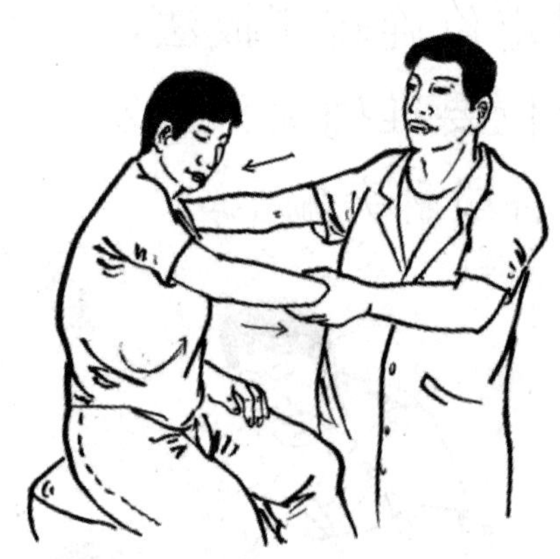

图 2-41 坐位拉臂推肩旋转扳法

3. 坐位拇指定位拉臂旋转侧扳法

患者跨于按摩床上，右手搭于左肩部，医者站其后，右手拇指着力于偏歪棘突之左侧，左手自患者左腋下穿过握于右上臂部，用力牵拉，使身体前屈→侧屈→旋转的同时，右手拇指向右上方顶推其棘突（如图 2-42）。此时可觉指下有位移并伴有关节复位弹响之声。操作时定位要准确，前屈、侧屈、旋转角度适宜，动作要协调。适用于腰椎各段棘突偏歪、错缝。

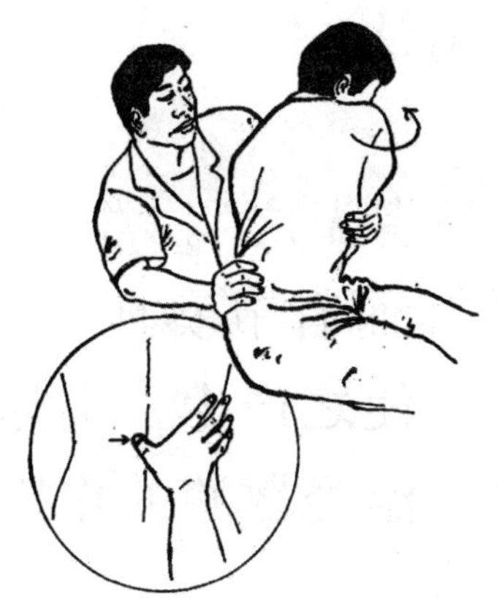

图 2-42　坐位拇指定位拉臂旋转侧扳法

4. 坐位不定位腰部顿提法

患者端坐，医者站其后，双手从背后环抱于患者胸前，摇动腰部以使其肌肉放松，待其放松时，猛然将身体提起（如图 2-43）。此时患者有被牵引感，并伴有关节复位弹响之声。操作时要以暴发之力上提且患者完全放松时效果为佳。适用于腰椎各段的棘突偏歪、错缝。

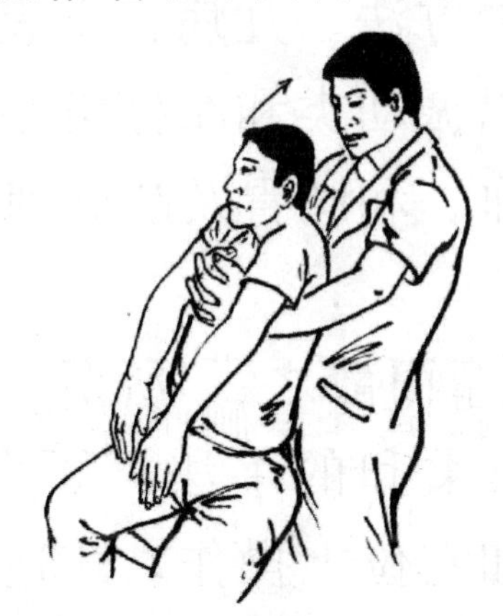

图 2-43　坐位不定位腰部顿提法

五、按摩治疗八法

根据辨证而确立的按摩治疗八法，是按摩临床治疗疾病最基本的方法。其八法是：温法、补法、和法、散法、通法、泻法、汗法、清法。

1. 温法

“劳者温之”，“损者温之”。常采用摩、擦、搽、揉、推等手法，缓慢、柔和而有节奏地在施术部位或穴位上，进行较长时间的操作，使之产生一定热能，深透到组织的深部，起到扶助阳气、温经散寒的作用。适用于阴寒虚冷的病证。

2. 补法

使用轻柔的治疗手法，如一指禅推法、揉法、擦法、摩法等，在施术部位和穴位上进行较长时间的操作，以达到“补虚祛邪”的目的。本法适应范围广，凡功能衰弱、体质虚弱者均可使用。

3. 和法

即和解之法，含有调和之意。是以调和气血、调和阴阳为主要作用的一种方法。凡病在半表半里者宜用之。手法应平稳而柔和，以振动类和摩擦类手法为多用。临床应用时又可分为和气血、和脾胃及疏肝理气三个方面。

4. 散法

“结者散之”，“摩而散之”，所谓“有形用消法，无形用散法”。运用轻快柔和的手法，如摩法、搓法、揉法、推法等在施术部位和穴位上操作，疏通结聚，达到消瘀散结的目的。不论有形或无形积滞，均可使用本法。

5. 通法

消除病邪壅滞的治法。在治疗过程中要刚柔兼施，轻重适宜，常用推法、拿法、按法、揉法、擦法等。

6. 泻法

攻逐结滞的治法。一般多用于下焦实证。以挤压类、摩擦类手法多用，运用时手法较重，刺激性强，操作要由慢渐快。

7. 汗法

开泄腠理、祛除表邪的治法。适用于外感风寒或风热之邪，多用拿法、按法、揉法、推法等，临床应用时外感风寒用较重的拿法；外感风热则用轻快柔和的拿法。

8. 清法

用刚中有柔的手法，在施术部位或穴位上进行手法操作，以达到清热的目的。临床常选用摩擦类手法，在小儿按摩中应用较多。

第三节　手法与练功

有多种专业需要练功，按摩专业是其中之一。性质不同的专业，选择练功的内容不同，即使是同一专业，如按摩专业，由于传统习惯各异，练功内容也不尽相同，但其最终目的都是要使医者体质更适于按摩工作，以利于手法的练习和使用。

早在汉代以前，练功已经作为一种健身疗疾的方法，广泛流传于民间。《后汉书·华佗传》中记载：“是以古之仙者，为导引之事，熊经鸱顾，引挽腰肢，动诸关节，以求难老。我有一术，名五禽戏。一曰虎，二曰鹿，三曰熊，四曰猿，五曰鸟，亦以除疾，兼利蹄足，以当导引。”可见练功具有强身增力，祛病延年的作用。持之以恒地坚持姿势锻炼、呼吸锻炼和意念（集中注意力）的锻炼，必将产生良好的效果。此外还需要一些必要的条件，如需安静的环境、穿适宜的衣服、着软底鞋等。而且要根据个人情况适度锻炼，循序渐进。下面介绍几种练功方法：

1. 鹰爪力

双手依次将拇指、食指、中指、无名指、小指远端指间关节屈曲，按于桌之边缘（以拇、食、中指为重点）；双脚分开与肩同宽，站于桌前一定距离，将身体重心移至手指上（如图 2－44）。反复做弯腰、直立动作，随着指力的增强可逐渐将双脚远离桌前。作用是锻炼指力。

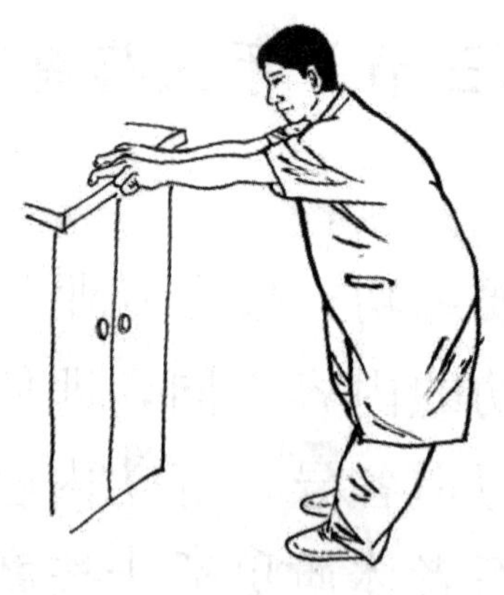

图 2－44 鹰爪力

2. 钓蟾

身体直立，两脚分开与肩同宽，五指微屈并拢呈梅花形，似捏一钓蟾之线状，将双臂前伸平举，逐渐将两臂抬起，继而身体后伸至最大限度，以足跟着地，足尖抬起，随即恢复原位（如图 2－45）。作用是锻炼腹肌、腰肌及身体平衡能力。

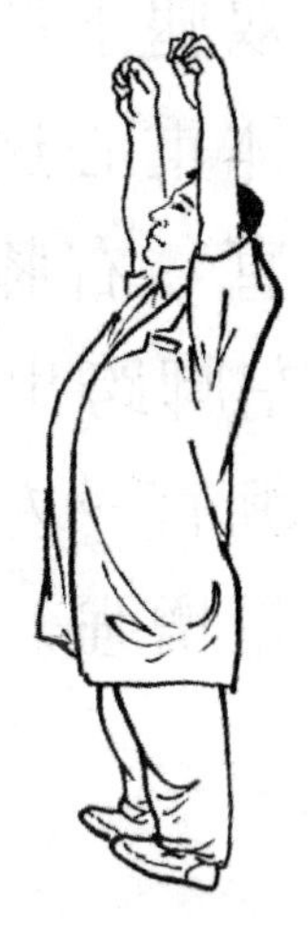

图 2－45　钓蟾

3．推墙

与墙一臂之距而立，两脚分开与肩同宽，分别将手掌置于墙面之上，迅速将掌根抬起，随即快速落下，似欲将墙壁推倒之势（如图 2－46）。作用是锻炼指、掌、腕、臂之力。

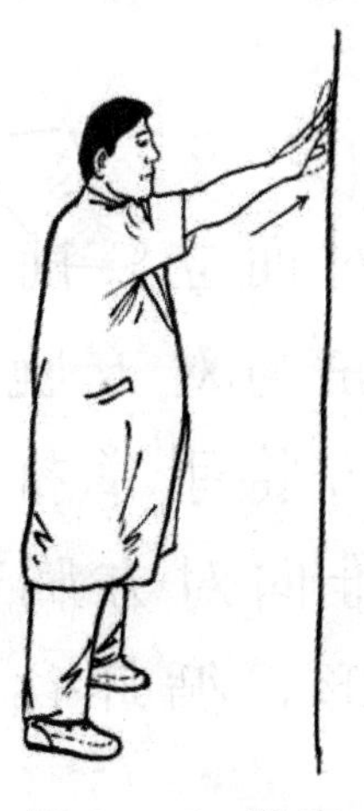

图 2－46　推墙

4. 掰弓步

身体直立站稳，挺胸抬头，目视前方，两手拇指在前，四指在后叉于腰间，双腿下蹲至半屈位，右脚向前跨出一步，稍作停顿后将身体重心逐渐移至右腿，随着身体重心的前移，左腿逐渐绷直，右膝屈曲，此时呈右弓箭步（如图 2－47）。然后再将左脚跨出一步→稍作停顿→身体重心逐渐移至左腿→右腿绷直→左膝屈曲呈左弓箭步。依此往复前行，可使腿部力量增强。

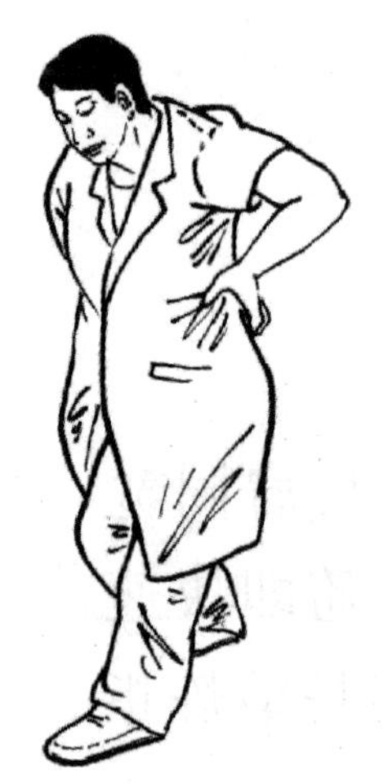

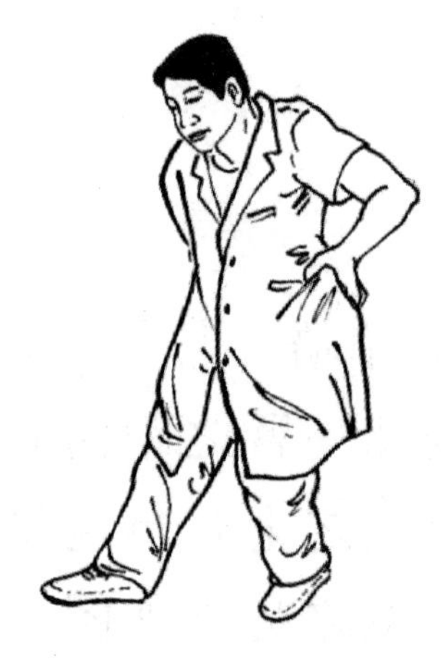

图 2－47 掰弓步

5. 推手

二人以弓箭步相对而立，前弓之腿以小腿外侧相靠，该侧之臂向前微屈与对方腕背部相靠，另一手叉手于腰间，然后，一方将手掌推向对方胸部，对方侧身并以臂拨开，继而推向对方胸部（如图 2－48）。二人手之运行轨迹为圆形，循环往复进行。此法可锻炼腰肌及臂力。

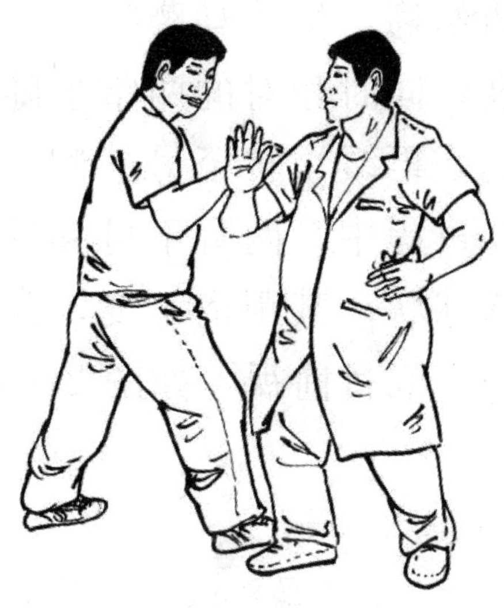

图 2－48　推手

6. 转腰

身正坐目平视，双手置于膝上，两脚分开与肩同宽，依次将腰部环绕垂直轴做顺时针、逆时针的转动；环绕矢状轴做从左向右、从右向左的转动；环绕冠状轴做从前向后、从后向前的转动，其头部尽量保持静止不动（如图 2－49）。作用是锻炼腰肌、腹肌。

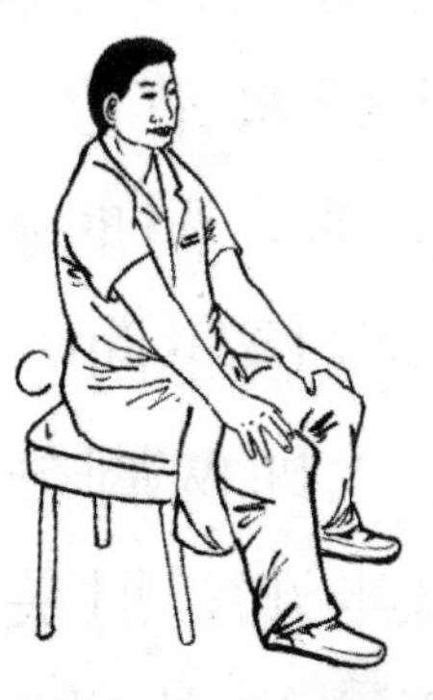

图 2－49　转腰

7. 云手

两手分别置于胸、腹之前，掌心相对，如抱球状，上身直立，两腿屈曲站稳，呈骑马蹲裆势，将身体向一侧缓慢转动至最大角度，同时相对的两掌也随之运动至上、下相反的位置。而后，再缓慢转至另一侧，双掌依然随之运动互换位置。运动过程中，两脚不可移动，两掌互换位置的过程中似持一圆球状，其距离不变，两掌始终相对，头部与身体一并转动，双目前视（如图 2－50）。作用是锻炼腰肌和肩臂。

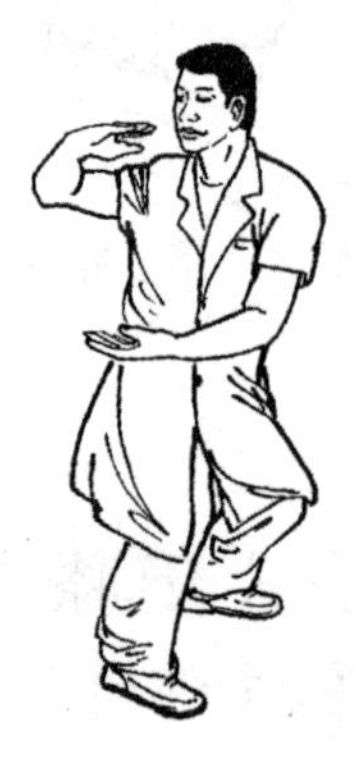

图 2－50 云手

8. 摸鱼

两脚分开与肩同宽而立，目视前方。右脚向前跨出半步，肘关节屈曲，前臂水平位，掌心向下，两手做水平方向的顺时针环形运动，同时腰部随之自然转动，右膝随着身体重心的前移自然屈曲，如此往复 50 次（如图 2－51）。恢复预备姿势（即两脚分开与肩同宽而立），目视前方，左脚向前跨出半步，肘关节屈曲，前臂水平位，掌心向下，两手做水平方向的逆时针环形运动，同时腰部随之自然转动，左膝随着身体重心的前移自然屈曲，如此往复亦 50 次。用心体会可感知两掌之下似各有一气团被碾着向前滚动。此功法可增加按摩之手感、腰部灵活性及力量。

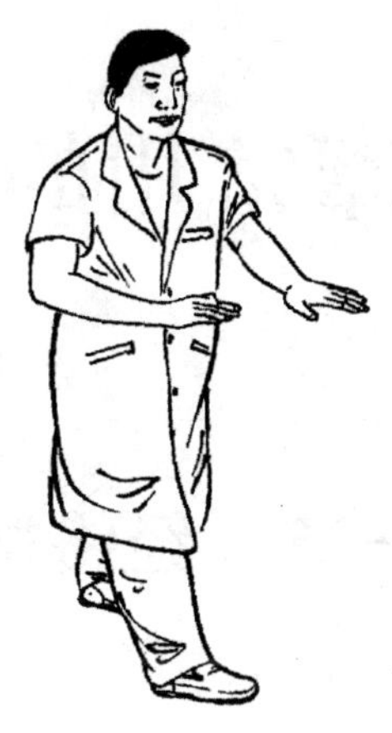

图 2－51　**摸鱼**

9．太极拳（略）

第三章　按摩常用的经络和腧穴

第一节　经络概述

一、经络的概念与组成

经络学说是研究人体的生理功能、病理反应及其与脏腑相关的学说。经络学说不仅是按摩、针灸、气功等学科的理论基础，也是中医各学科的理论基础。几千年来它一直有效地指导着中医各学科的临床实践。

（一）经络的基本概念

经，指经脉，直行者为经，是主干，在里，较大。《医学入门》说："脉直行者为经。"络，指网络，是旁支，在表，较小。《灵枢·脉度》说："支而横者为络。"经与络关系密切，经脉、络脉，简称经络。《灵枢·海论》说："夫十二经脉者，内属于脏腑，外络于肢节。"指出经络能沟通内外，贯穿上下，把人体的脏腑、肢体、官窍及皮肉筋骨等组织，联系成为一个有机的整体，并借以运行气血、联络脏腑肢节、调节体内各部组织的功能。

（二）经络系统的组成与作用

经络系统是由十二经脉、奇经八脉、十五络脉、十二经别、十二经筋、十二皮部，以及许多孙络、浮络所组成。其中以十二经脉为主体。

1. 十二经脉

十二经脉是经络学说的主体。“十二经脉者，内属于脏腑，外络于肢节”，概括地说明了十二经脉的分布特点。经脉是行气血的，循行流注有一定方向。各经脉之间还通过分支互相联系，即“外内之应，皆有表里”。

（1）内属脏腑：这是十二经脉的内行部分，每一条经脉都和有关的一个脏或一个腑发生联系，这种联系属于本脏腑，络于相表里的脏腑。由于十二经脉通过支脉和络脉沟通，在脏与腑之间形成了六组“属络”关系，阴经属脏而络腑，阳经属腑而络脏。

（2）外络肢节：十二经脉“外络于肢节”，是指十二经的外行部分。肢，指四肢；节，指关节，又指穴位。《灵枢·师传》说：“身行肢节者，脏腑之盖也”，说明体表穴位能反应脏腑的功能活动。

十二经脉的分布规律：属于脏的阴经，循行于四肢内侧及胸腹；属于腑的阳经，循行于四肢外侧及头、面、躯干。十二经脉的分布规律是太阴、阳明在前；厥阴、少阳居中；少阴、太阳在后。下肢内踝上 8 寸以下，厥阴在前，太阴居中。

（3）气血流注：十二经脉的循行和交接，是本着阴升阳降的规律进行的。《灵枢·逆顺肥瘦》篇指出了“手之三阴从脏走手，手之三阳从手走头，足之三阳从头走足，足之三阴从足走腹”的经脉循行规律。十二经脉的衔接规律是：阴经与阳经在手足衔接，阳经与阳经在头面部衔接，阴经与阴经在胸腹部衔接。

(4) 表里相合：经络能沟通人体内外，内脏有病可反映于体表，这是内应于外；在体表腧穴上按摩、针灸，治疗内脏疾病，这是外应于内。经脉的走行是说明气血运行互相连贯的道理，不能看成经脉的单向循行。阴与阳、表与里不能截然分开，这就是阴与阳之间形成的6组“表里组合”关系。

2. 奇经八脉

“奇”有“异”的含义，说明奇经不同于十二正经。因“别道奇行”的经脉有八条，故名奇经八脉。即任、督、冲、带、阴维、阳维、阴跷、阳跷脉。

奇经八脉的特点主要在于无脏腑所属，无阴升阳降的规律，亦无表里相合的配偶关系，而“别道奇行”，但与奇恒之腑（脑、髓、骨、脉、胆、女子胞）有密切关系。其生理功能主要是对十二经脉的气血运行起溢蓄、调节作用。

奇经八脉的循行与作用：

任脉行于腹胸之正中，上抵颏部，诸阴经均与之交会，故称“阴脉之海”，具有调节全身诸阴经经气的作用。督脉行于脊背之正中，上至头面，诸阳经均与之交会，故称“阳脉之海”，具有调节全身诸阳经经气的作用。冲脉与足少阴经并行，上至口唇，十二经脉均来汇聚，故称“十二经脉之海”，亦称“血海”，具有涵蓄十二经气血的作用。带脉起于胁下，环行腰间一周，状如束带，有约束诸经之功能。阴维脉起于小腿内侧筑宾穴，并足太阴、厥阴经上行，合于任脉，与六阴经相联系。阳维脉起于足跟外侧金门穴，并足少阳等经上行，合于督脉，与六阳经相联系。阴阳二维以维持阴阳经之间的协调和平衡。阴跷脉起于足跟内侧照海穴，随足少阴经上行。阳跷脉起于足跟外侧申脉穴，伴足太阳经上行，二跷脉分别循行、交会于目内眦，共同调节肢体的运动和眼睑的开合功能。

十二经脉与任、督二脉合称十四经，它是按摩学科内容的重点部分，它们有一定的循行路线、病候及专属腧穴与主治。

3．十五络脉

十二经脉和任、督二脉各自别出一络，加上脾之大络，称为“十五络脉”。

十五络脉的分布特点是：十二经脉的别络从本经的络穴别出后均走向与其表里的经脉，即阴经别络于阳经，阳经别络于阴经。其作用主要是沟通表里两经，起到补充经脉循行之不足的作用。任脉的别络散布于腹部，以沟通腹部之经气；督脉的别络散布于头，别走太阳经，以沟通背部之经气；脾之大络散布于胸胁，以沟通胸胁部之经气。

此外，还有从络脉分出的孙络和浮络，遍布全身，其作用主要是联系全身和输布气血于各部。

4．十二经别

十二经别，是从十二经脉分出，分布于胸腹和头部，起沟通作用的支脉。其有“离、入、出、合”的特点。从十二经脉分出称“离”（别），进入胸腹腔称“入”，浅出体表上行头项部称“出”，又与表里经脉会合称“合”。十二经别按阴阳表里关系会合成六组，称“六合”。

十二经别补充了正经循行的不足。由于经别生理功能与正经相同，因此在病理方面所表现的证候也包括在正经之内，故不单列病候。经别对某些腧穴的主治作用有一定影响。例如，手厥阴经“大陵”穴主治喉痛，该经循行虽不到咽喉，之所以能治咽喉病，就是因为手厥阴之经别“别属三焦，出循喉咙”的道理。偏正头痛，可取太渊、列缺穴治疗，《席弘赋》说：“列缺头痛及偏正，重泻太渊无不应”。《通玄指要赋》说：“牙齿痛，吕细（太溪）堪治”，皆说明阴经穴位之所以能治头面、五官疾病，是和经别的作用分不开的。

络脉与经别二者都是加强表里两经之间的联系，所不同之处在于：经别在内，无所属穴位及主治病证；而络脉在外，各有一络穴及所主治病证。

5．十二经筋

十二经筋，是指十二经脉之气所濡养的筋肉，随同经脉结聚散布于四肢、头身。“筋”《说文解字》解作“肉之力也”，即指坚而有力的肌肉而言；“腱”是“筋之本”，是经筋附着于骨骼的部分。

从经筋的分布和联结的情况来看，经筋同肌肉系统的关系是很密切的。《素问·痿论》说：“宗筋主束骨而利机关也”，说明经筋的作用是联结筋肉，约束骨骼，利于关节的屈伸，保持人体的运动功能。经筋发生病证，是以筋肉痹痛掣引、转筋、运动不利为主要内容。

6．十二皮部

皮部是经络系统在体表的分布，也是络脉之气所散布的部位。皮部有广义和狭义之分。

（1）广义的皮部是指人体体表部位而言，是机体的卫外屏障，起着保卫机体、抗御外邪的作用。当机体卫外功能失常时，病邪可以通过皮→络→经→腑→脏，成为疾病传变的路径。《素问·皮部论》说："邪客于皮则腠理开，开则邪入客于络脉，络脉满则注于经脉，经脉满则入舍于腑脏也"，这是外邪由表入里的一个方面。反之，当机体内脏有病时，也可以反映于皮部。说明皮部与内脏相关。

（2）狭义的皮部是指十二经脉在皮肤上的分属部位。《素问·皮部论》说："皮有分部"，"欲知皮部以经脉为纪"，说明经络系统在体表的分布是以十二经脉循行为依据，各经皮部也就是该经在皮肤表面的反映区，是该经濡养的皮肤区域，"凡十二经脉者，皮之部也"就包括这种含义。

二、标本、根结、气街、四海

经络分布到全身各部，《内经》在分析各部的关系时，有标本、根结、气街、四海等理论，这对于理解特定穴有重要意义。

（一）标本

1. 标本的意义

中医学里的"标本"有很多含义。如发病的先后，先病称"本"，后病称"标"；人体正邪相峙时，称正气为"本"，而邪气为"标"。

在经络的分布中，标本的概念主要是指经络腧穴分布的上下，并阐明这些上下部位具有相应性。"标"有上的含义；"本"有下的含义。头、面、胸、背位置较高在上，其部位为标；四肢末端位置较低在下，其部位为本。

2. 标本的应用

标本理论在诊断和辨证取穴中有重要价值。《灵枢·卫气》说："下虚则厥"、"上虚则眩"，并说明治疗原则是"石（同实）者绝而止之，虚者引而起之"，就是说当本虚时出现厥逆，标虚时可以表现为头晕目眩，按摩应分标本进行治疗。

（二）根结

1. 根结的意义

根，根本，开始；结，结聚，归结。经脉的根结和标本有着一致性。根，即本意，而结有标意。在分布上，根在四肢末端，结在躯干头面。

2. 根结的内容

十二经的根，即五输穴的井穴；结，均分布在头、面、胸、腹。

3. 根结的应用

四末是阴阳经经气流注交接的重要部位。根穴即井穴，位于四末，主治全身性疾病。如"头面之疾针至阴"就是因为太阳经结于头面、而根于小趾的缘故。反之，当四肢有病时，也可根据标本根结理论"下病上取"，选择头面、躯干的腧穴来治疗。如《千金方》中用神庭穴治下肢瘫痪，用中冲穴治昏厥等。《外台秘要》用浮白穴治疗腿足痿软，以及大敦穴治崩漏等，都是根结在临床上的具体应用。

（三）气街

1. 气街的意义

气街是经气聚集运行的共同通路。人体从上至下横分为头、胸、腹、胫四气街。《灵枢·动输》说：“四街者，气之径路也。”张景岳说：“此四街者，乃胸腹头胫所聚所行之道，故谓之气街。”

2. 气街的应用

气街的理论是说明头、胸、腹、背、下肢各经穴，在前后、内外之间均有联系通路，因而有类似的治疗作用，其中以脏腑背俞穴和募穴的相应关系最为明显。再如头部的风池、风府穴，主治头面五官疾病；下腹部的气冲穴主治奔豚、腹痛、阴痿及胎产诸病，也是基于这种联系来实现的。

(四) 四海

1. 四海的意义

海，是水流归聚之所，十二经脉内流行的气血像百川归海一样汇聚到一定部位，由此形成了海的概念。《灵枢·海论》把水谷、气、血、髓四者的汇集所在称为四海。

2. 四海的内容

《灵枢·海论》说：“胃者水谷之海，其输上在气街，下至三里；冲脉者，为十二经脉之海，其输上在于大杼，下出于巨虚之上下廉；膻中者为气之海，其输上在于柱骨之上下，前在于人迎；脑为髓之海，其输上在于盖，下在风府。”

3. 四海的应用

四海的划分与气街相似，当经络运行的气血精微汇聚在一起时，就形成了四海，而它们在头、胸、腹、胫的通行径路就是气街。二者的部位基本一致。脑为元神之府，为髓之海，位于头部，与头之气街相合；膻中为气之海，为宗气所聚，位于胸部，与胸之气街相合；胃为水谷之海，居上腹部，产生谷气，化为营气与卫气，与腹之气街相合；冲脉为血之海，即十二经之海，它交于足少阴，《难经》称脐下肾间动气，位于下腹，又与胫之气街一致。《难经》又说："三焦者，原气之别使也"，即元气通过三焦而分布到全身各处。

当四海有余或不足时，会出现某些病证。如："气满胸中"、"气少不足以言"、"腹满"、"饥不受谷食"、"脑转耳鸣，胫酸眩冒"等，可选用四海中相应的腧穴调治。

三、经络的生理功能和病理反应

（一）生理功能

经络是输送气血，联络脏腑肢节，沟通表里上下，调节体内组织功能活动的通路。其功能包括以下三方面。

1. 通达表里上下，联络脏腑官窍

经络具有联络脏腑和肢体的作用。《灵枢·海论》说："夫十二经脉者，内属于脏腑，外络于肢节"，指出了经络能沟通表里，贯穿上下，联络脏腑器官，将人体各部的组织协调成一个有机的整体。

2. 输送气血，营养全身

经络具有输送气血，濡养身体的作用。《灵枢·本脏》篇说："经脉者，所以行气血而营阴阳，濡筋骨，利关节者也。"《灵枢·经脉》篇也说："谷入于胃，脉道以通，血气乃行"，指明了经络有输送气血、调和阴阳和营养全身的作用。

3. 经络感传

腧穴是脏腑、经络之气血输注于体表的部位。按摩中“得气”和“行气”现象，就是通过循经感传达到疏通气血和调整脏腑功能的目的。

4. 调节机能平衡与卫外固表

正常情况下人体处于平衡状态，当人体发生疾病时，可导致阴阳偏盛偏衰，用按摩等治法能激发经络的调整作用。《灵枢·刺节真邪》篇说：“泻其有余，补其不足，阴阳平复。”

由于经络能行气血而营阴阳，营行脉中，卫行脉外，有实卫固表作用，加强了皮部的卫外功能。

（二）病理反应

在正常生理情况下，经络有运行气血，感应传导的作用。所以，在发生病变时经络就可能成为传递病邪和反映病变的途径。其病理反应如下：

1. 反映病候

当经络营内卫外的机能发生障碍时，可在其相应的经脉循行部位，或相应部位出现各种病证。如寒邪犯肺，病人出现咳嗽、胸痛，甚则交两手而瞀。《素问·脏气法时论》说：“肝病者，两胁下痛引少腹”，“心痛者，胸中痛，胁支满，胁下痛，膺背肩胛间痛，两臂内痛”。内脏有病，也可在相应的官窍上反映出来，如肾病腰痛、心火上炎导致口舌生疮、肝火升腾两目红赤等。

2. 传注病邪

人体在正虚邪盛的情况下，经络又是传注病邪的径路。经络病可以传入内脏；内脏病亦可累及经络。《素问·皮部论》说："邪客于皮则腠理开，开则邪入客于络脉，络脉满则注于经脉，经脉满则入舍于腑脏也。"这是外感病的一般传变途径。

由于脏腑之间有经脉沟通，所以经络还可成为脏腑之间病变相互影响的途径。例如肝病可以犯胃、犯肺，这是因为足厥阴肝经挟胃注肺中；肾病水气凌心、射肺，是因为足少阴肾经入肺络心的缘故。

表里两经，由于属络相同，在病理上可以互相影响。如大肠实热，便秘不通，是腑气闭塞，浊气不降，可使肺气不利，出现咳喘胸满。

四、经络的临床应用

经络在临床上的应用，主要是根据经络脏腑所反映的病候做出诊断，通过经络腧穴进行治疗。

（一）诊断方面

1. 分经辨证

经络循行路线是疾病证候的反映部位。《灵枢·经脉》在论述每条经脉循行之后，即以"是动则病"叙述了有关病证，意指本经脉变动异常时就会发生疾病；又说："是主某所生病者"记述了十二经脉的病证，意指本经脉的腧穴能治疗这些病证。在分析全身疾病时，以十二经进行分类。例如：咳喘、心烦、胸闷，是手太阴肺经的主病；齿痛、咽喉及面、口、鼻疾，是手阳明大肠经主病等。经络循行有一定部位和脏腑络属，它可以反映所属脏腑的病证，临床上可以根据经络循行部位和所联系的脏腑，作为辨证归经的依据。例如头痛一症，痛在前额者多与阳明经有关，痛在侧头者多与少阳经有关，痛在颈项者多与太阳经有关。又如胁肋是肝经所过，故胁肋痛多与肝经有关。此外，六经辨证是经络理论在辨证方面的综合运用。在分析病证时，以太阳、阳明、少阳、太阴、少阴、厥阴为次序。

2. 经络诊察

（1）循经诊察法：是用手指循经按压，探索其阳性反应。如压痛、皮下结节、组织隆起、凹陷、弛缓，以及皮肤变异等，从而分析推断其属于哪经的病变，确定其病性属虚属实。

（2）经络电测定法：是根据对电反应的原理，用“经络测定仪”在十四经的特定穴（如井穴、原穴）测定皮肤导电量，从测出的数值中，结合气血常数分析各经气血的盛衰，供临床诊断参考。

3. 扪穴诊病

《灵枢·背俞》篇说:“欲得而验之，按其处，应在中而痛解”，说明内脏有病时，按压其反应点后病痛即可缓解。如按压俞、募、原、郄等特定穴，来诊断相关的内脏疾病。

《灵枢·九针十二原》又说：“五脏有疾也，应出十二原，而原各有所出，明知其原，睹其应，而知五脏之害矣。”这说明内脏病变可在腕踝关节处寻找压痛点。如肠痈，多在大肠的下合穴“上巨虚”出现压痛；胆道疾患多在足少阳胆经的下合穴“阳陵泉”出现压痛。

（二）治疗方面

1. 循经取穴

循经取穴是根据“经脉所通，主治所及”的理论来治疗疾病的。《四总穴歌》:“肚腹三里留，腰背委中求，头项寻列缺，面口合谷收”，就是循经取穴在临床应用的例证。

2. 皮部取穴

根据“十二经脉者，皮之部也”、“欲知皮部，以经脉为纪”的理论，经脉有病或内脏有病，皆可取治于皮部。例如皮肤针及皮内针的应用。

3. 络脉取穴

《灵枢·官针》篇说：“络刺者，刺小络之血脉也”，意指凡经络郁滞、火热实邪、痹阻为患，皆可刺络脉放血。如目赤肿痛，刺太阳穴出血；乳蛾，刺少商出血；急性腰扭伤，刺委中出血；面瘫，在面颊内刺络放血。

4. 筋病取穴

经筋的病候，多表现为拘挛、强直、抽搐、弛缓等症。在治疗方面，取局部穴，即“以痛为腧”或取其压痛点“阿是穴”进行按摩。

5. 按时取穴

经络气血的运行与时间相关，因而有“子午流注”取穴法。该法包括纳甲法、纳子法。此外，还有“灵龟八法”，均属按时取穴。

第二节　腧穴概述

腧穴是人体脏腑经络气血输注于体表的部位，是按摩治疗疾病的刺激点。“腧”是从“输”分化出来的，从肉旁，作为腧穴的专用字。《素问·气府论》解释腧穴为“脉气所发”。《灵枢·九针十二原》说：“所言节者，神气之所游行出入也，非皮肉筋骨也。”说明穴位不是孤立于体表的点，而是与脏腑器官有一定内在联系、互相输通的一些特定部位，这种特定部位在经络线上。按摩就是通过对经络腧穴的调整作用来达到防治疾病的目的。

人体的腧穴很多，可分为经穴、奇穴和阿是穴三类。归纳于十四经中的腧穴，称为“经穴”，共361个。经外奇穴，简称为“奇穴”，是指有一定穴名，又有明确的位置，但未列入十四正经的腧穴；有的腧穴因其位置奇，有的腧穴因其取法奇，加之这类腧穴又有较好的疗效，故称奇穴。阿是穴，因其按压痛处病人会“啊”的一声，故名“阿是”，此穴首见于《千金要方》，书中谈到，阿是穴以痛点取穴、快感取穴为特点。

第三节　腧穴的定位方法

确定腧穴的位置是有客观依据的，《千金方》中说：穴位多在“肌肉纹理，节解缝会，宛陷之中，及以手按之，病者快然”，指出腧穴定位特点是多在凹陷处和敏感处。目前，腧穴的定位法分为骨度分寸法、解剖标志法、手指同身寸法和简易取穴法四种。

一、骨度分寸法

骨度分寸法，古称“骨度法”，此法是以骨节为主要标志来测量各部的长短，并以该尺寸按比例折算，作为定穴的标准。不论身材高矮、体质肥瘦的人，均可按照此法来测量。骨度分寸法是以《灵枢·骨度》篇为根据，经过长期反复实践，不断补充修改，才成为腧穴定位的基本准则。常用骨度分寸法列表如下：

表 3-1 常用骨度分寸法

部位	起止点	折量分寸	度量法	说明
头面部	前发际正中至后发际正中	12 寸	直	用于确定头部经穴的纵向距离
	眉间（印堂）至前发际正中	3 寸	直	用于确定前发际及额部经穴的纵向距离
	第 7 颈椎棘突下（大椎）至后发际正中	3 寸	直	用于确定后发际及颈部经穴的纵向距离
	眉间（印堂）至第 7 颈椎棘突下（大椎）	18 寸	直	用于确定头部经穴的纵向距离
	前两额发角（头维）之间	9 寸	横	用于确定头前部经穴的横向距离
	耳后两乳突（完骨）之间	9 寸	横	用于确定头后部经穴的横向距离
胸腹胁部	胸骨上窝（天突）至胸剑联合中点（歧骨）	9 寸	直	用于确定任脉经穴的纵向距离
	胸剑联合中点（歧骨）至脐中	8 寸	直	用于确定上腹部经穴的纵向距离
	脐中至耻骨联合上缘（曲骨）	5 寸	直	用于确定下腹部经穴的纵向距离
	两乳头之间	8 寸	横	用于确定胸腹部经穴的横向距离
	腋窝顶点至第 11 肋游离端（章门）	12 寸	直	用于确定胁肋部经穴的纵向距离
背腰部	肩胛骨内缘（近脊柱侧）至后正中线	3 寸	横	用于确定背腰部经穴的横向距离
	大椎以下至尾骶	21 椎	直	背腰部腧穴以脊椎棘突作为标志为定穴的依据

（续表）

部位	起止点	折量分寸	度量法	说明
上肢部	腋前、后纹头至肘横纹（平肘尖）	9 寸	直	用于确定上肢部经穴的纵向距离
	肘横纹（平肘尖）至腕掌（背）侧横纹	12 寸	直	用于确定前臂部经穴的纵向距离
下肢部	耻骨联合上缘至股骨内上髁上缘	18 寸	直	用于确定下肢内侧足三阴经穴的纵向距离
	胫骨内侧髁下方至内踝尖	13 寸	直	
	股骨大转子至腘横纹	19 寸	直	用于确定下肢外后侧足三阳经穴的纵向距离
	腘横纹至外踝尖	16 寸	直	
	外踝尖至足底	3 寸	直	

二、体表标志法

体表标志法，可分为固定标志和活动标志两种方法：

（一）固定标志法

此法是以五官、毛发、指（趾）甲、乳头、脐及骨节凸起凹陷、肌肉纹理等，作为取穴的标志。由于体表标志固定不移，故有利于腧穴定位。例如鼻尖取素髎穴；眉间取印堂穴；两乳之间取膻中穴；脐旁 2 寸取天枢穴；尾肛之间取长强穴；腓骨小头前下方取阳陵泉穴；第七颈椎棘突下取大椎穴。此外肩胛内上角平第三胸椎棘突；肩胛骨下角平第七胸椎棘突；髂嵴平第四腰椎棘突。

（二）活动标志法

此法是指必须采取相应的活动，才能出现的标志而言。例如取耳门、听宫、听会穴，应张口取穴；取下关穴应闭口取穴；取曲池穴要屈肘于横纹头外方取穴；取后溪穴要握空拳，于第五指关节后尺侧横纹头处取穴；取养老穴时，止坐屈肘，掌心朝胸，当尺骨茎突之桡侧骨缝中取穴。

三、手指同身寸法

手指同身寸法，是在分部折寸的基础上以患者手指为标准，进行测量定穴的方法。临床常用的有以下三种：

（一）中指同身寸法

此法简称“中指寸法”。该法是以患者的中指中节屈曲时，桡侧两端纹头之间的距离定为 1 寸。可用于四肢直寸和背部横寸取穴。

（二）拇指同身寸法

此法是以患者拇指指间关节的宽度定为 1 寸。适用于四肢的直寸取穴。

（三）横指同身寸法

此法又称“一夫法”。该法是将患者食指、中指、无名指和小指并拢，以中指中节横纹处为准，四指宽度定为 3 寸。

四、简易取穴法

此法是临床上常用的一种简便易行的取穴法。例如列缺穴，以病人左右两虎口交叉，一手食指压在另一手腕后高骨的正中上方，当食指尖端下有一凹陷处，就是本穴。又如两耳尖直上取百会穴。直立两臂下垂，当中指尖端处取风市穴。垂肩屈肘，肘端尽处取章门穴。

第四节 经络腧穴分述

一、手太阴肺经

（一）循行

《灵枢·经脉》：肺手太阴之脉，起于中焦，下络大肠，还循胃口，上膈属肺。从肺系，横出腋下，下循臑内，行少阴、心主之前，下肘中，循臂内上骨下廉，入寸口，上鱼，循鱼际，出大指之端。其支者，从腕后，直出次指内廉，出其端。

（二）病候

《灵枢·经脉》：是动则病：肺胀满，膨膨而喘咳，缺盆中痛，甚则交两手而瞀，此为臂厥。是主肺所生病者：咳，上气，喘渴，烦心，胸满，臑臂内前廉痛厥，掌中热，气盛有余，则肩背痛，风寒汗出中风，小便数而欠；气虚则肩背痛、寒，少气不足以息，溺色变。

（三）腧穴分布

本经经穴分布在胸部的外上方，上肢的掌面桡侧和手掌及拇指的桡侧。起于中府，止于少商，左右各 11 穴。

二、手阳明大肠经

（一）循行

《灵枢·经脉》：大肠手阳明之脉，起于大指次指之端，循指上廉，出合谷两骨之间，上入两筋之中，循臂上廉，入肘外廉，上臑外前廉，上肩，出髃骨之前廉，上出于柱骨之会上，下入缺盆，络肺，下膈属大肠。其支者，从缺盆上颈，贯颊，入下齿中，还出挟口，交人中，左之右，右之左，上挟鼻孔。

（二）病候

《灵枢·经脉》：是动则病：齿痛颈肿。是主津液所生病者：目黄，口干，鼽衄，喉痹，肩前臑痛，大指次指痛不用。气有余则当脉所过者热肿，虚则寒栗不复。

（三）腧穴分布

本经经穴分布在食指桡侧，上肢背面的桡侧及颈、面部。起于商阳，止于迎香，左右各 20 穴。

三、足阳明胃经

（一）循行

《灵枢·经脉》：胃足阳明之脉，起于鼻之交頞中，旁纳太阳之脉，下循鼻外，入上齿中，还出挟口，环唇，下交承浆，却循颐后下廉，出大迎，循颊车，上耳前，过客主人，循发际，至额颅；其支者，从大迎前，下人迎，循喉咙，入缺盆，下膈，属胃，络脾；其直者，从缺盆下乳内廉，下挟脐，入气街中；其支者，起于胃口，下循腹里，下至气街中而合，以下髀关，抵伏兔，下膝膑中，下循胫外廉，下足跗，入中指内间；其支者，下膝三寸而别，下入中指外间；其支者，别跗上，入大指间，出其端。

（二）病候

《灵枢·经脉》：是动则病：洒洒振寒，善呻数欠，颜黑，病至则恶人与火，闻木声则惕然而惊，心欲动，独闭户塞牖而处；甚则欲上高而歌，弃衣而走；贲响腹胀，是为骭厥。是主血所生病者：狂，疟，温淫，汗出，鼽衄，口㖞，唇胗，颈肿喉痹，大腹水肿，膝膑肿痛；循膺、乳、气街、股、伏兔、骭外廉、足跗上皆痛，中指不用。气盛则身以前皆热，其有余于胃，则消谷善饥，溺色黄；气不足，则身以前皆寒栗，胃中寒，则胀满。

（三）腧穴分布

本经经穴分布在头面部、颈部、胸腹部、下肢的前外侧面。起于承泣，止于厉兑，左右各 45 穴。

四、足太阴脾经

（一）循行

《灵枢·经脉》：脾足太阴之脉，起于大指之端，循指内侧白肉际，过骸骨后，上内踝前廉，上踹内，循胫骨后，交出厥阴之前，上膝股内前廉，入腹，属脾络胃，上膈，挟咽，连舌本，散舌下。其支者，复从胃，别上膈，注心中。

（二）病候

《灵枢·经脉》：是动则病：舌本强，食则呕，胃脘痛，腹胀善噫，得后与气，则快然如衰，身体皆重。是主脾所生病者：舌本痛，体不能动摇，食不下，烦心，心下急痛，溏、瘕、泄，水闭，黄疸，不能卧，强立股膝内肿、厥，足大指不用。

（三）腧穴分布

本经经穴分布在足大趾，内踝、下肢内侧，腹胸部第三侧线。起于隐白，止于大包，左右各 21 穴。

五、手少阴心经

（一）循行

《灵枢·经脉》：心手少阴之脉，起于心中，出属心系，下膈，络小肠；其支者，从心系，上挟咽，系目系；其直者，复从心系却上肺，下出腋下，下循臑内后廉，行太阴、心主之后，下肘内，循臂内后廉，抵掌后锐骨之端，入掌内后廉，循小指之内，出其端。

（二）病候

《灵枢·经脉》：是动则病：嗌干，心痛，渴而欲饮，是为臂厥。是主心所生病者：目黄，胁痛，臑臂内后廉痛厥，掌中热痛。

（三）腧穴分布

本经经穴分布在腋下，上肢掌侧面的尺侧缘和小指的桡侧端。起于极泉，止于少冲，左右各9穴。

六、手太阳小肠经

（一）循行

《灵枢·经脉》：小肠手太阳之脉，起于小指之端，循手外侧上腕，出踝中，直上循臂骨下廉，出肘内侧两骨之间，上循臑外后廉，出肩解，绕肩胛，交肩上，入缺盆，络心，循咽下膈，抵胃，属小肠。其支者，从缺盆循颈上颊，至目锐眦，却入耳中。其支者，别颊上𪬯抵鼻，至目内眦。

（二）病候

《灵枢·经脉》：是动则病：嗌痛，颔肿不可以顾，肩似拔，臑似折。是主液所生病者：耳聋，目黄，颊肿，颈颔，肩臑、肘臂外后廉痛。

（三）腧穴分布

本经经穴分布在指、掌尺侧，上肢背侧面的尺侧缘，肩胛及面部。起于少泽，止于听宫，左右各 19 穴。

七、足太阳膀胱经

（一）循行

《灵枢・经脉》：膀胱足太阳之脉，起于目内眦，上额，交巅；其支者，从巅至耳上角；其直者，从巅入络脑，还出别下项，循肩髆内，挟脊抵腰中，入循膂，络肾，属膀胱；其支者，从腰中，下挟脊，贯臀，入腘中；其支者，从髆内左右别下贯胛，挟脊内，过髀枢，循髀外后廉下合腘中，以下贯踹内，出外踝之后，循京骨至小指外侧。

（二）病候

《灵枢・经脉》：是动则病：冲头痛，目似脱，项如拔，脊痛，腰似折，髀不可以曲，腘如结，踹如裂，是为踝厥。是主筋所生病者：痔，疟，狂、癫疾，头囟项痛，目黄泪出，鼽衄，项、背、腰、尻、腘、踹、脚皆痛，小指不用。

（三）腧穴分布

本经经穴分布在眼眶部，头项部，背腰部的脊柱两侧，下肢后外侧及小趾末端。起于睛明，止于至阴，左右各 67 穴。

八、足少阴肾经

（一）循行

《灵枢·经脉》：肾足少阴之脉，起于小指之下，别走足心，出于然谷之下，循内踝之后，别入跟中，以上踹内，出腘内廉，上股内后廉，贯脊属肾，络膀胱；其直者，从肾上贯肝、膈，入肺中，循喉咙，挟舌本；其支者，从肺出，络心，注胸中。

（二）病候

《灵枢·经脉》：是动则病：饥不欲食，面如漆柴，咳唾则有血，喝喝而喘，坐而欲起，目䀮䀮如无所见，心如悬若饥状，气不足则善恐，心惕惕如人将捕之，是为骨厥。是主肾所生病者：口热，舌干，咽肿，上气，嗌干及痛，烦心，心痛，黄疸，肠澼，脊、股内后廉痛，痿、厥，嗜卧，足下热而痛。

（三）腧穴分布

本经经穴分布在足心，内踝后，跟腱前缘，下肢内侧后缘，腹部，胸部。起于涌泉，止于俞府，左右各27穴。

九、手厥阴心包经

（一）循行

《灵枢·经脉》：心主手厥阴心包络之脉，起于胸中，出属心包络，下膈，历络三焦。其支者，循胸出胁，下腋三寸，上抵腋下，循臑内，行太阴、少阴之间，入肘中，下臂行两筋之间，入掌中，循中指，出其端。其支者，别掌中，循小指次指出其端。

（二）病候

《灵枢·经脉》：是动则病：手心热，臂、肘挛急，腋肿；甚则胸胁支满，心中澹澹大动，面赤目黄，喜笑不休。是主脉所生病者：烦心心痛，掌中热。

（三）腧穴分布

本经经穴分布在乳旁，上肢掌侧面中间及中指末端。起于天池，止于中冲，左右各9穴。

十、手少阳三焦经

（一）循行

《灵枢·经脉》：三焦手少阳之脉，起于小指次指之端，上出两指之间，循手表腕，出臂外两骨之间，上贯肘，循臑外上肩，而交出足少阳之后，入缺盆，布膻中，散络心包，下膈，遍属三焦。其支者，从膻中，上出缺盆，上项，系耳后，直上出耳上角，以屈下颊至䪼。其支者，从耳后入耳中，出走耳前，过客主人前，交颊，至目锐眦。

（二）病候

《灵枢·经脉》：是动则病：耳聋，浑浑焞焞，嗌肿，喉痹。是主气所生病者：汗出，目锐眦痛，颊肿，耳后肩臑肘臂外皆痛，小指次指不用。

（三）腧穴分布

本经经穴分布在无名指外侧，手背，上肢外侧面中间，肩部，颈部，耳翼后缘，眉毛外端。起于关冲，止于丝竹空，左右各23穴。

十一、足少阳胆经

（一）循行

《灵枢·经脉》：胆足少阳之脉，起于目锐眦，上抵头角，下耳后，循颈，行手少阳之前，至肩上，却交出手少阳之后，入缺盆。其支者，从耳后入耳中，出走耳前，至目锐眦后；其支者，别目锐眦，下大迎，合于手少阳，抵于𩑶，下加颊车，下颈，合缺盆，以下胸中，贯膈络肝属胆，循胁里，出气街，绕毛际，横入髀厌中；其支者，从缺盆下腋，循胸过季胁，下合髀厌中，以下循髀阳，出膝外廉，下外辅骨之前，直下抵绝骨之端，下出外踝之前，循足跗上，入小指次指之间；其支者，别跗上，入大指之间，循大指歧骨内，出其端，还贯爪甲，出三毛。

（二）病候

《灵枢·经脉》：是动则病：口苦，善太息，心胁痛，不能转侧，甚则面微有尘，体无膏泽，足外反热，是为阳厥。是主骨所生病者：头痛，颔痛，目锐眦痛，缺盆中肿痛，腋下肿，马刀侠瘿，汗出振寒，疟，胸胁、肋、髀、膝外至胫、绝骨、外踝前及诸节皆痛，小指次指不用。

（三）腧穴分布

本经经穴分布在目外眦，颞部，耳后，肩部，胁肋，下肢外侧，膝外侧，外踝的前下方，足第四趾端等部。起于瞳子髎，止于足窍阴，左右各 44 穴。

十二、足厥阴肝经

（一）循行

《灵枢·经脉》：肝足厥阴之脉，起于大指丛毛之际，上循足跗上廉，去内踝一寸，上踝八寸，交出太阴之后，上腘内廉，循股阴，入毛中，环阴器，抵小腹，挟胃，属肝络胆，上贯膈，布胁肋，循喉咙之后，上入颃颡，连目系，上出额，与督脉会于巅。其支者，从目系下颊里，环唇内；其支者，复从肝别贯膈，上注肺。

（二）病候

《灵枢·经脉》：是动则病：腰痛不可俯仰，丈夫㿉疝，妇人少腹肿，甚则嗌干，面尘脱色。是主肝所生病者：胸满，呕逆，飧泄，狐疝，遗溺，闭癃。

（三）腧穴分布

本经经穴分布在足背，内踝前，胫骨内侧面，大腿内侧，前阴，胁肋部。起于大敦，止于期门，左右各 14 穴。

十三、任脉

（一）循行

《素问·骨空论篇》：任脉者，起于中极之下，以上毛际，循腹里上关元，至咽喉，上颐循面入目。

（二）病候

《素问·骨空论篇》：任脉为病，男子内为七疝，女子带下瘕聚。

《灵枢·经脉》：实则腹皮痛，虚则瘙痒。

（三）腧穴分布

本经经穴分布在会阴、腹、胸、颈、下颌部的正中线上。起于会阴，止于承浆，一名一穴，共 24 穴。

十四、督脉

（一）循行

《素问・骨空论篇》：督脉者，起于少腹，以下骨中央，女子入系廷孔，其孔，溺孔之端也。其络循阴器，合篡间，绕篡后，别绕臀至少阴，与巨阳中络者合。少阴上股内后廉，贯脊属肾。与太阳起于目内眦，上额交巅上，入络脑，还出别下项，循肩髆内，侠脊抵腰中，入循膂络肾。其男子循茎下至篡，与女子等。其少腹直上者，贯脐中央，上贯心，入喉，上颐，还唇，上系两目之下中央。

（二）病候

《素问・骨空论篇》：督脉为病，脊强反折……此生病，从少腹上冲心而痛，不得前后，为冲疝。其女子不孕、癃、痔，遗溺，嗌干。《灵枢・经脉》：实则脊强，虚则头重。

（三）腧穴分布

本经经穴分布在尾骶、腰背、颈项、头面、鼻口部的正中线上。起于长强，止于龈交。一名一穴，共 28 穴。

第五节　常用经外奇穴

1. 四神聪

【定位】当百会穴前、后、左、右各开 1 寸处，共 4 个穴位。

【功效】安神聪脑。

【主治】头痛，眩晕，失眠，健忘，癫狂，痫证，偏瘫，脑积水，大脑发育不全。

2. 印堂

【定位】当两眉头之中点处。

【功效】镇痉清神，明目通鼻。

【主治】头痛，眩晕，眼疾，鼻塞，鼻渊，鼻衄，重舌，妇人血晕，失眠，小儿急、慢惊风，颜面疔疮，三叉神经痛。

3. 太阳

【定位】当眉梢与目外眦连线中点外开 1 寸的凹陷处。

【功效】清热消肿，止痛疏络。

【主治】偏、正头痛，目赤肿痛，眩晕，目涩，牙痛，口眼㖞斜，三叉神经痛。

4. 鱼腰

【定位】目平视，在眉毛中间与瞳孔直对处。

【功效】明目消肿，舒筋活络。

【主治】目赤肿痛，目翳，眼睑瞤动，眼睑下垂，口眼㖞斜，眉棱骨痛，眶上神经痛。

5. 上迎香

【定位】当鼻唇沟上端尽处。

【功效】清热散风，明目通鼻。

【主治】头额痛，鼻塞，鼻中息肉，暴发火眼，迎风流泪。

6. 安眠

【定位】在翳明穴与风池穴连线之中点处。

【功效】平肝熄风，宁神镇痉。

【主治】失眠，头痛，眩晕，耳聋，心悸，烦躁，癔病，高血压，癫痫，精神病。

7. 颈百劳

【定位】在第五颈椎棘突下旁开 0.5 寸处。

【功效】化痰消积，止咳平喘。

【主治】颈项强痛，瘰疬，咳嗽，气喘，骨蒸潮热，盗汗，自汗。

8. 子宫穴

【定位】当中极穴旁开 3 寸处。

【功效】调经种子，理气止痛。

【主治】子宫脱垂，痛经，崩漏，不孕，月经不调，疝气，腰痛。

9. 定喘

【定位】大椎穴旁开 0.5 寸，当第七颈椎棘突下。

【功效】止咳定喘，宣通肺气。

【主治】哮喘，咳嗽，落枕，肩背痛，上肢疼痛不举，荨麻疹。

10. 腰眼

【定位】当第四腰椎棘突下，旁开 3.5 寸凹陷中。

【功效】益肾除疾。

【主治】痨痛，尿频，妇科疾患，虚劳羸瘦，消渴。

11. 夹脊

【定位】在第一胸椎至第五腰椎，各棘突下旁开 0.5 寸处。

【功效】通利关节，调理脏腑。

【主治】适应范围较广。其中上胸部的穴位治疗心肺、上肢疾病；下胸部的穴位治疗胃肠疾病；腰部的穴位治疗腰、腹及下肢疾病。

12. 腰痛点

【定位】手背指总伸肌肌腱两侧，腕横纹下 1 寸，各有两穴。

【功效】疏通气血，解痉止痛。

【主治】腰痛。

13. 肩前

【定位】在腋前皱襞直上 1.5 寸处。

【功效】疏通经络，活血止痛。

【主治】肩痛不举，上肢瘫痪，肩关节及周围软组织疾患。

14. 阑尾穴

【定位】在足三里与上巨虚两穴之间压痛明显处。

【功效】通降腑气，清热止痛。

【主治】急、慢性胆囊炎，胆结石，胆道蛔虫症，胆绞痛，胁痛，下肢痿痹。

15. 膝眼

【定位】在髌韧带两侧凹陷处，在内侧的称为内膝眼，在外侧的称为外膝眼。

【功效】清热消肿，疏通经络。

【主治】膝关节酸痛，风湿性膝关节炎，腿痛。

16. 鹤顶

【定位】在髌骨上缘中点之凹陷处。

【功效】清热化湿，通利关节。

【主治】膝关节酸痛，腿足无力，风湿性膝关节炎。

第六节　特定穴

特定穴，是十四经中具有特殊治疗作用，并给予特定名称的腧穴。

一、五输穴

五输穴，即“井、荥、输、经、合”穴，是十二经脉分布在肘、膝部位以下的五个特殊腧穴，简称“五输”。

历代医家把气血在经络中运行的情况，用自然界水流现象作比喻，对经气流注由小到大、由浅到深，分别用井、荥、输、经、合五个名称，来说明运行过程中每个穴所具有的特殊作用。形容经气所出，如水的源头，称为“井”；经气流过之处，如刚出的泉水微流，称为“荥”；经气所灌之处，如水流由浅入深，称为“输”；经气所行经的部位，像水在通畅的河中流过，称为“经”；经气最后如百川汇合入海，称为“合”（如下表）。

表 3-2　阴经五输穴表

经脉名称	井（木）	荥（火）	输（土）	经（金）	合（水）
手太阴肺经	少商	鱼际	太渊	经渠	尺泽
手厥阴心包经	中冲	劳宫	大陵	间使	曲泽
手少阴心经	少冲	少府	神门	灵道	少海
足太阴脾经	隐白	大都	太白	商丘	阴陵泉
足少阴肾经	涌泉	然谷	太溪	复溜	阴谷
足厥阴肝经	大敦	行间	太冲	中封	曲泉

表 3-3　阳经五输穴表

经脉名称	井（金）	荥（水）	输（木）	经（火）	合（土）
手阳明大肠经	商阳	二间	三间	阳溪	曲池
手少阳三焦经	关冲	液门	中渚	支沟	天井
手太阳小肠经	少泽	前谷	后溪	阳谷	小海
足阳明胃经	厉兑	内庭	陷谷	解溪	足三里
足少阳胆经	足窍阴	侠溪	足临泣	阳辅	阳陵泉
足太阳膀胱经	至阴	足通谷	束骨	昆仑	委中

二、原穴、络穴

原、络穴大部分位于四肢腕踝关节附近。每一经脉和它连属的脏腑，都与其相应的原穴、络穴有密切关系。原与络的概念不同。“原”是本源、原气（或元气）之意。原气源于肾间动气，是人体生命活动的原动力。原穴是脏腑原气经过和留止的部位。因此，脏腑的病变，可以反映到十二原穴。“络”有联络的含意。由于络穴大多分布于表里两经的联络处，故称为“络”。原穴与络穴，皆可单独使用，若二者配合使用，称为“原络配穴法”（如下表）。

表 3-4　十二经原穴表

手三阴经	肺经	太渊	心经	神门	心包经	大陵
手三阳经	大肠经	合谷	小肠经	腕骨	三焦经	阳池
足三阴经	脾经	太白	肾经	太溪	肝经	太冲
足三阳经	胃经	冲阳	膀胱经	京骨	胆经	丘墟

表 3-5　十五络穴表

手三阴经	肺经	列缺	心经	通里	心包经	内关
手三阳经	大肠经	偏历	小肠经	支正	三焦经	外关
足三阴经	脾经	公孙	肾经	大钟	肝经	蠡沟
足三阳经	胃经	丰隆	膀胱经	飞扬	胆经	光明
任、督、脾大络	任脉	鸠尾	督脉	长强	脾大络	大包

三、背俞穴、募穴

背俞穴，是脏腑经气输注于背部的腧穴。募穴，是脏腑经气汇聚于胸腹部的腧穴。俞穴与募穴皆分布在人体躯干部并与该脏腑一前一后相对应。俞与募，可单独使用，亦可配合使用，后者称为“俞募配穴法”（如下表）。

表3-6 十二背俞穴表

六脏	背俞	六腑	背俞
肺	肺俞	大肠	大肠俞
肾	肾俞	膀胱	膀胱俞
肝	肝俞	胆	胆俞
心	心俞	小肠	小肠俞
脾	脾俞	胃	胃俞
心包	厥阴俞	三焦	三焦俞

表3-7 十二募穴表

两侧		正中	
脏腑	募穴	募穴	脏腑
肺	中府	膻中	心包
肝	期门	巨阙	心
胆	日月	中脘	胃
脾	章门	石门	三焦
肾	京门	关元	小肠
大肠	天枢	中极	膀胱

四、郄穴

“郄”有孔隙的意义，是各经经气深聚的部位。“郄”穴大多分布于四肢肘膝关节以下，对各经急性病痛多用之，与八会穴配合，称为“郄会配穴法”（如下表）。

表 3-8　十六郄穴表

阴　经	郄　穴	阳　经	郄　穴
手太阴肺经	孔最	手阳明大肠经	温溜
手厥阴心包经	郄门	手少阳三焦经	会宗
手少阴心经	阴郄	手太阳小肠经	养老
足太阴脾经	地机	足阳明胃经	梁丘
足厥阴肝经	中都	足少阳胆经	外丘
足少阴肾经	水泉	足太阳膀胱经	金门
阴维脉	筑宾	阳维脉	阳交
阴跷脉	交信	阳跷脉	跗阳

五、下合穴

下合穴，是指六腑下合于足三阳经的腧穴。即大肠经合于上巨虚，小肠合于下巨虚，三焦合于委阳穴。这 3 个穴又称作“手三阳下合腧”。此外，尚有胃的下合穴足三里，胆的下合穴阳陵泉，膀胱的下合穴委中。这 6 个下合穴是治疗六腑病证的主要穴位（如下表）。

表 3-9　下合穴表

手　足	三　阳	六　腑	下合穴
手三阳	太阳 阳明 少阳	小肠 大肠 三焦	下巨虚 上巨虚 委　阳
足三阳	太阳 阳明 少阳	膀胱 胃 胆	委　中 足三里 阳陵泉

六、会穴

八脉交会穴、八会穴、交会穴统称为“会穴”。

所谓八脉交会穴，是指四肢部通于奇经八脉（任、督、冲、带、阴维、阳维、阴跷、阳跷）的 8 个腧穴。这

8个腧穴分布在上肢和下肢。临床上可相互组合使用，即公孙配内关、外关配足临泣、后溪配申脉、列缺配照海（如下表）。

表3-10 八脉交会穴表

经 属	八 穴	通八脉	会合部位
足太阴 手厥阴	公 孙 内 关	冲 脉 阴 维	胃、心、胸
手少阳 足少阳	外 关 足临泣	阳 维 带 脉	目外眦、颊、颈、耳后、肩
手太阳 足太阳	后 溪 申 脉	督 脉 阳 跷	目内眦、项、耳、肩胛
手太阴 足少阴	列 缺 照 海	任 脉 阴 跷	胸、肺、膈、喉咙

八会穴：人体的脏、腑、气、血、筋、脉、骨、髓的精气聚会之处，称为“八会穴”。其内容是脏会章门、腑会中脘、气会膻中、血会膈俞、筋会阳陵泉、脉会太渊、骨会大杼、髓会绝骨（如下表）。

表3-11 八会穴表

八会穴	穴 名	经 属
脏 会	章 门	脾经募穴
腑 会	中 脘	胃经募穴
气 会	膻 中	心包经募穴
血 会	膈 俞	膀胱经穴
筋 会	阳陵泉	胆经合穴
脉 会	太 渊	肺经输穴
骨 会	大 杼	膀胱经穴
髓 会	绝 骨	胆经穴

交会穴：几条经脉经过同一个腧穴，这个腧穴称为

“交会穴”，共 108 穴。其中主要的一经，即腧穴所属经，称为本经；相交会的经，称为它经。如三阴交穴，属足太阴脾经，为足少阴、厥阴所交会；迎香穴，属手阳明大肠经，为足阳明胃经所交会；肩井穴，属足少阳胆经，亦为足阳明胃经所交会；百会穴，为所有阳经的交会穴。交会穴不仅能治疗本经病证，也能治疗交会经病证。

第七节　经验穴

笔者在多年的临床实践中发现，某些特定部位，对一些病证有着很好的治疗效果，在这里且称之为“经验穴”。愿与读者分享如下。

1. 外迎香

【定位】在迎香外 0.3 寸处。

【功效】提神醒脑。

【主治】头昏，眩晕，面瘫。

2. 地仓筋

【定位】口角外下方深层筋节处。

【操作】用拇、食指捻揉或弹拨。

【主治】面瘫。

3. 上颊车

【定位】颊车穴上 0.5 寸。

【操作】用拇、食指提起咀嚼肌做掐捻法。

【主治】面瘫，牙痛，下颌关节疾患。

4. 耳垂

【操作】用拇、食指做捻揉法。

【主治】头痛，目干涩。

5. 囟门

【定位】在百会穴前凹陷处。

【主治】头晕，高血压。

6. 下哑门

【定位】哑门穴下 0.5 寸，后发际边缘处。

【主治】颈源性头痛，头晕，声音嘶哑，舌根僵硬。

7. 颈上节

【定位】在第二、三颈椎棘突旁开 1 寸处。

【主治】交感神经型、椎动脉型颈椎病。

8. 颈根

【定位】在第七颈椎棘突旁开 1.5 寸，斜方肌前缘。

【主治】椎动脉型、交感神经型、神经根型颈椎病，落枕，肩背痛。

9. 劳外

【定位】第五颈椎棘突旁开 0.7 寸处。

【主治】颈椎病。

10. 外气舍

【定位】天突穴旁开 1.5 寸，锁骨上缘凹陷中。

【主治】椎动脉型颈椎病，胸闷，胸痛，咽喉不适。

11. 锁下点

【定位】气户穴两侧各 0.5 寸之疼痛处。

【主治】胸闷，气短，胸痛，颈源性胸部不适。

12. 腋下筋

【定位】在腋窝内，臂丛神经干处。

【操作】用多指或食指桡侧面做拨筋法。

【主治】神经根型颈椎病，上肢麻木，偏瘫。

13. 小海筋

【定位】尺神经沟下方 0.5 寸处。

【操作】用指尖做拨筋法。

【主治】神经根型颈椎病，前臂尺侧麻木，小指、无名指疼痛。

14. 上四渎

【定位】四渎穴上 2 寸处。

【主治】颈椎病，落枕，前臂外侧麻木。

15. 落枕

【定位】在第二、三掌骨之间凹陷中。

【主治】颈椎病，落枕，颈项痛。

16. 冈下点

【定位】肩胛冈下窝酸痛点。

【主治】颈椎病，肩周炎。

17. 肩胛上角

【定位】在肩胛骨内上角凹陷中。

【主治】颈椎病，肩周炎，上肢麻痛。

18. 肩胛下角

【定位】在肩胛骨内下角凹陷中。

【主治】肩周炎，上臂痛，肩背痛。

19. 上环跳

【定位】环跳穴上 2 寸处。

【主治】各种腰痛，坐骨神经痛。

20. 内承扶

【定位】承扶穴内侧内收肌肌腱处。

【主治】腰腿痛。

21. 髂前穴

【定位】在髂前上棘内侧凹陷中。

【主治】腰扭伤，大腿外侧麻木、疼痛。

22. 髂后穴

【定位】在髂后上棘与骶骨交界内侧凹陷中。

【主治】腰痛，臀大肌损伤，坐骨神经痛。

23. 阳陵后筋

【定位】在腓骨小头后方筋节处。

【操作】用指尖做拨法。

【主治】小腿外侧痛，足外侧麻木、疼痛，偏瘫。

24. 膝上穴

【定位】髌骨中点直上5寸处。

【主治】风湿性关节炎，骨性关节炎，髌骨软化。

25. 髌外缝

【定位】髌骨外侧缘关节缝内。

【操作】将髌骨推向内侧，用拇指在关节缝处做按压、拨揉法。

【主治】膝关节疾患。

26. 髌外上筋

【定位】在髌骨外上角，股四头肌外侧下端筋节处。

【操作】用拇指做拨筋法。

【主治】膝关节疾患，大腿外侧麻木、疼痛。

27. 阴陵下筋

【定位】在阴陵泉穴后下方肌腱处。

【操作】用拇指做点按、拨筋法或多指做拨筋法。

【主治】腰痛，坐骨神经痛，小腿内侧痛，偏瘫。

28. 内踝下筋

【定位】在内踝下方筋节处。

【操作】用多指或拇指做拨筋法。

【主治】足部麻木，偏瘫。

29. 腰痛点

【定位】足底涌泉穴内侧第一跖骨基底处。

【主治】急性腰扭伤及各种腰痛。

30. 外带脉

【定位】在带脉穴外侧约 1.5 寸处。

【操作】用拇指做点按法，或拇指和多指做拿法。

【主治】腰痛，腿内侧串痛。

31. 气动

【定位】在腹股沟稍上方，当脐下 5 寸，距前正中线约 3 寸，股动脉搏动处。

【操作】用掌根、鱼际、前臂按压股动脉搏动处，或屈腿，用拇指点按对侧搏动处，30～60 秒钟后抬起，使下肢有传热感为宜。

【主治】腹痛，腰痛，下肢寒凉，痛经，月经不调，痹证，膝关节炎。

第八节　穴　性

在中医辨证施治理论指导下的按摩治疗，除了精湛的手法之外，熟练地掌握腧穴的穴性并运用得当是非常重要的。它和药物疗法一样，药物有酸、苦、甘、辛、咸性味之分，温、凉、寒、热四气之别，而腧穴也有寒、热、虚、实穴性之不同。现将常用腧穴的穴性简述如下：

一、理气穴

（1）神门：疏理心气。
（2）合谷：升气、降气、行气、宣气。
（3）曲池：行一身之气。
（4）尺泽：调理肺气。
（5）手三里：升气、降气、调和中气。
（6）大椎：调和卫气。
（7）肩井：镇肝、降逆气。
（8）缺盆：开胸、降气。
（9）中府：理肺、理气。
（10）云门：开胸、降气。
（11）气户：宽胸、理气。
（12）中脘：升清、降浊、理气。
（13）气海：振奋阳气、调和阴气。
（14）天枢：调理肠胃之气。
（15）水道：疏通三焦、膀胱之气。
（16）阳陵泉：行气导浊。
（17）复溜：固卫气、布阴气、收肾气 。
（18）公孙：运脾气。
（19）太冲：降逆气。
（20）陷谷：调理胃气。
（21）隐白：升阳气。

二、调血穴

（1）隐白：调经理血。

（2）太冲：通经行瘀、养血、凉血。

（3）行间：行瘀、破血。

（4）三阴交：通经行瘀、清血、凉血、固血。

（5）交信：调经血。

（6）足三里：补血、活血、理血。

（7）委中：清血、凉血。

（8）曲泉：清血、凉血、养血、活血。

（9）血海：补血。

（10）中极：调经理血。

（11）膈俞：统理一身之血。

三、补虚穴

（1）涌泉：补肾、藏精、滋阴。

（2）公孙：补脾、运脾阳。

（3）隐白：补脾、升阳益气。

（4）太冲：养肝血。

（5）水泉：益肾阴。

（6）照海：益肾、滋阴。

（7）太溪：益肾、振阳、滋阴。

（8）三阴交：补三阴、壮阳益精、生气血。

（9）足三里：益胃、补气血。

（10）蠡沟：益肝。

（11）地机：补脾、益阴精。

（12）阴陵泉：补脾、滋阴、益气血、固精。

（13）中极：益精、补气血。

（14）关元：益下元、益精气。

（15）气海：补气振阳、益肾精。

（16）中脘：振阳益胃、补六腑。

（17）章门：补五脏、益气血。

四、泻实穴

（1）劳宫、内关、曲泽：俱泻心包。

（2）内关：泻胸中之热。

（3）外关、支沟：俱泻三焦。

（4）尺泽、肺俞：俱泻肺。

（5）中脘：泻腑导浊。

（6）天枢：通肠逐秽。

（7）关元：泻膀胱。

（8）阳陵泉：泻胆、通大便。

（9）足三里：泻胃降浊。

（10）丰隆：泻胃化痰，通大便。

（11）行间、太冲、蠡沟：俱泻肝。

（12）公孙、商丘：俱泻脾。

五、散寒穴

（1）百会：助阳、散头寒。

（2）大椎：解表寒。

（3）肾俞：温肾、暖下焦。

（4）章门：暖脏祛寒。

（5）中脘：温中暖腑、治胃寒及腹中一切寒凉。

（6）气海：治腹中一切寒凉，温中、下焦。

（7）关元：温下焦、暖子宫。

（8）归来：治下焦寒凉、寒疝。

（9）阴陵泉：温中焦、散脾寒。

（10）足三里：治胃寒、腹中寒凉。

（11）三阴交：温中、下焦，治血寒。

（12）公孙：散胸腹寒。

（13）隐白：温脾壮阳，暖中祛寒。

六、清热穴

（1）百会：清头部热。

（2）太阳：清头目热。

（3）大椎：清表热。

（4）风门：清胸背郁热。

（5）曲池：清气血、表里及头面诸窍之热。

（6）尺泽、肺俞：俱清肺热。

（7）内关：清心包、解胸中热。

（8）合谷：清气分、表里及头面诸窍之热。

（9）后溪：清表热。

（10）大陵：清心胸热。

（11）上脘：清心胃热。

（12）天枢：清大肠热。

（13）阳陵泉：清肝胆热。

（14）丰隆：清胃肠热、清痰热。

（15）三阴交：清血热、平肝热。

（16）解溪：清胃热。

七、祛风穴

（1）水沟：治暴中风、头风、面风。

（2）颊车：祛口面风邪。

（3）百会：治暴中风、头风。

（4）风池：治头顶风、外感风邪。

（5）风府：搜周身之风、尤治头风及外感风邪。

（6）翳风：治面风、耳风。

（7）风门：治腰背风。

（8）秉风：治肩胛风。

（9）肩髃：搜经络之风、主周身四肢。

（10）环跳：搜经络之风、主四肢。

（11）委中：治腰腿风。

（12）风市：治腰风、脚风。

（13）阳陵泉：搜四肢风、舒筋利节。

（14）三阴交：祛血中风邪、主周身四肢。

八、利湿穴

（1）然谷：利湿。

（2）太溪：利湿、渗湿。

（3）昆仑：行湿。

（4）三阴交：行湿、化湿。

（5）足三里：燥湿、祛湿、渗湿。

（6）复溜：化湿。

（7）阴陵泉：行湿。

（8）阴市：祛湿。

（9）风市：利风湿。

（10）中极：利湿、燥湿。

（11）水分：利湿、行湿。

（12）中脘：燥湿、行湿。

（13）上廉：祛湿、燥湿。

第九节 十四经脉穴位分寸歌与特定穴主治歌诀

手太阴肺经穴位分寸歌

太阴肺经起中府，云门之下一寸处，
云门锁骨外下窝，腋下三寸是天府，
侠白尺泽上五寸，尺泽肘中横纹主，
孔最腕上七寸是，列缺食指交叉处，
经渠腕上约五分，太渊寸口横纹属，
鱼际大指赤白际，少商大指桡侧度。

手阳明大肠经穴位分寸歌

商阳食指桡侧端，二间寻来本节前，
三间节后陷中取，合谷虎口掌骨间，
阳溪腕上两筋陷，偏历溪上三寸端，
温溜阳溪上五寸，溜上一寸是下廉，
再上一寸上廉是，池下二寸三里看，
曲池屈肘纹头取，池上一寸肘髎谈，
池上三寸手五里，池上七寸臂臑观，
肩髃举臂凹中取，巨骨肩锁两骨间，

天鼎扶突下一寸，扶突喉旁三寸边，
禾髎人中旁五分，迎香鼻旁五分参。

足阳明胃经穴位分寸歌

足阳明兮是胃经，承泣目下七分平，
四白目下量一寸，巨髎鼻旁八分行，
地仓口角四分处，颌前寸三是大迎，
颊车穴在下颌角，下关颧后凹陷中，
头维额角入发五，喉旁寸半是人迎，
水突人迎气舍间，气舍突旁半寸停，
缺盆锁骨上窝取，气户锁下璇玑平，
库房华盖外四寸，屋翳库下一肋中，
膺窗玉堂旁四寸，乳头中央是乳中，
乳根乳中下一肋，巨旁二寸是不容，
承满梁关太滑肉，五穴距任二寸平，
天枢脐旁二寸是，阴交旁二是外陵，
大巨水道归来穴，相距一寸任脉平，
气冲曲骨二寸是，髀关屈膝尺二零，
伏兔膝上六寸准，膝上三寸阴市从，
梁丘膝上二寸定，犊鼻膝下外陷中，
膝下三寸足三里，里下三寸上巨明，
里下五寸条口穴，里下六寸下巨迎，
丰隆外踝上五寸，解溪踝前凹陷中，
冲阳二三跖骨缝，陷谷二寸到内庭，
内庭二三跖骨取，厉兑二趾外侧终。

足太阴脾经穴位分寸歌

脾经穴系足太阴，隐白大趾内侧筋，
大都节前陷中取，本节之后太白寻，
公孙太白后一寸，商丘内踝前窝斟，
踝上三寸三阴交，漏谷内踝上六寸，
膝下五寸地机穴，阴陵屈膝内横纹，
血海膝上二寸是，海上六寸是箕门，
冲门曲旁三寸五，府舍冲门上七寸，
腹结府舍上三寸，大横脐旁四寸云，
横上三寸腹哀穴，食窦中庭外六寸，
天溪乳头后二寸，玉堂旁六胸乡临，
周荣紫宫旁六寸，大包腋下六寸寻。

手少阴心经穴位分寸歌

少阴心经起极泉，腋窝动脉之前窝，
青灵少海上三寸，少海肘窝纹内边，
灵道腕上一寸半，通里腕上一寸间，
阴郄通下五分处，神门腕内横纹端，
少府握拳小四尽，少冲小指桡侧安。

手太阳小肠经穴位分寸歌

少泽小指尺侧端，前谷穴在本节前，
节后陷中后溪穴，腕骨腕前钩豆间，
阳谷尺腕关节处，养老尺头翻掌陷，
腕上五寸支正取，肘内五分小海参，
肩贞腋后上一寸，臑俞肩胛外下端，

天宗肩胛中央是，秉风冈上平椎三，
曲垣肩胛上正中，外俞陶道三寸边，
肩中大椎外二寸，喉旁四寸天窗安，
天容天窗上一寸，颧髎颧骨嵴中陷，
听宫耳珠前一寸，小肠经穴到此全。

足太阳膀胱经穴位分寸歌

足太阳系膀胱经，内眦一分起睛明，
眉头内端攒竹穴，神庭旁五是眉冲，
庭旁寸半曲差穴，五处寸半对上星，
承光通天和络却，相隔寸五俱分明，
玉枕络却下四寸，天柱哑门外七分，
由此脊柱胸一起，旁开寸半顺序分，
大风肺厥心督膈，肝胆脾胃三焦肾，
气大关小膀中白，二十一椎腧穴寻，
八髎骶骨孔内取，上次中下皆可斟，
会阳骶下外五处，第一侧线到此停，
第二侧线三寸量，附分胸二风门旁，
魄三膏四神堂五，譩譆膈关六七藏，
魂门第九阳纲十，十一意舍十二仓，
十三肓门十四志，十九旁外是胞肓，
秩边廿一中膂外，第二侧线已周详，
承扶臀横纹中取，殷门臀下六寸量，
浮郄委阳上一寸，腘外一寸是委阳，
腘窝正中委中取，委下二寸是合阳，
承筋委中下五寸，承山委下八寸章，

飞扬昆仑上七寸，昆上三寸是跗阳，
昆仑外踝后凹陷，昆下寸半仆参当，
申脉踝下五分处，金门申脉五分藏，
京骨脉下约三寸，束骨节后陷中央，
通谷节前凹中取，至阴小趾外侧当。

足少阴肾经穴位分寸歌

少阴肾经起涌泉，足掌中心取凹陷，
然谷公孙后一寸，太溪内踝后窝参，
大钟太溪下五分，再下五分是水泉，
照海踝尖下一寸，溪上二寸复溜传，
交信溜前五分取，溜上三寸筑宾观，
阴谷腘窝纹内侧，横骨曲旁五分言，
大赫气穴与四满，中注肓俞通五观，
横骨穴至肓俞穴，上行俱作一寸参，
商曲石门与阴都，通谷幽门五穴全，
上行皆为一寸取，任脉旁开五分看，
步廊神封灵墟位，神藏彧中俞府安，
上行寸六距任二，二十七穴已周全。

手厥阴心包经穴位分寸歌

心包络起天池边，乳头外开一寸间，
天泉腋窝下二寸，曲泽肘窝正中参，
郄门腕上五寸取，间使腕上三寸参，
内关陵上乃二寸，大陵手腕横纹间，
劳宫掌心正中陷，中冲中指之末端。

手少阳三焦经穴位分寸歌

关冲四指尺侧端，液门四五指缝间，
中渚液门上一寸，阳池手腕背侧传，
外关腕上二寸取，腕上三寸支沟言，
会宗沟外一寸地，沟上一寸三阳看，
四渎阳池上七寸，伸肘可取清冷渊，
消泺肘上四寸半，臑会肩井后寸边，
天牖耳后乳突下，翳风耳垂后凹陷，
瘈脉翳风上一寸，颅息瘈脉上寸端，
角孙卷耳当尖处，耳门耳前上缺陷，
禾髎鬓角入发处，丝竹空在眉外端。

足少阳胆经穴位分寸歌

瞳子目外五分边，听会穴在耳珠前，
上关穴在颧弓上，额角后上是颔厌，
悬颅厌下六分是，悬厘颅后五分观，
曲鬓角孙前一寸，率谷耳上一寸参，
天冲率后三分许，浮白冲下一寸悬，
窍阴浮白下一寸，窍下七分完骨安，
本神神庭旁三寸，阳白眉中上寸间，
临泣白上入发际，目窗临泣上寸半，
正营承灵两个穴，距前均作寸五观，
脑空灵后四寸五，风池风府旁寸边，
肩井肩锁两骨际，腋下三寸渊腋参，
辄筋渊腋前一寸，日月九肋软骨端，

京门十二肋端下，带脉脐旁七寸半，
带下三寸五枢穴，维道带下三寸半，
居髎维道下三寸，髂前上棘转子间，
环跳臀侧凹中取，风市垂手中指端，
中渎风市下二寸，陵上三寸是阳关，
腓骨小头前下处，膝下外侧阳陵泉，
阳交外踝上七寸，外丘阳交五分前，
光明外踝上五寸，阳辅踝上四寸参，
悬钟踝上三寸取，丘墟外踝前凹陷，
墟下寸五足临泣，第四第五趾缝间，
临下五分地五会，侠溪四五足趾陷，
窍阴四趾外侧是，少阳胆经已周全。

足厥阴肝经穴位分寸歌

大敦拇趾外侧端，拇次趾缝是行间，
太冲本节上二寸，中封内踝一寸前，
蠡沟内踝上五寸，踝上七寸中都悬，
膝关曲泉下二寸，膝腘纹上寻曲泉，
阴包膝上四寸取，五里气冲穴下三，
阴廉五里上一寸，急脉曲旁二寸半，
章门肘尖贴胸尽，期门约当九肋端。

任脉穴位分寸歌

任脉会阴两阴间，曲骨耻骨之上缘，
中极脐下四寸取，脐下三寸是关元，
石门脐下二寸是，气海乃在寸半间，

脐下一寸阴交穴，肚脐中央神阙传，
脐窝上行各一寸，水分下腕建里参，
中脘上脘和巨阙，鸠尾行至剑突边，
中庭膻中距寸六，膻中位在两乳间，
玉堂紫宫华盖穴，向上皆为寸六看，
璇玑华上整四寸，天突喉下凹中谈，
廉泉喉结前凹陷，承浆唇下窝中间，
任脉到此已明了，二十四穴皆周全。

督脉穴位分寸歌

尾骨端下是长强，廿椎之下腰俞藏，
十六阳关十四命，十三悬枢细推详，
十一椎下寻脊中，十椎中枢穴需量，
第九椎是筋缩穴，七椎之下即至阳，
六灵五神三身柱，一椎之下陶道当，
一椎之上大椎穴，入发五分哑门行，
风府哑上五分取，脑户府上寸半量，
强间后顶两个穴，相距寸五要记详，
百会颅顶中央取，向前寸半前顶章，
囟会百前三寸是，上星入发一寸量，
神庭入发五分处，素髎乃在鼻尖当，
水沟鼻下唇上际，兑端唇边正中央，
龈交门齿微上取，二十八穴已章详。

十六郄穴歌

郄是孔隙义，气血深藏聚，

病证反应点，临床能救急。
阳维系阳交，阴维筑宾居，
阳跷起跗阳，阴跷交信宜。
肺郄孔最大温溜，脾郄地机胃梁丘，
心郄阴溪小养老，胆郄外丘肝中都，
心包郄门焦会宗，膀胱金门肾水求。

十二原穴与十五络穴歌

肺原太渊络列缺，大肠合谷偏历穴，
胃原冲阳络丰隆，脾原太白公孙也，
心原神门络通里，小肠腕骨支正别，
膀胱京骨络飞扬，肾兮太溪大钟歇，
心包大陵络内关，三焦阳池外关且，
胆原丘墟光明络，肝原太冲蠡沟穴，
督络长强任鸠尾，脾之大络大包确。

十二募穴歌

大肠天枢肺中府，小肠关元心巨阙，
膀胱中极肾京门，肝募期门胆日月，
胃募中脘脾章门，三焦募在石门穴，
心包之募是膻中，诸经募穴已终结。

八会穴歌

脏会章门腑中脘，髓筋绝骨阳陵泉，
骨会大杼血膈俞，气会膻中脉太渊。

八脉交会穴主治歌

公孙冲脉胃心胸，内关阴维下总同，
临泣胆经连带脉，阳维锐眦外关逢，
后溪督脉内眦颈，申脉阳跷络亦通，
列缺任脉行肺系，阴跷照海膈喉咙。

第四章　摸压诊法

摸压诊法是笔者的老师张震先生从事按摩工作几十年的经验总结。临床实践证明，此法行之有效，特别是对于盲人医生有着重要的指导意义，本人深感受益终生，故将摸压诊法介绍给读者，以便参考运用。应该说明，根据目前按摩临床的实际需要，笔者对摸压诊法做了一些修改和补充，并加以系统整理，力求简明实用。

摸压诊法是医生用双手以摸和压的动作来检查和诊断疾病的一种方法。摸压诊法是遵循四诊八纲等检查方法来进行的，四诊八纲是诊病辨证的准绳，而摸压诊法在某些程度上可以弥补望诊之不足（尤其对于视力较差者），给辨证论治提供更为充分的依据，以便对疾病做出正确诊断，从而制定正确的治疗方案。由此可见摸压诊法在临床诊断方面的重要意义。摸压诊法共分两部分，第一部分是体征检查，第二部分是穴位检查。现将其内容介绍如下。

第一节　体征检查

一、一般摸压诊法

摸压诊法在应用时可分为一般摸压诊法和局部摸压诊

法，在临床上往往是结合进行的，一般摸压诊法是为了了解患者以下几个方面情况：

（1）身材高矮，有无畸形。

（2）体态胖瘦，肌肉是否匀称，有无麻痹弛缓、紧张僵硬等。

（3）体温是否正常，毛发多少或有无，皮肤是否粗糙，有无手术瘢痕，动脉、静脉有无异常变化等。

通过一般摸压诊法可以了解患者的健康状况。局部摸压诊法是对患者的某种病证做深入细致地检查。例如，通过一般摸压诊法确定为疑似佝偻病的患者，在做局部摸压诊法时，就要从佝偻病的主要症状入手，重点了解患者是否方形头，是否漏斗形胸廓或鸡胸，腹部是否突出，脊柱、骨盆有无异常改变，膝关节是否内翻或外翻，肌肉是否松弛等。通过局部摸压诊法可以做出诊断，了解病情及程度。临床时一般摸压诊法和局部摸压诊法需结合进行，不可厚此薄彼、有所偏废。

二、局部摸压诊法

（一）头部摸压诊法

检查头部的大小、有无囟门膨隆、凹陷、脱发等，以了解头部病变。

1．小颅

临床多见于大脑发育不全、脑细胞破坏或曾患脑部疾病者。

2．大颅

临床多见于脑积水、肢端肥大症的脑部增大。

3. 方形头

头顶扁平、颅体呈方形、前额突出，临床多见于佝偻病患者。

4. 囟门膨隆

临床多见于婴儿颅内积水。

5. 囟门凹陷

临床多见于婴儿高度脱水或营养不良等。

6. 脱发

（1）一般性脱发，毛发稀疏，临床多见于各种慢性传染性疾病、肾病、妇科病，肠伤寒恢复期亦可见脱发。

（2）圆形脱发，脱发痕迹为圆形，光滑且面积大小不等，临床多见于内分泌障碍。

（3）老年人早期脱发，头发脆弱稀疏，多有生理性和病理性两种原因。生理性脱发多见于老年人体质衰退、毛囊蜕变所致；病理性脱发多见于各种慢性病。

7. 头部摇动

临床多见于神经官能症、脑震荡、震颤性神经麻痹、痉挛性斜颈等。

（二）面部摸压诊法

1. 面部形态检查

（1）面部形状检查：口眼歪斜，面肌不对称，鼻唇沟变浅，一侧肌肉松弛等；临床多见于面瘫、中风或其他脑损伤后遗症等。

（2）面部水肿：面部水肿指压时有凹陷。临床多见于严重的心脏病、高血压、糖尿病、肾炎等患者；亦见于药物中毒或食物中毒者。

（3）面部肌肉痉挛：临床多见于面瘫后期、舞蹈病、药物中毒等。

（4）颧骨部红肿：临床多见于面部肌肉病变者。

（5）上、下颌动脉搏动增强：临床多见于口腔疾病患者。

（6）额部：额部肿胀多为炎症，皮温增高多见于急性炎症、高烧、头痛、癫痫发作等。

2. 眼部检查

（1）眼睑水肿：临床多见于失眠、贫血、肾炎、糖尿病、急性结膜炎、鼻炎等。

（2）上眼睑下垂：临床多见于眼神经麻痹、眼肌瘫痪。

（3）眼球突出：临床多见于近视眼、甲亢、青光眼（眼压增高且较硬）。

（4）眼球凹陷：临床多见于脱水、眼球萎缩、视网膜剥离、角膜溃疡等眼疾。

3. 鼻部检查

（1）鼻部肿胀：临床多见于外伤或炎症。

（2）鼻翼扇动：临床多见于肺炎高烧、心脏病、呼吸困难、急性传染病。

（3）鼻根部肿胀：临床多见于急性鼻炎。

4. 口唇部检查

（1）口唇歪斜：临床多见于面神经麻痹、中风后遗症。

（2）口唇部水肿：临床多见于外伤、神经性水肿、维生素缺乏、局部炎症。

（3）唇部干裂：临床多见于维生素缺乏、脱水、高烧。

5. 耳部检查

（1）耳部皮温增高并伴有头晕、头痛：临床多见于高烧、传染病、体弱、长期患慢性疾病等。

（2）耳部皮肤粗糙：临床多见于营养不良、贫血、便秘或患有消化系统疾病等。

（3）耳部肿胀：临床多见于外伤、冻伤。

（三）颈项部摸压诊法

检查颈部皮肤是否粗糙，有无肌肉僵硬、颈项强直、肿块、水肿，颈部血管是否正常，以了解病情。

1. 颈部皮肤粗糙

临床多见于肠胃病、贫血、营养不良。

2. 颈部皮温增高

临床多见于各种原因引起的发热。

3. 颈部肌肉痉挛

临床多见于落枕、前斜角肌综合征、颈椎病、颈部外伤。

4. 颈项强直

临床多见于颈椎病、落枕、强直性脊柱炎、先天性畸形。

5. 颈部肌肉松弛

临床多见于肌肉萎缩、慢性消耗性疾病。

6. 颈部皮下组织有阳性反应物（如条索、结节）并有压痛

临床多见于颈椎病。若在上颈段出现，多为椎动脉型

颈椎病；若在下颈段出现，则多为神经根型颈椎病。

7. 颈项部肿块

（1）颈项部肿块：临床多见于甲状腺肿大、皮下疖肿（包括淋巴结肿大）、肿瘤。这三种病变在临床应注意鉴别：肿瘤无压痛，甲状腺肿大和皮下疖肿有压痛；甲状腺肿大其位置固定在甲状腺部且较深，皮下疖肿其位置不定且较浅。

（2）颈上部肿块：临床多见于腮腺炎、耳下腺炎、肿瘤。

（3）颈下部肿块：临床多见于淋巴结肿大、淋巴结炎、淋巴脓肿、淋巴结核。

（4）锁骨上窝部肿块：临床多见于皮下疖肿、肿瘤。

（5）颈后部肿块：临床多见于脓肿、外伤。

8. 颈部血管异常

（1）颈动脉搏动增强：临床多见于主动脉瓣关闭不全、高血压、甲亢。

（2）颈静脉搏动增强：临床多见于心力衰竭、上腔静脉回流受阻等。

（四）胸部摸压诊法

正常成人的胸廓是扁圆形，左右径与前后径之比约为7∶5，小儿胸廓为圆形。以下情况均为异常：

1. 桶状胸

临床多见于慢性阻塞性肺疾病及支气管哮喘发作时，亦可见于一部分老年人及矮胖体型的人。

2. 扁平胸

临床多见于瘦长体型者，亦见于慢性消耗性疾病患者。

3. 佝偻病胸（鸡胸）、佝偻病串珠、肋膈沟

为佝偻病所致的胸部病变，多见于儿童。

4. 漏斗胸

临床多见于佝偻病、胸骨下部长期受压者。

5. 一侧胸廓膨隆

临床多见于一侧大量胸腔积液、气胸、液气胸、胸内巨大肿物等；局限性胸壁隆起见于心脏肥大、大量心包积液、主动脉瘤、胸内或胸壁肿瘤、胸壁炎症、皮下气肿等。

6. 一侧或局限性胸廓凹陷

临床多见于肺不张、肺萎缩、肺纤维化、广泛性肺结核、胸膜增厚粘连等。

7. 一侧肌肉萎缩

临床多见于半身不遂、外伤。

8. 胸部扩张减弱

医生双掌置于患者胸部，令患者深呼吸，其胸廓扩张较正常人减弱。临床多见于急性肋膜炎疼痛时、急性脊椎炎、肋软骨钙化、背部肿瘤、胸部一般性疼痛等。

9. 胸部扩张增强

医生双掌置于患者胸部，令患者深呼吸，其胸廓扩张较正常人增强。临床多见于腹水、肝肿大、脾肿大、腹内肿瘤、急性腹膜炎、畸形胸、下胸部肋膜炎等。妇女妊娠应注意鉴别。

10. 一侧胸部扩张减弱

临床多见于一侧胸积水、气胸、肿瘤（并伴有胸壁膨

隆）、肋膜粘连、肺结核、支气管堵塞、肺萎缩（并伴有凹陷）、一侧胸部炎症引起的疼痛、膈肌麻痹等。

除此之外，胸廓变形、脊柱畸形均可导致胸腔内器官移位，严重者可引起呼吸、循环功能障碍。

（五）心脏摸压诊法

心脏位于胸腔纵隔内，前方平对胸骨体和第2～6肋软骨，后方平对第5～8胸椎。约2/3在正中线的左侧，1/3在正中线右侧。其体积稍大于本人的拳头，形似倒置的圆锥体，心尖朝向左前下方，位于左第5肋间隙锁骨中线内侧0.5～1cm，此处可摸到心尖搏动。通过检查心前区有无异常改变、心脏和心尖位置是否正常、心尖搏动频率的快慢等，来了解心脏疾患和其他疾患引起的心脏异常。

1. 心前区膨隆

临床多见于心前区积水、心脏过度肥大。

2. 心前区疼痛

临床多见于冠状动脉硬化、冠状动脉痉挛、血量减少引起的心绞痛、心肌梗死等心脏病，此外还有颈源性心前区痛（假性心脏病）。

3. 心尖搏动过强

临床多见于风湿性心脏病等。

4. 心脏向右方移位

临床多见于左肋膜腔内有相当量的积液，亦见于肿瘤。应注意肿瘤与积液相鉴别：肿瘤按之不移，积液则能移动。

5. 心脏向左方移位

临床多见于右肋膜腔内有相当量的积液，亦见于肿瘤。

6. 心脏向肺病之患侧移位

临床多见于肺不张、肺萎缩、肺切除术后。

7. 心尖搏动向右下方移位

临床多见于左心室肥大。

8. 心尖搏动向左下方移位

临床多见于右心室肥大。

9. 心尖搏动向左上方移位

临床多见于腹水、腹内肿瘤。应注意与妊娠后期相鉴别。

10. 心动过速

心尖搏动比正常人快，临床多见于甲状腺功能亢进、腹泻、神经官能症，亦见于药物中毒，饮用烟、酒、茶等刺激品及交感神经型颈椎病。

11. 心动过缓

心尖搏动比正常人缓慢，临床多见于黄疸、腮腺炎和一些传染病的恢复期，亦有因药物引起的心动过缓。

12. 心律不齐

心尖搏动无规律，临床多见于各种心脏疾患。

（六）乳房摸压诊法

检查乳房有无疼痛和肿块来了解病情。

哺乳期乳房疼痛并伴有局部皮温增高、肿胀、压痛，临床多见于乳痈；经期前后乳房胀痛多见于痛经、月经不调、内分泌障碍及神经衰弱等；乳房肿块并伴有压痛或无压痛，多见于乳腺增生、肿瘤、慢性乳腺炎。

（七）腹部摸压诊法

检查腹部有无凹陷、膨隆、突出物、肿块、血管异常、腹肌软硬、腹内有无振水音等，来了解腹壁和内脏器官的病变。

1. 腹壁普遍性凹陷

临床多见于腹膜炎早期、横膈肌上升或呼吸困难时所出现的横膈肌麻痹、气管狭窄、肺气肿等，亦见于体态消瘦者。

2. 腹壁局限性凹陷

临床多见于胃下垂。

3. 腹壁普遍性膨隆

临床多见于肥胖症、腹水、胃肠膨胀、腹腔胀气、肝脾增大、腹内肿瘤、囊肿、佝偻病等。

4. 腹壁局限性膨隆

腹部共分上腹部、右上腹部、左上腹部、右下腹部、左下腹部、耻骨上部和脐部 7 个区域。摸压腹部如出现局限性膨隆、压痛、肌肉挛缩或肿块，则说明腹内某器官组织出现病变。因此，对腹部各区域内器官的分布要有明确的了解，方能判断出病患之所在。如当膨隆、压痛、肌肉挛缩、肿块出现在：①上腹部则可能为胃部疾患、肝左叶肿大、胰腺囊肿。②右上腹部则可能为肝肿大、右肾肿大、胆囊疾患。③左上腹部则可能为脾肿大、左肾肿大。④右下腹部则可能为阑尾炎、升结肠肿瘤、肠结核。⑤左下腹部则可能为左肾肿大、降结肠、乙状结肠肿瘤。⑥耻骨上部则可能为膀胱膨胀、子宫肌瘤。⑦脐部则可能为炎症、肿瘤。

5. 腹动脉搏动增强

摸压腹部肌肉，若肌肉松软、腹压减弱、动脉搏动明显：临床多见于肝充血、心脏的三尖瓣关闭不全、动脉瘤、高血压。另外，肠梗阻、肠套叠患者，腹动脉搏动增强并有局部膨隆，压痛明显。

6. 腹部静脉曲张

坐位或站位腹壁静脉曲张明显：临床多见于门静脉闭阻、肝硬变、下腔静脉闭阻或生育过多的妇女。

7. 腹壁凸出

摸压腹部肌肉，有凸出物且大小不等、柔软松弛；若出现在上腹部的正中线称为上腹部疝，出现在脐部的称为脐疝，出现在下腹部的称为小肠疝。

8. 腹部肌肉软硬度

摸压腹部肌肉，柔软松弛者临床多见于贫血、失血患者或妇女生育过多。腹部肌肉僵硬者临床多见于腹部肌肉痉挛、肠痉挛、脊柱强直等患者。

9. 胃积水

摇晃患者身体或推压上腹部时有振水音，甚至传至胸部：临床多见于胃积水，是由于胃扩张所致。

10. 腹水

腹部膨隆且体温低，如患者侧卧位则下侧膨大、上侧凹陷：临床多见于肝硬变、严重的肾脏病或心脏病患者。

11. 腹壁运动减弱或消失

摸压腹部，令患者做腹式呼吸，若腹部起伏较正常人减弱或无起伏，则为腹壁运动减弱或消失；临床常见于腹膜炎、胃肠痉挛、腹水或其他原因引起的腹部增大而使横膈膜移位或麻痹，以及各种急腹症。

12. 慢性腹膜炎

摸压腹部疼痛，皮下有硬结并伴有腹胀：临床多见于浆液性慢性腹膜炎、结核性腹膜炎。

（八）背部摸压诊法

通过摸压背部皮肤是否粗糙，皮肤温度是否异常，有无肿块、肿胀等，了解背部组织和内脏器官的病变。

1. 背部皮肤粗糙

临床多见于贫血、营养不良及慢性病，尤以身体消瘦的胃肠病或肺结核患者更为显著。

2. 背部皮肤过敏

临床多见于皮炎、神经炎、神经痛。

3. 背部皮肤呈鱼鳞状

临床多见于癣症。

4. 背部皮肤瘙痒且生长豆状物

临床多见于荨麻疹、风疹等。

5. 背部皮肤温度

（1）背部皮温较低：临床多见于感受风寒、大汗之后、半身不遂。重症患者背部皮温突然降低为危险征兆，休克患者亦可出现皮温降低，上背部某处皮温降低多见于胸腔疾患。

（2）背部皮温较高：临床多见于各种热病、传染性疾病、脓肿。上背部皮温较高多见于胸腔疾患，背部脓性疖肿皮温也较高。

6. 背部肿块

背部有局限性膨隆肿胀：临床多见于炎症、脓肿、肿瘤。三者鉴别要点是：肿瘤按之无痛、皮温不高；炎症和脓肿均有疼痛、皮温增高，摸压时炎症较硬而脓肿较软且皮温更高。

7. 背肌僵硬，皮下有条索样硬结，按之疼痛

临床多见于背肌筋膜炎。

8. 背肌萎缩松软

临床多见于久病卧床者、进行性肌萎缩、肌无力等。

9. 背肌僵硬萎缩如板状

临床多见于强直性脊柱炎。

（九）腰骶部摸压诊法

1. 腰部皮温降低

临床多见于腹腔疾患，女性八髎和臀部皮温降低多见于妇科疾患。

2. 腰部皮温较高

临床多见于腹腔疾患或局部炎症。

3. 腰肌紧张痉挛

临床多见于急性腰扭伤、急性腹痛、腰椎间盘突出等。

4. 腰肌僵硬，皮下触及条索状硬结

临床多见于腰肌劳损、陈旧性腰椎间盘突出等。

5. 腰肌两侧不对称，一侧高一侧低或一侧僵硬一侧松软

临床多见于腰椎间盘突出、腰椎侧弯、发育畸形或长期姿势不良者。

6. 骶部生长毛发或汗出过多

临床多见于骶椎裂。

7. 腰骶部触及皮下球状肿块

临床多见于皮下脂肪瘤。

8. 腰部皮肤可触及成簇的水疱且疼痛者

临床多见于带状疱疹。

(十)脊柱摸压诊法

1. 脊柱活动障碍

(1)颈椎活动障碍:患者做颈前屈、后伸、左右侧屈、扭转或环绕动作受限,临床多见于颈椎病、颈部劳损、落枕;颈椎活动严重受限并伴有局部强烈压痛,临床多见于颈椎肿瘤或结核。

(2)胸椎活动障碍:患者两手放在小腹部或臀部,活动肩胛、上身肢体做屈伸活动受限,临床多见于胸椎关节疾患、胸椎关节增生、胸椎小关节错缝、强直性脊柱炎。有时胸椎附近肌肉组织和内脏器官发生病变,也可使胸椎活动发生障碍。

(3)腰椎和腰骶关节活动障碍:患者做腰部屈伸、旋转等动作,若腰椎、腰骶活动受限,临床多见于腰椎、腰骶关节骨质增生、腰椎间盘突出、腰扭伤、腰骶关节炎、强直性脊柱炎等。另外,也有腰骶附近组织和内脏器官疾患所引起的腰部活动障碍。

在检查脊柱活动障碍时要注意两点:首先,有精神性疾病者,如神经官能症、癔病等,在检查时会发生脊柱活动障碍。此时,分散其注意力或换一种姿势再做检查,则活动障碍即可解除。其次,脊柱神经痛和脊柱附近组织、神经、器官疼痛也可引起脊柱活动发生障碍，但通过摸压诊治神经走行路线和有关部位可使其缓解，不要与脊柱活动障碍相混淆。

2. 脊柱变形

（1）脊柱颈段侧弯，生理曲度异常，棘突偏歪：临床多见于颈椎病、落枕、小儿肌性斜颈、颈部外伤等。

（2）脊柱胸段侧弯：临床多见于脊柱外伤、半身不遂、肺系疾病、姿势不良、先天畸形等。但功能性脊柱侧弯，前屈时即可消失，与上述病变不同。

（3）脊柱腰段侧弯：临床多见于腰扭伤、腰肌劳损、腰椎间盘突出、第三腰椎横突肥大、姿势不良、下肢畸形等。

（4）脊柱各段后突：临床多见于颈椎病、压缩性骨折、脊柱关节炎、佝偻病、肺气肿、震颤性麻痹症、先天性脊柱畸形、脊椎结核，也见于姿势不良、体弱或老人。

（5）脊柱各段前突：临床多见于颈椎病、椎体滑脱、脊髓灰质炎后遗症、营养不良、姿势不良、背肌软弱、腹部器官疾患、腹水等。

3. 脊椎骨折

此症多属于外伤所致，如猛烈撞击、高处坠落。

（1）颈椎骨折：摸压时肌肉挛缩，颈椎活动严重受限，疼痛剧烈，临床多见于撞伤、砸伤、跌伤等。

（2）胸椎骨折：摸压胸椎伤患部位时，出现挛缩，疼痛剧烈，呼吸时疼痛加重，临床多见于撞伤、压伤、跌伤等。

（3）腰椎及腰骶部骨折：伤患部位疼痛，摸压时肌肉挛缩，叩击腰骶部或令患者咳嗽或腰部屈伸活动时疼痛加剧，临床多见于撞伤、跌伤、挤压伤等。尾骨的骨折在临床上也较常见，检查时不要忽略。

（十一）上肢摸压诊法

检查肩部及上肢的外形、肌肉、关节是否正常，皮温或血管有无异常，皮下有无肿块等，以了解病情。

1. 肩胛突出或双肩不等高

临床多见于半身不遂、胸膜粘连、肌肉萎缩、肩部韧带松弛、前锯肌麻痹、脊柱侧弯、职业性姿势不良。

2. 肩三角肌萎缩

临床多见于颈椎病、肩周炎、外伤或脱臼等。

3. 肩关节活动受限

临床多见于肩周炎、类风湿性关节炎、肩关节脱臼、外伤等。

4. 肩关节肿胀并压痛明显

临床多见于肩部外伤、骨折或脱臼等。

5. 肩部肿块

临床多见于皮下疖肿、脂肪瘤等。

6. 弓形臂

前臂弯曲呈弓形，临床多见于佝偻病。

7. 皮温异常

臂外侧部皮温高多见于外感；手心发热多见于阴虚内热；臂部皮温低，多见于末梢循环障碍、失血、癫痫病发作、虚脱等。

8. 皮肤过敏

临床多见于皮炎、神经炎等。

9. 肌无力、肌萎缩及过度紧张

摸压时感到肌肉松弛：临床多见于半身不遂、脊髓灰质炎后遗症、中枢性运动神经疾患、外伤等。肌肉过度紧张：临床多见于半身不遂、职业性肌痉挛、肌肉劳损以及肌肉受到意外强烈刺激。

10. 上肢皮肤结节

临床多见于风湿或类风湿症（结节多在鹰嘴处、手腕部的伸肌面）。

11. 上肢水肿

检查上肢有水肿，按之有凹陷：临床多见于肾炎、心脏病、静脉炎、末梢神经炎、营养不良。

12. 腕部或指掌侧囊肿

临床多见于腱鞘炎。

13. 关节运动障碍

临床多见于肩周炎、网球肘、狭窄性腱鞘炎、外伤、半身不遂、风湿性关节炎、类风湿性关节炎等。

14. 上肢血管异常

（1）血管搏动增强：临床多见于炎症、高热、高血压、传染性疾病。

（2）血管搏动减弱：临床多见于体弱、低血压、毛细血管循环障碍。

（3）静脉血管压痛、皮温降低并伴有水肿：临床多见于血栓性静脉炎。

15. 猿手

临床多见于正中神经损伤。

16. 爪形手

临床多见于尺神经损伤。

17. 垂腕症

伸肌松弛，呈垂腕姿态：临床多见于桡神经损伤。

18. 铲形手

手形似铲且抖动：临床多见于黏液性水肿、脑疾患等。

19. 肢端粗大

临床多见于肢端肥大症。

20. 指关节变形

临床多见于风湿性关节炎、类风湿性关节炎、外伤等。

21. 指甲凹陷

临床多见于末梢循环障碍、营养不良、神经炎、贫血、月经不调。

22. 指关节运动不利并有弹响

临床多见于狭窄性腱鞘炎。

（十二）下肢摸压诊法

检查腹股沟部有无肿块、压痛，血管的搏动和淋巴结有无异常；下肢肌肉、关节、皮温是否正常，有无畸形、结节、溃疡、水肿等，以了解病情。

（1）腹股沟部有肿块或伴有压痛：临床多见于脓肿、肿瘤、淋巴结肿大；腹股沟部有突出物：临床多见于疝；腹股沟部动脉搏动过强：临床多见于血管瘤或炎症；腹股沟部串痛：临床多见于腰部疾患。

（2）髋关节突出：临床多见于髋关节外伤、结核、下肢畸形等。

（3）髋两侧不等高，其中一侧凹陷：临床多见于髋关节脱位或半脱位。

（4）双下肢不等长：临床多见于骶髂关节病变，腰部、髋部疾病，骨盆倾斜等。

（5）畸形：临床多见于半身不遂、小儿麻痹后遗症、关节强直、老年性骨性关节炎、外伤、小儿佝偻病或软骨发育不良、类风湿性关节炎、克山病等。

（6）皮温异常：下肢皮温增高，临床多见于股外侧神经炎、盆腔病变、妇科疾病等。皮温低多见于附件炎、风湿病、偏瘫、下肢循环障碍、神经衰弱等。

（7）溃疡：临床多见于糖尿病、静脉曲张、皮肤感染等。

（8）肌力减弱：临床多见于髓型颈椎病、震颤性麻痹、脑部或腰部疾患等。

（9）肌肉萎缩：临床多见于小儿脑瘫、小儿麻痹后遗症、腰椎间盘突出、中风后遗症、外伤等。

（10）肌肉痉挛：临床多由于缺钙或感受风、寒、湿邪所致的腓肠肌痉挛，亦见于癫痫发作。

（11）水肿：临床多见于肾炎、心脏病、糖尿病、营养不良、妇女妊娠。若一侧水肿多见于淋巴管炎、静脉曲张、肿瘤、外伤等。

（12）血管搏动减弱或消失：血管搏动减弱或消失且按之酸痛，皮温降低并伴有浮肿，临床多见于脉管炎。

（13）淋巴结肿大：按压时疼痛，临床多见于急性淋巴管炎。

（14）一侧或两侧瘫痪，运动能力消失：临床多见于脑中风、脑部外伤、脑肿瘤、脊髓损伤。

（15）颤抖：临床多见于舞蹈病、脑部外伤、震颤性麻痹。

（16）关节运动障碍：临床多见于关节脱位、外伤、类风湿性关节炎、中风后遗症、小儿麻痹后遗症、小儿脑瘫等。

（17）足跟部疼痛：临床多见于足跟部腱鞘炎、跟骨骨刺、跟部滑膜炎或跖筋膜炎等。

（18）足部畸形（平足、足内翻、足外翻、拇外翻）：临床多见于先天性畸形、小儿麻痹后遗症、小儿脑瘫、脑中风后遗症、类风湿性关节炎、外伤、长期穿鞋不适（尖头鞋，高跟鞋，小鞋）。

（19）足下垂：临床多见于腓神经损伤。

（20）钩状足：临床多见于胫神经损伤。

第二节　穴位检查

穴位检查就是在经络穴位处施指压法，检查其有无阳性反应，以了解相关脏腑组织器官的病变。在临床诊断与鉴别疾病、掌握病情、确定治疗方案等诸方面都离不开穴位检查，可见其重要性，需掌握之。穴位检查的优点是：能用于诊断、鉴别疾病；能查知病变的部位；能掌握病情的轻重和变化；能根据阳性反应点来确定治疗方法。

（一）重点检查法和一般检查法

检查疾病时必须采取重点和一般相结合的方法，既要抓住有异常反应的重点穴位，同时也不能放过一般穴位的检查，两者必须结合进行，才能全面掌握病情，做出正确的诊断，从而有效地运用整体疗法。

例 1. 较重的哮喘病发作应在以下穴位进行检查：

（1）重点穴位：中府、膻中、中脘、鱼际、颈喘息、背喘息、足喘息穴。

（2）一般穴位：百会、囟会、太阳、天容、风池、天柱、缺盆、俞府、巨阙、关元、中极、身柱、膏肓、三焦俞、肾俞、大肠俞、尺泽、合谷、血海、阴陵泉、漏谷、跗阳、丰隆穴。

例 2. 重感冒应在以下穴位进行检查：

（1）重点穴位：风府、风池、风门、身柱、巨阙穴。

（2）一般穴位：头维、缺盆、俞府、大包、大巨、外胞肓、肾俞、曲池、箕门、足三里、上巨虚、上昆仑穴。

例 3. 胃痉挛（胃脘痛）应在以下穴位进行检查：

（1）重点穴位：中脘、脾俞、胃俞穴。

（2）一般穴位：天容、天窗、肩井、天髎、中府、膻中、建里、水分、梁门、不容、身柱、至阳、膏肓、内脾俞、内胃俞、胃仓、三焦俞、大肠俞、曲池、手三里、鱼际、髀关、梁丘、足三里、上巨虚、阴陵泉、三阴交、内庭穴。

例 4. 月经不调应在以下穴位进行检查：

（1）重点穴位：关元、中极、大巨、血海、三阴交、腰阳关、次髎穴。

（2）一般穴位：翳风、天髎、肩外俞、肩中俞、身柱、膏肓、肝俞、三焦俞、肾俞、命门、八髎、环跳、中府、膻中、中脘、建里、极泉、劳宫、阴陵泉、足三里、涌泉穴。

例 5. 胆囊炎应在以下穴位检查：

（1）重点穴位：肝俞、右胆俞、右胃仓、右箕门穴。

（2）一般穴位：右日月、右梁门、右滑肉门、内肝俞、内胆俞、脾俞、胃俞、三焦俞、内脾俞、内胃俞、内三焦俞、肩井、天柱、三阳络、四渎、郄门、阳陵泉、阳交、悬钟、丘墟、地五会穴（右侧穴位酸痛感较强）。

（二）头面、颈项、肩胛部穴位检查

1. 头部穴位检查

（1）百会穴：指压时有异常酸痛反应，临床多见于神经衰弱、鼻炎、高血压、化脓性中耳炎等。

（2）囟会穴：指压时有异常酸痛反应，临床多见于鼻炎、神经衰弱、前头痛。

（3）通天穴：指压时有异常酸痛反应，临床多见于头痛、三叉神经痛、癫痫、感冒等。

2. 面部穴位检查

（1）印堂穴：指压时有异常酸痛反应，临床多见于鼻渊、眼压高、前头痛。

（2）颧髎穴：指压时有异常酸痛反应，临床多见于颧动脉炎、上齿痛、三叉神经痛、鼻炎。

（3）下关穴：指压时有异常酸痛反应，临床多见于三叉神经痛、下颌关节炎、齿痛。

3. 颈项部穴位检查

（1）翳风穴：指压时有异常酸痛反应，临床多见于牙齿疾病、面神经麻痹、耳病、肠胃病、气管炎。

（2）风府穴：指压时有异常酸痛反应，临床多见于感冒、气管炎、眼疾病、头痛、颈椎病。

（3）风池穴：指压时有异常酸痛反应，临床多见于感冒、偏头痛、枕大神经痛、牙痛、支气管炎、肺部疾病、颈椎病。

（4）哑门穴、天柱穴：指压时有异常酸痛反应，临床多见于颈、舌、喉等疾患。

4. 肩胛部穴位检查

（1）肩井穴：指压时有异常酸痛反应，临床多见于胸膜炎、气管炎、支气管炎、肺疾患、胃病、肩痛、颈椎病、落枕等。

（2）天髎穴：指压时有异常酸痛反应，临床多见于肠胃病、肩周炎、背肌劳损、神经衰弱、妇科病。

（3）天宗穴：指压时有异常酸痛反应，临床多见于肩关节周围炎、肩外伤、胸壁痛、腰扭伤、腰椎间盘突出症、坐骨神经痛等。

（三）胸腹部穴位检查（以十二募穴为例）

1. 期门穴（肝募）

指压时有异常酸痛反应，临床多见于胸膜炎、肋间神经痛；右侧穴异常多见于肝胆疾病，左侧穴异常多见于脾胃及十二指肠疾病。其症状有胸闷、食欲不振、神疲乏力等。肝胆疾病在右侧梁门穴有反应，肝病有时在右步廊穴也有反应。

2. 日月穴（胆募）

指压时有异常酸痛反应，临床多见于胸膜炎、肋间神经痛；右侧穴异常多见于肝胆疾病，左侧穴异常多见于脾及十二指肠疾病。其症状有胸闷、食欲不振、神疲乏力等。

3. 巨阙穴（心募）

指压时有异常酸痛反应，临床多见于心脏病、气管炎、支气管炎、胃炎、胃溃疡、胃痉挛、神经衰弱、感冒等。其临床症状有胸闷、咳嗽、胃酸过多、食欲不振、哮喘、胸胁胀满等。胃酸过多可见于梁门穴、不容穴、鸠尾穴、中庭穴、下步廊穴出现异常反应；胸胁胀满可见于郄门穴、日月穴、胸乡穴出现异常反应；胃溃疡可见于右梁门穴、右不容穴、右下步廊穴、中脘穴、水分穴出现异常反应；神经衰弱、失眠、耳鸣可见于上脘穴、右膏肓穴出现异常反应。

4. 关元穴（小肠募）

指压时有异常酸痛反应，临床多见于妇科病、膀胱疾病。其症状有头重、头痛、腰痛、肩背酸沉等。月经不调或痛经可在大巨穴、水分穴有较明显的异常反应。膀胱疾病常在大赫穴、曲骨穴有异常酸痛反应。

5. 章门穴（脾募）

指压时有异常酸痛反应，临床多见于胸膜炎；右侧章门穴异常反应多见于肝病，左侧则多见于脾病。其症状有食欲不振、胸闷、倦怠等。

6. 中脘穴（胃募）

指压时有异常酸痛反应，临床多见于胃炎、胃溃疡、胃痉挛等胃部不适、妇科病、妊娠呕吐、支气管炎等。其症状有头重、头晕、恶心呕吐、倦怠无力等。胃炎可见于梁门穴、不容穴、水分穴出现异常反应；妊娠呕吐可见于建里穴、下脘穴出现异常反应。

7. 中府穴（肺募）

指压时有异常酸痛反应，临床多见于肺部疾患、支气管炎、气管炎、乳腺炎、感冒、肠胃病、肩周炎、淋巴炎症等。其症状常有胸闷、气粗、倦怠、食欲不振、腹胀等。在诊断肺部疾病时此穴是非常重要的。另外，肺结核、气管炎、支气管炎患者在俞府穴、肾俞穴指压时也有异常酸痛反应；感冒患者在俞府穴、彧中穴指压时也有异常酸痛反应；肾俞穴的酸痛反应亦见于胸膜炎及肋间神经痛者。俞府穴、彧中穴的异常酸痛反应亦见于扁桃体炎、咽喉炎及甲状腺功能亢进者。在临床要仔细鉴别，肺出血时在患侧俞府穴出现强烈酸痛感，有时也可在彧中穴出现。

8. 天枢穴（大肠募）

指压时有异常酸痛反应，临床多见于肠炎、肾脏疾病。其症状有头重、腰痛、全身乏力、腹泻等。肠炎可见于水分穴、肓俞穴、阴交穴、大巨穴有异常酸痛反应；肾脏疾病可见于肾俞穴、肓俞穴、大横穴有异常反应；糖尿病常可在肓俞穴有异常反应；急性腹泻可在大巨穴和脐周围有异常酸痛反应。

9. 京门穴（肾募）

指压时有异常酸痛反应，临床多见于腰、肾、肠等疾病。其症状有腹泻、腰痛、腰部活动障碍、下肢沉重等。腰痛可见于大巨穴、腹结穴、水道穴有异常反应；阑尾炎和肠疾患者可见于右侧腹结穴有异常反应；便秘可见于左侧腹结穴有异常反应。

10. 中极穴（膀胱募）

指压时有异常酸痛反应，临床多见于妇科病、膀胱疾病。其症状有头重、头痛、腰痛、肩背酸沉等。月经不调或痛经可在大巨穴、水分穴有较明显的异常反应。膀胱疾病常在大赫、曲骨穴有异常酸痛反应。

11. 膻中穴（心包募）

指压时有异常酸痛反应，临床多见于神经衰弱、乳腺炎、气管炎、支气管炎、淋巴结肿大、慢性肠胃病等。其症状有哮喘、胸闷、食欲不振、头胀、头痛、头重、心悸等。淋巴结肿大、气管炎、支气管炎、哮喘指压时其酸痛感亦见于玉堂穴。心悸指压时其酸痛感亦见于乳根穴。

12. 石门穴（三焦募）

指压时有异常酸痛反应，临床多见于子宫疾病、神经衰弱、肠炎、腹膜炎、脐疝等。肠炎、腹膜炎可见于阴交穴、气海穴有异常反应；神经衰弱在次髎穴浅层有压痛，子宫疾病则在深层有酸痛反应；腹膜炎在阴交穴、气海穴、水分穴、大巨穴、肓俞穴都有异常酸痛反应，尤以水分穴、大巨穴反应更为明显；感冒时在大巨穴可见异常反应。

（四）背部穴位检查（以脏腑俞穴为例）

1. 肺俞穴

指压时有异常酸痛反应，临床多见于肺部疾病、气管炎、支气管炎、感冒、心脏病等。其症状有哮喘、咳嗽、胸闷等。

2. 厥阴俞穴

指压时有异常酸痛反应，临床多见于心脏疾患、气管炎、支气管炎、胸膜炎。其症状有心悸、胸闷、气短、胸痛等。

3. 心俞穴

指压时有异常酸痛反应，临床多见于心脏病、气管炎、支气管炎、神经衰弱。其症状有心慌、咳嗽、气喘等。

4. 肝俞穴

指压时有异常酸痛反应，临床多见于肝、胆、肠胃疾病、神经衰弱、妇科疾病。其症状有头痛、头重、失眠、倦怠、食欲不振等。

5. 胆俞穴

指压时有异常酸痛反应，临床多见于胆囊炎、胆结石、神经衰弱等。

6. 脾俞穴

指压时有异常酸痛反应，临床多见于脾、胃、胰疾病。有时妇科疾病在此穴亦有异常反应。

7. 胃俞穴

指压时有异常酸痛反应，临床多见于胃部疾病、肠炎、盆腔炎。

8. 三焦俞穴

指压时有异常酸痛反应，临床多见于肠胃疾病、肾脏疾病、气管炎、哮喘、腰部疾病等。

9. 肾俞穴

指压时有异常酸痛反应，临床多见于肾脏、肠胃、妇科、腰部疾病及神经衰弱等。

10. 大肠俞穴

指压时有异常酸痛反应，临床多见于肠胃病、妇科病、腰部疾病。

11. 小肠俞穴

指压时有异常酸痛反应，临床多见于肠胃病、腰部疾病、妇科疾病等。

12. 膀胱俞穴

指压时有异常酸痛反应，临床多见于肠胃病、盆腔炎、腹膜炎、前列腺炎、腰部疾病。有时感冒也可在此穴出现异常压痛。

（五）四肢部穴位检查

1. 郄门穴

指压时有异常酸痛反应，临床多见于心脏病、胸膜炎、乳腺疾病、胃肠疾病、咳喘等。

2. 曲池穴、尺泽穴

指压时有异常酸痛反应，临床多见于气管炎、支气管炎、肺部疾患、齿病、肠胃病、肘关节炎、肱骨外上髁炎。

3. 劳宫穴

指压时有异常酸痛反应，临床多见于内脏慢性炎症、上肢关节炎。

4. 孔最穴

指压时有异常酸痛反应，临床多见于慢性肠炎、痔疮、里急后重、哮喘。

5. 温溜穴

指压时有异常酸痛反应，临床多见于齿痛、大肠疾病。

6. 合谷穴

指压时有异常酸痛反应，临床多见于齿痛、面瘫、眼疾。

7. 神门穴

指压时有异常酸痛反应，临床多见于神经衰弱、失眠、心脏疾患。

8. 足三里穴

指压时有异常酸痛反应，临床多见于肠胃病、气管炎、支气管炎、感冒、哮喘等。

9. 梁丘穴

指压时有异常酸痛反应，临床多见于急、慢性肠炎、膝关节炎。

10. 血海穴

指压时有异常酸痛反应，临床多见于盆腔炎、月经不调、痛经、腰骶部疾患、膝关节炎等。

11. 阴陵泉穴

指压时有异常酸痛反应，临床多见于急、慢性肠胃炎、妇科病、肺部疾病、哮喘等。

12. 三阴交穴

指压时有异常酸痛反应，临床多见于月经不调、痛经、慢性肠炎、失眠等。

13. 殷门和外殷门穴

指压时有异常酸痛反应，临床多见于十二指肠溃疡（右侧）、胃溃疡（左侧）、坐骨神经痛、慢性肠炎等。

14. 丘墟穴

指压时有异常酸痛反应，临床多见于胆结石（右侧）、足跗关节炎、踝关节外伤。

15. 阳交穴

指压时有异常酸痛反应，临床多见于胸膜炎、胆结石、咽喉痛。

16. 昆仑穴

指压时有异常酸痛反应，临床多见于肠炎、妇科病、腰痛、坐骨神经痛等。

(六) 注意事项

(1) 每一门临床医学都有其特殊的检查方法，以帮助医生做出正确的诊断，更好地采取治疗措施。但每一种检查方法都不可能代替其他检查方法，这里所介绍的摸压诊法也只是若干检查方法之一，而且还需要我们在今后的工作中继续探索、总结。

(2) 检查时要根据疾病的性质和患者的具体情况来决定患者的体位。例如，静脉曲张和胃下垂的患者必须采取站位；喘息发作时的患者不能仰卧位检查，否则会增加患者的痛苦；孕妇不能做腰部旋转检查等。

(3) 运用摸压诊法的先决条件就是要掌握正常人的体形、皮肤、毛发、血管搏动等情况，这样才能鉴别非正常现象。在了解正常人的身体情况时，不要忽略职业、地域、性别、年龄、种族、气候等诸多因素对个体的影响，要做到因人制宜、因地制宜、因时制宜。例如，由于四季气候不同，血管的搏动会有所变化；由于种族的不同，人的身高、体态会有所差异；女性较男性脂肪多，经常运动者较少运动者肌肉更为发达等。因此，衡量正常人的标准不能千篇一律。

（4）医患间要有良好的沟通，在听取患者主诉的同时还需认真检查，如患者主诉某一部位酸痛，但很难反映出其病变部位的真实情况，必须依靠摸压检查才能诊查清楚。异常酸痛反应的部位、范围、程度可判断所伤及的组织，如压痛明显而尖锐且有间接压痛（如纵轴叩击痛）多为骨折；压痛较轻且范围较广，多为筋伤。摸压检查肿胀的患处时，其肿胀的软硬、有无波动，皆可为诊断提供依据：肿胀较硬，肤色青紫，多为新鲜损伤；肿胀较软，青紫带黄，多为陈旧损伤，需根据病史结合损伤的深浅、演化进行诊断。摸压腹部肿块时不要把粪便误认为是肿物。摸压患部出现的高凸、凹陷等畸形，可判断骨折和脱位的性质、移位等情况，以及骨折复位是否平整等。

（5）摸压检查要靠敏感的触觉来完成。因此，要经常在人体各部位触摸，以训练手指的敏感性。同时，要以正常人的体形、皮肤、血管、毛发与病人反复对比和鉴别，不断总结经验，提高诊断的水平。

（6）摸压检查必须在患者大小便之后进行，并要宽衣松带，放松身体，呼吸自如。医者则必须精神集中、心平气和，两手要保持温暖。

第五章　按摩常用的诊法和检查

在按摩临床治疗时，首先要明确对病证的诊断与鉴别，方能制定有的放矢的治疗方案。为了了解和确定疾病的部位、性质、轻重，就必须熟练地掌握有关各种疾病的诊法和检查方法，其中包括中医的四诊和现代医学的临床检查法，如实验室检查、影像学检查等。本章仅就按摩临床中常用的骨科检查法和神经系统的运动检查法、反射检查法简介如下。

第一节　形态的检查

形态的检查包括视诊、触诊及长度、角度（位置）的测定。首先要记录病人的自然体态，如什么步态，是否需要辅助行走，有无跛行等异常步态。同时还要注意记录自然体态时，一定不要只顾局部而忽略周身情况。如对下肢骨折畸形愈合或关节屈曲挛缩的病人，应该注意到脊柱有无侧弯和骨盆有无倾斜，然后再描写局部情况。描写的顺序应该是先周身，然后把局部看到的红肿、窦道、溃疡、长短、角度、畸形和触及的硬度与大小都记录下来。

一、肢体长度的测定

测肢体长度时，首先确定测量的部位，然后在骨突出处用笔做好标记，进行测量。上肢长度是从肩峰至中指指尖，上臂长度是从肩峰至肱骨外髁，前臂长度是从尺骨鹰嘴至尺骨小头。

下肢的间接长度是从髂前上棘至内踝，表示下肢与骨盆的关系；下肢的直接长度是从股骨大转子顶点至外踝最低处，这是大腿和小腿的总长度。必要时，要分别测量大、小腿的长度。上述从股骨大转子到足外踝的距离，无论体位如何变换，也不影响其长度；但髂前上棘至内踝的距离，往往由于脊椎的弯曲、骨盆的倾斜、髋关节的位置变化（屈、伸、内收、外展）等，影响其长度。因此，测量此距离时要注意上述变化，以免发生误差。比如本来患肢并不短缩，但由于髋关节屈曲内收挛缩，患肢外观短缩；反之，髋关节外展挛缩，患肢外观显长。另外，也有患肢确有短缩，由于骨盆产生代偿性倾斜，外观两下肢反而等长，而实际髂前上棘一侧高一侧低，而病人并不自觉。检查时，如不注意摆平髂前上棘位置，则测出的长度也不准确。但也有许多病人由于长期姿势的适应，卧位时不易摆平骨盆，此时最好做立位检查，在足下垫上木板或书本之类物品，直到两侧髂前上棘达到同一水平为止，所垫的厚度即为短缩的长度。

下肢的直接长度提示肢体的真正长度，而其间接长度提示下肢与骨盆在位置上的关系。检查时，需同时对比两种检查的结果，只有这样才能知道患肢短缩的真正原因所在。如果直接长度正常、而间接长度短缩时，还应进一步探求间接长度短缩的原因，是髋关节位置不正、还是股骨颈短缩等。

二、肢体周径的测定

患肢与健肢的粗细对比，有时对诊断有很大的参考价值。特别患肢在肿胀时期，测其增大的程度和速度，对诊断是很有利的。例如，测周径可以概算增大的体积，从而推测出骨折的出血量；连续测肿胀的速度可以观察气性坏疽或恶性肿瘤的发展速度。但周径增大的实际应用机会并不多，而临床上测其周径缩小（肌萎缩）的程度，才是诊断最常用的方法。一般肌萎缩的程度代表患肢使用量的减低程度，既代表患肢疼痛的程度，也代表疾病或损伤后影响神经机能和营养的程度。肌萎缩需要一段时间才能出现，因此在外伤后或发病 2 周内测肌萎缩的意义不大。虽然肌萎缩不是某种疾病的特有症状，但仔细研究肌萎缩的程度也能估计病废的情况。例如，伤后很久，患肢没有萎缩，但病人自述有严重的痛苦症状，由此可估计当初外伤并没有影响患肢功能，可以认为是一种轻微外伤，没有解剖性的破坏。以膝关节外伤为例，半月板破裂和十字韧带断裂后，绝大多数有股四头肌萎缩。如果发现病人主诉症状十分严重，甚至需持拐走路，而测得患肢毫无肌萎缩，则对其表现应该怀疑有无虚假。所以，测肌萎缩对识别诈病有很大帮助。需要注意的是：一般下肢肌肉发育常常是对称的，即使患者善用右腿也是两侧相同的；但上肢则不然，一般右利者右臂肌肉较丰满，所以当左臂肌周径比右臂小时，也不一定是肌萎缩。反之，患者是右利而右臂比左臂显细，则判定右臂一定有病患。

测肢体周径时，两侧需在同一高度，否则就毫无意义。大腿可在髌骨上缘10cm和15cm处测量，小腿只在最粗处即可。测上肢周径也采用同样的方法，先在两侧同一高度做标记，然后测其周径。

第二节　功能的检查

一、四肢各关节功能的检查

功能的检查作为病历的一项内容是必需的，尽管新鲜骨折对其临近关节功能的检查是没有必要的，但对于绝大多数骨科疾病，为了做手术前后的对比，这是一项不可缺少的记录。一般四肢关节的检查只做被动活动，测其度数即可。脊椎检查只做自动活动。如有神经麻痹或肌肉萎缩，自动和被动活动都应检查。关于计算度数的方法和标志不同，有时容易造成理解上的混乱。例如，膝关节屈曲120°就有两种不同的理解：一种是，膝关节伸直位算0°，屈曲120°（股骨轴与胫骨轴交成60°角）是表示活动范围；另一种是，膝关节伸直位算180°，屈曲120°（只活动60°的范围）是表示两骨干的位置关系。因此，为了不致造成理解上的错误，要求在度数后面注明计度的起点或注明此度数是代表活动范围还是代表二骨长轴所构成的角度。在检查同一关节时，不可使用两种计度标准。例如：髋关节伸170°，屈60°，前者170°表示髋关节活动范围，后者60°

代表股骨干与体轴所交成的角度，这样在同一关节中使用了两种记度方法，除非用图表示，否则很容易造成理解上的混乱。因此，单独注明度数起算点还不够，最好用计算形式来表达活动范围。例如，髋关节的最大伸展度为170°，最大屈曲度为60°，那么，其活动范围为170°－60°＝110°。这种记录法比较好，既能了解活动幅度，也能知道伸屈两方面的正常与否。再如，前臂旋转动作的表示方法是：最大旋前度为80°（拇指向外为中立位，自中立位起算），最大旋后动作是不能达到中立位而仍在旋前幅度的范围内，即中立位起算30°，那么其旋转幅度为80°－30°＝50°。另一种情况，如最大旋前度为80°，最大旋后度为30°，那么，其旋转幅度为80°＋30°＝110°。旋转动作同为80°和30°，而活动范围则完全不同，一为减法，另一为加法。由此看来，用计算形式表达活动范围比较简单，而且全面。当然，一律用计算形式表达有时也不必要。比如，肩关节的外展、前屈、后伸、内旋、外旋，直接用活动幅度来表达就可以。但不管怎么表达，只要在同一关节中不同时用两种计度方法即可。用计算形式不必注明起算点，不用计算形式就必须注明起算点，如注明“从中立位起算”、或“从床面起算”、或“从体轴起算”等。

现将四肢关节之正常活动幅度记录如下：

（1）肩关节：肩关节的活动度数以运动幅度为记录标准，上臂下垂为中立位0°，外展90°（超过90°为肩胛骨的活动），内收约45°，前屈90°，后伸约45°，内旋80°，外旋约30°。

注：肩上举是肩肱关节和肩胛胸壁间之混合动作。

（2）肘关节：肘关节是在同一平面同一方向活动的关节，常用两骨轴夹成的角度来表示。伸展 180°（也有反屈向后过伸者），屈曲 40°。

（3）尺桡关节：检查时，前臂屈曲 90°，肘关节靠近胸壁，拇指向上为中立位 0°，以活动幅度来表示。旋前（手掌向下）90°，旋后（手掌向上）110°。

（4）腕关节：掌骨与前臂成一直线为中立位 0°。掌屈 80°，背伸 70°，桡侧偏斜 30°，尺侧偏斜 45°。

（5）掌指关节：屈曲约 80°（掌骨与指骨之间夹角 100°），二、三、四、五指的掌指关节屈曲度依次略增。

（6）近位指间关节：屈曲 90°（指骨近节与中节夹角 60°）。

（7）远位指间关节：屈曲 60°（指骨中节与末节夹角 120°）。

（8）拇指各关节：拇指各关节的动作以对掌和外展活动为最主要，屈曲和内收占次要地位。

对掌（第一掌骨倒向掌心）42°，外展（拇指与其他四指均在同一平面，而拇指向桡侧展开）50°，内收（拇指沿手掌向尺侧移动，指尖可达手掌的尺侧缘；这种动作合并有掌指关节的屈曲）45°。

内收与对掌的鉴别：从掌面看，内收时只见指甲的侧面，对掌时只见指甲的正面或接近正面。

测拇指的掌指关节与指间关节的屈曲度数不易精确，检查时应与健侧对比或与检查者对比，以确定是否正常。

（9）髋关节：髋关节的记度标准有两个：一个是以伸直位算作 0°，另一个是伸直算作 180°。如果髋关节能够完全伸直，可将伸直位算作 0°。屈曲 140°，后伸 30°，外展 30°，内收 30°，外旋 45°，内旋 45°。

如果髋关节既不能伸直也不能全屈，最好用计算形式表示活动程度，即将伸直位算作 180°。

（10）膝关节：以两骨长轴所夹成的角度进行计算。伸直 180°，屈曲 30°。

（11）踝关节：以足长轴与小腿成 90°为中立位 0°。背伸 30°，跖屈 50°，内翻 30°，外翻 20°。

（12）跖趾关节：正常跖趾关节轻度背伸位。跖屈 40°，背伸 45°。

关于足跗骨间各关节的内收和外展动作，有的书上记录活动度数很大，实际观察正常人的跗中关节只能有旋前（外翻＋外展）和旋后（内翻＋内收）动作，并没有单独的内收和外展动作。

二、脊椎功能的检查

检查脊椎的活动不像检查四肢关节的活动需要概略计度。脊椎活动的计度不易准确，因为髋关节的协同动作，所以不把骨盆固定在器械上就不准确，而且脊椎为多关节活动，在体表不易定标准点。除特殊体格检查外，一般只分为活动不受限、轻度受限、明显受限和强直四种程度。

（一）颈椎功能的检查

颈椎有前屈、后伸、左侧屈、右侧屈、左旋、右旋等动作。这些动作虽然颈椎各段均能参与其间，但仍有程度不同。

1. 枕寰关节的活动

枕骨与寰椎的两个侧块构成的关节主要是点头动作，即下颌与甲状软骨的离合动作。记录这种动作的有无或受限程度，作为检验枕骨与寰椎之间的关节是否正常的标志。

2. 寰枢关节的活动

头部向侧方旋转主要靠此关节完成。此关节患病时，头部旋转功能几乎完全丧失。

3. 第二颈椎（枢椎）以下各颈椎的活动

前屈以下颈段为主，后伸以中颈段为主，左右侧屈为全颈椎之功能活动。

（二）胸椎活动功能的检查

胸椎活动比颈椎活动小得多，很少单独检查和计算度数，只在检查腰椎时注意其有无活动即可。

（三）腰椎功能的检查

腰椎有前屈、后伸、左侧屈、右侧屈、左旋、右旋等动作。检查时，要注意有无髋关节的代偿动作。向前屈时以腰椎呈弧形凸起为正常。如果腰椎像平板一样倒下去，即为髋关节的代偿动作。

第三节　疼痛的检查

疼痛的检查包括疼痛的问诊和压痛点的部位、深浅，以及检查能够出现疼痛的自动和（或）被动活动。

（一）自发痛和活动痛

除外伤初期、急性炎症、恶性肿瘤和神经疾患以外，很少有强烈的自发痛。因此，如果能排除急性炎症和末梢神经疾病，则对恶性肿瘤的诊断很有帮助。如骨肉瘤、癌的骨转移往往有剧痛，骨结核和外伤后遗症则很少有较强的自发痛，多数是局部活动后才有疼痛。

（二）疼痛的性质

随脉搏一致的搏动性疼痛，多为局部压力增大，神经末梢在密闭腔隙里受脉搏的压力冲动刺激而产生。如内出血、缝合过紧、石膏过紧、急性化脓等。电击样放散性疼痛为病变波及到神经所致；咳嗽痛是胸腔、腹腔、脑脊液的压力增高，冲击病灶或神经根所引起；酸痛是肌肉疲劳的自觉症状，如果无器质性改变，动作之初并无疼痛，只是不能持久，为功能性疾患；长期卧床或神经衰弱的病人，往往有肌肉酸痛，不能持久坐立或劳动。

（三）疼痛和活动的关系

挤压可以引起骨或关节病变的疼痛，牵扯可以引起软组织病变的疼痛。根据这个道理，以踝关节为例：内翻时内侧痛为内踝骨或关节有病，内翻时外踝痛为外踝部韧带损伤；脊椎前屈时前方痛为椎体病，前屈时后方痛为背部软组织病变。再结合压痛点的位置和深浅，大致可以判定疼痛的位置。

检查肌腱和腱鞘时应区分该肌的自动收缩痛和被动牵扯痛。如患手背伸肌腱鞘炎时，手腕自动背伸和被动掌屈，疼痛都在背侧，再加上压痛点与所判定的肌腱一致即可诊断。如果开始活动时痛，稍活动后疼痛减轻，活动中间休息，休息后再活动有明显的刺痛，则为退行性关节炎、慢性损伤性关节炎的特有症状。

（四）压痛点

确定压痛点是寻找病灶最直接的方法。如果病灶表浅，当然压痛点很容易找到。如果病灶在深部，则需要运用多种方法寻找压痛点，如间接压痛、叩打痛、轴压痛等。例如，背痛的病人，如用手指轻压棘突即感明显疼痛者，多为韧带或筋膜、肌肉损伤不是严重脊椎病变（如结核）；如用手掌按压脊椎使其颤动时有疼痛者，可能是椎体或小关节疾病。总之，寻找压痛点时，检查者应根据自己所运用的方法和力量大小来推断引起疼痛的部位和机制。

第四节　特殊检查法

特殊检查法是某些疾病特有的补充检查法。临床对局部的形态、功能和有关疼痛检查结束后，再运用适当专科检查和特殊试验进行检查，对某些疾病的诊断确有决定性意义；但应用这些检查法时，要了解检查动作的机制，否则容易造成误诊。现介绍几种常用的特殊检查法。

一、脊柱检查法

1. 颈部

（1）叩顶试验：又称颈椎间接叩击试验。患者正坐，医者将左手掌面置于患者头顶部，用右手叩击左手背，压缩椎间孔变小，如出现患肢放射性麻痛，即为阳性。可见于神经根受压的根型颈椎病。

（2）臂丛神经牵拉试验和肩部下压试验：患者正坐，头偏向健侧，颈略前屈，医者一手扶头，另一手握住患肢腕部，两手向相反方向牵拉；或医者一手置于其头侧部以固定角度，另一手下压其肩部。患肢出现放射性疼痛、麻木或症状加重，即为阳性，提示颈椎病。前者称为臂丛神经牵拉（即转头拉臂法）试验，后者称为肩部下压（即转头压肩法）试验。C_5 以上病变时肩部下压试验阳性多见；C_5 以下病变时臂丛神经牵拉试验阳性多见。所以，此二法对颈椎病的定位有重要意义。

（3）压顶试验：又称椎间孔挤压试验、斯布灵（Spurling）颈压轴试验。患者正坐，医者双手重叠垂直按压患者头顶，如引起颈部及上肢放射性疼痛为阳性。提示颈神经根受压，可见于颈椎病或颈椎间盘病变。

（4）头颈倾斜试验（Adson’s test）：是判断臂丛神经和锁骨下动脉是否受前斜角肌钳夹的试验方法。患者坐位，头稍向后仰，下颌转向患侧，深吸气后屏住呼吸。医者一手抵住患侧下颌，给予阻力，并让患者用力回旋下颌与医者对抗；医者另一手触摸患侧动脉，如果桡动脉搏动减弱或消失，即为阳性。可见于前斜角肌综合征。

（5）颈部拔伸试验：患者坐位，肢体放松，医者站其侧后方，以前臂或肘窝部置于患者下颌部，另一手扶于后枕部，徐徐向上用力牵引头部。如颈肩部疼痛麻木感减轻，即为阳性。可见于神经根型颈椎病且适宜实施牵引治疗。

（6）椎动脉扭曲试验：患者坐位，颈部放松，医者站其后，双手夹住患者头部做固定，使患者快速地做仰头、转颈动作（仰头要到最大限度，随即转颈），使椎动脉突然产生扭曲，若出现明显头昏、眩晕、恶心、呕吐等症状，即为阳性。提示椎动脉受挤压或刺激。

2. 腰背部

（1）拾物试验：让站立位的患者从地面拾起一样东西，如患者拾物时必须屈曲双膝和双髋关节，而腰部挺直，即为阳性，提示腰部病变。

（2）直腿抬高试验：又称拉赛格试验（Lasegue's test）。患者仰卧两腿伸直，医者一手压住髂嵴处固定骨盆，另一手将患肢抬高，如抬高不到60°患肢即出现电击样麻木或疼痛，即为阳性。这是腰椎间盘突出压迫坐骨神经的重要体征。

（3）直腿抬高加强试验：又称直腿勾脚试验、布瑞嘎试验（Braggard's test）。直腿抬高到出现腿痛的角度时，放低5°～10°，然后背伸踝关节，若引起疼痛即为阳性。可见于腰骶部神经根受损。

（4）直腿交叉抬高试验：当患肢抬高引起坐骨神经痛时，放下患肢再将健侧肢体抬高，如出现坐骨神经放射痛，即为阳性。多见于较大的腰椎间盘突出物或中心型髓核突出所致。

（5）立位或坐位弯腰试验：让患者先立位后坐位做弯腰前屈动作，如两者均感疼痛，即为腰骶关节病变。如坐位弯腰无痛或减轻，而立位弯腰痛剧，即为骶髂关节病变。

（6）腰部过伸试验：患者俯卧位，双下肢伸直，医者一手将患者双下肢向后上方抬起，离开床面，另一手用力向下按压患者腰部，出现疼痛者即为阳性。多见于腰椎峡部裂。

（7）斜扳试验：又称唧筒柄试验（Pump handle's test）。患者仰卧，医者一手扶患腿使之屈膝屈髋，并握住膝部使髋关节屈曲内收，另一手扶患侧肩部以固定上身不动，此时由于臀肌的牵引和大腿内侧挤压骨盆，使骨盆纵轴产生挤压力，若骶髂关节产生疼痛即为阳性。提示骶髂关节有病变。

（8）跟臀试验：又称爱来试验（Ely's test）。患者俯卧，屈膝，医者压其足部使之能触及臀部。如不能触及臀部即为阳性。此试验对股神经疾病、股四头肌痉挛、腰大肌损伤、腰椎强直等症有一定的诊断意义。

（9）屈颈试验：又称林德尔试验（Lindner's test）。患者坐于按摩床上，双下肢伸直，然后将头向前屈，脊髓因此受到牵拉，神经分布区域疼痛加重，即为阳性。提示脊神经根有压迫病变。此试验对诊断椎间盘突出或神经根受压有意义。

（10）坐骨神经牵拉试验：患者坐位，颈前屈，当髋关节处于屈曲90°时，伸患侧膝关节引起下肢放射痛，即为阳性。其原理与意义同屈颈试验。

（11）股神经牵拉试验：患者俯卧，膝屈曲90°，医者将小腿上提或膝关节屈曲，若沿股神经放射疼痛即为阳性。可见于第三、第四腰椎间盘突出症。

（12）坐位屈髋屈膝抗阻力试验：患者坐于按摩床上，患侧屈髋屈膝各90°，脚悬空。医者以手置于其膝上向下压，患者上抬相互对抗，骶髂部疼痛即为阳性。提示骶髂关节病变。

（13）仰卧挺腹试验：又称挺腹闭气试验。患者仰卧，挺腹闭气后患侧腿出现串麻或疼痛者为阳性，提示腰神经根受压。

（14）背伸抗阻试验：患者俯卧，医者轻轻按压其背部和腿部，令患者做背伸运动，若腰背肌肉劳损或拉伤，都会在伤处有疼痛感觉。此试验可有助于确定病证部位。

3. 骨盆

（1）骨盆挤压与分离试验：患者仰卧，医者两手分别置其髂嵴上，用力向外下方按压，如有疼痛即为分离试验阳性。反之两手将两髂骨翼相对挤压，如有疼痛即为挤压试验阳性。可见于骨盆环骨折。

（2）梨状肌试验：患者仰卧，患肢屈髋，屈膝。医者一手按压膝部，另一手握住小腿，两手配合用力使大腿内收、内旋，同时患者对抗用力（梨状肌处于紧张状态），出现疼痛即为阳性。提示梨状肌病变。

（3）“4”字试验：又称派崔克试验（Febreputrick's test）。患者仰卧，健侧肢伸直，患侧肢屈膝屈髋并外展，外踝置于健侧髌骨之上。医者一手固定于健侧髂前上棘，另一手下压患侧膝部，若骶髂关节有伤病就会产生疼痛，但事先应排除髋关节本身病变。

（4）床边试验：又称盖斯林试验（Gaenslen's test）。患者仰卧，患侧靠近床边，健侧髋与膝完全屈曲，并用两前臂抱紧固定，患侧下肢悬于床边外下方，当下压患肢时，若骶髂关节部疼痛即为阳性。提示骶髂关节病变。

（5）单髋后伸试验：又称姚曼试验（Yeoman's test）。患者俯卧，医者一手握住患侧踝部或托住膝部，使髋关节后伸，另一手压住骶部。若疼痛即为阳性，提示骶髂关节病变。

二、上肢检查

1. 肩部

(1) 肱二头肌长头腱试验

1) 肩关节内收试验：令患者将肩极度内旋，即屈肘位，前臂置于背后，引起肩痛为阳性。

2) 抗阻力试验：患者肘关节用力屈曲，医者手握患者腕部，对抗用力，若疼痛加剧，即为阳性。提示肱二头肌长头腱鞘炎。

(2) 搭肩试验：又称杜加试验（Dugas's test）。正常人手搭于对侧肩部时，肘关节可以靠紧胸壁，而此试验阳性时有以下三种情况：①当手搭于对侧肩部时，肘关节不能靠紧胸壁；②当肘关节靠紧胸壁时，手不能搭于对侧肩部；③手搭肩和肘靠胸均不可能。提示肩关节脱位。

(3) 肩关节外展试验

1) 肩关节外展功能丧失，并伴有剧痛，可见于肩关节脱位或骨折。

2) 肩关节炎时从外展到上举过程皆有疼痛。

3) 外展开始时不痛，越近水平位肩越痛，可见于肩关节粘连。

4) 外展过程中疼痛，上举位时反而不痛，可见于三角肌下滑囊炎。

5) 从外展至上举 60°～120°范围内有疼痛，超越此范围时反而不痛，可见于冈上肌肌腱炎。

6) 外展动作小心翼翼，并有突然疼痛，可见于锁骨骨折。

2. 肘部

（1）网球肘试验（Mill's test）：前臂微屈，手半握拳，腕关节尽量屈曲，然后将前臂完全旋前，再将肘伸直，此时，肱桡关节的外侧发生疼痛，即为阳性。提示肱骨外上髁有炎性病灶。

（2）前臂屈伸肌紧张试验

1）患者握拳，屈腕，医者以手按压患者手背，患者抗阻力伸腕，如肘外侧疼痛则为阳性。提示肱骨外上髁有炎性病灶。

2）患者伸手指同时背伸腕关节，医者以手按压患者手掌，患者抗阻力屈腕，肘内侧痛即为阳性。提示肱骨内上髁病变。

（3）肘关节外旋挤压试验：患者肘关节伸直，掌面向上，医者一手按住其肘关节外侧，另一手握住腕关节，使其肘关节外旋，外上髁出现疼痛即为阳性。多见于桡骨小头骨折。

3. 腕掌部

（1）桡骨茎突腱鞘炎试验：又称芬克斯坦试验（Finkelstein's test ）。患手握拇指，主动或被动尺侧屈，桡骨茎突处出现疼痛即为阳性。提示拇短伸肌、拇长展肌腱鞘炎。

（2）腕横韧带加压试验：用手指压迫腕横韧带近侧缘，或用叩诊槌叩击腕横韧带，出现桡侧麻木或刺痛即为阳性。提示腕管综合征。

（3）腕关节背伸试验：当腕关节维持在背伸位 30～60

秒，出现桡侧三指麻木或疼痛即为阳性。提示腕管综合征。

三、下肢检查法

1. 髋部

（1）髋关节屈曲挛缩试验：又称托马斯试验（Thomas's test）。检查时患者仰卧，腰部放平，嘱患者分别将两腿伸直，注意腿伸直过程中，腰部是否离开床面，向上挺起，如某一侧腿伸直时，腰部挺起，本试验为阳性，提示该侧髋关节有屈曲挛缩。另一方法是嘱患者一侧腿完全伸直，另一侧腿屈髋、屈膝，使大腿贴近腹壁，腰部下降贴近床面，伸直一侧的腿自动离开床面，向上抬起，亦为阳性体征。

（2）套叠征：又称望远镜试验、杜普顿试验（Dupuytren's test）。用于检查婴幼儿先天性髋关节脱位。检查时患儿仰卧位，医者一手固定骨盆，另一手握住膝部将大腿抬高 30°，并做上下推拉动作，若察觉有松动感即为阳性。双侧对照检查。

（3）髂胫束挛缩试验：又称奥培尔试验（Ober's test）。患者侧卧，患侧在上，医者立于患者背后，一手推骨盆，另一手握患侧踝部，并将膝屈曲 90°，然后将关节外展后伸，再放松握踝的手，让患肢自然落下。正常人应落在健腿的后方，若落在健腿的前方（即髋关节表现为屈曲）或保持上举外展的姿势，即为阳性。提示髂胫束挛缩或阔筋膜张肌挛缩。

（4）蛙式试验：多用于幼儿，检查时患儿仰卧，医者使患儿双膝双髋屈曲90°，双髋做外展、外旋至蛙式位，双下肢外侧接触到检查床面为正常，若一侧或两侧下肢的外侧不能接触到床面，即本试验为阳性。提示先天性髋关节脱位。

（5）髋关节弹响试验：又称奥托拉尼试验（Ortolan's test）。为先天性婴儿髋脱位的检查方法。患儿仰卧，屈髋90°，医者一手托其大腿根部，拇指在内侧，四指在大粗隆处，另一手握于膝关节部，做髋关节内、外旋转或外展动作。若股骨头有滑动弹响的声音，即为阳性。提示髋关节脱位。

（6）复髋试验：又称欧托拉尼试验（Ortolani）。用于检查婴幼儿先天性髋关节脱位。检查时患儿仰卧位，医者用一手握住患儿膝部，另一手中指、无名指压住股骨大转子，将大腿屈曲、外展、外旋，当股骨头进入髋臼时，即可听到复位的弹响声。医者再将患儿的大腿内收、内旋、伸直，股骨头滑出髋臼，也可听到脱位的弹响声，为本试验阳性。但须注意，若股骨头脱位较高，做本试验时不产生复位或脱位的感觉，也未闻及弹响声，不能认为髋关节无脱位，还须与其他检查对照。

（7）屈髋屈膝分腿试验：患者两下肢屈曲、外展、外旋，两足底相对，大腿不易完全分开，如被动分开则产生疼痛，即为阳性。提示股内收肌综合征。

2. 膝部

（1）浮髌试验：患者膝关节伸直，放松股四头肌，医者一手挤压髌上滑囊，使关节液集中于髌骨后方，另一手食指轻轻按压髌骨，如有浮动感即为阳性。提示关节腔内有积液，一般关节内积液在10ml以上方可出现阳性。

（2）髌骨研磨试验：患者膝关节伸直，股四头肌放松，医者一手压住髌骨，并使其在股骨髁关节面上、下、左、右移动，如有摩擦感或疼痛感即为阳性。提示髌骨下不平、粗糙或有炎症。

（3）麦克马瑞试验（Mc Murray's test）：又称回旋挤压试验，是临床诊断半月板损伤最常用的试验方法，检查时患者取仰卧位，双下肢伸直，如检查内侧半月板损伤，检查者一手扶患膝，另一手握住足踝部，先将膝关节屈曲到最大限度，然后使膝外旋、小腿内收，并逐渐伸直膝关节，这样使膝关节内侧间隙产生挤压力和研磨力。如发生弹响和明显疼痛，即为阳性。如使小腿外展膝内旋，可以检查外侧半月板损伤。

（4）梯布瑞尔-费舍试验（Timbrill - Finhes's test）：又称膝关节坐位检查（半月板前角破裂检查）。患者坐于床边，双膝屈曲，足下垂，医者一手指压在其关节间隙的前侧方相当于半月板处，另一手旋转小腿，反复多次，手指下突然感到有物体移动，并引起疼痛，即为阳性。提示半月板破裂。

（5）抽屉试验：患者仰卧，将足平放于床上，医者坐于患者足面上，以稳定其足，并用双手握住小腿做前拉、后推动作。正常者前后有少许活动，若活动度变大即为阳性。如前拉活动度变大，提示前十字韧带损伤；后推活动度变大，提示后十字韧带损伤。

（6）侧向牵拉试验：患者仰卧，膝伸直，医者一手固定膝关节，另一手握踝部向内、外侧推拉，以使小腿有内收或外展动作，如有动作不稳定、摆动、疼痛，即为阳性。若有内、外侧摆动，提示侧副韧带松弛；若外展时内侧疼痛，提示内侧副韧带损伤；若内收时外侧疼痛，提示外侧副韧带损伤。

（7）研磨提拉试验：患者俯卧，使患膝屈曲90°，检查者一手按住大腿下端，另一手握住患肢踝部提起小腿，使膝离开床面，做外展、外旋或内收、内旋活动。若出现膝外侧或内侧疼痛，则为研磨提拉试验阳性，说明有内侧或外侧副韧带损伤。若检查者双手握足踝部，使膝关节在不同角度被动研磨加压，同时做外展外旋或内收内旋活动，如出现膝关节疼痛和弹响为阳性，说明有内侧或外侧半月板损伤。由于该试验有两种临床意义，故研磨和提拉检查又用于鉴别膝关节半月板和侧副韧带损伤。

（8）过伸试验：患者仰卧，膝关节伸直，医者一手握住小腿，另一手下压膝关节上方，使膝关节做被动过伸活动，如有疼痛即为阳性。多见于半月板前角损伤，脂肪垫肥厚或损伤，股骨髁部软骨损伤等。

3. 踝、足部

（1）小腿三头肌试验：患者仰卧，屈膝，脚垂于床沿下，医者一手紧握患者小腿三头肌肌腱，正常者脚趾跖屈，无跖屈即为阳性。提示跟腱断裂。

（2）前足横向对挤试验：医者手握患足跖前部，两侧横向对挤，产生疼痛即为阳性，常见于骨折、跖间肌损伤。摩顿（Morton）病横向对挤时，除有放射性疼痛外还常出现足趾麻木。

（3）足内外翻试验：医者一手固定小腿，另一手握足，将踝关节极度内翻或外翻，如同侧疼痛，提示可能有内踝或外踝骨折；如对侧痛多见于韧带损伤。

（4）跟腱挛缩的检查：腓肠肌或比目鱼肌挛缩均可形成跟腱挛缩，应予以鉴别。膝关节屈曲位，踝关节下垂畸形，提示比目鱼肌挛缩；膝关节伸直位踝关节下垂畸形，提示腓肠肌挛缩；膝关节屈曲位及伸直位均出现下垂畸形，提示比目鱼肌和腓肠肌均挛缩。

第五节　神经系统的运动检查和反射检查

一、运动检查

观察患者自主运动是否自然，有无不自主运动，如痉挛、舞蹈样运动、手足徐动或指划动作、震颤等，肌肉有无萎缩或肥大。除此之外，还要检查肌力、肌张力、共济运动及步态。

（一）肌营养状况

肌营养状况反映在肌肉的容积大小。检查时，应注意肌肉有无萎缩或肥大。肌肉萎缩是指肌肉体积变小，甚至消失。诊断一个肌肉是否萎缩，应与临近的及对侧相同的肌肉比较，肌肉外形变小或呈凹陷，常常提示肌肉萎缩。肌肉肥大是指肌肉体积增大，其检查方法与肌肉萎缩相同。

（二）不自主运动

是指患者不自主地发生一些无目的的异常运动。检查方法主要是依靠观察，应着重注意不自主运动的幅度、速度、部位、程度、肌肉收缩及松弛的时间，是否有规律以及运动形式是否均匀一致或变化不定。不自主运动几乎都在情绪紧张时加重，因此根据情绪紧张或睡眠休息对不自主运动的影响，并不能鉴别属功能性或器质性病变，还需两侧对比。临床较常见的不自主运动有：

1. 痉挛

是指肌肉的不随意收缩，可以出现于肌肉本身、周围神经及中枢神经任何水平（从脊髓到大脑皮质）的障碍。临床上可分为两种痉挛：肌肉迅速的、短时间的重复收缩和放松，称为阵挛性痉挛，是由于皮质运动区受刺激引起；较长时间的肌肉持续收缩，称为强直性痉挛，是皮质锥体外束受到刺激所致。

破伤风痉挛可以是持续性的，引起牙关紧闭、痉笑、头后仰。血钙过低和碱中毒引起的手足抽搐，其痉挛主要影响肢体远端的肌肉。面肌痉挛、面偏侧痉挛的特点是半侧面肌不同程度短时间的痉挛。

2. 舞蹈样运动

是无规律、无目的、不对称、突发的、运动幅度大小不等的急促动作，出现于静止时，发生于各种舞蹈病。

3. 手足徐动或指划动作

其临床特征为肌强硬和手足发生缓慢性和不规则的扭转运动。

4. 震颤

震颤是最常见的不自主运动，为不自主运动的节律性振动，系由两组对抗的肌肉交替收缩所引起，应注意其发生的部位、幅度、静止及动作时的区别，根据震颤与随意运动的关系，可分为以下几种：

（1）静止性震颤：为节律性幅度较大的震颤，一般频率为每秒 4～8 次，肢体远端较近端明显，随意运动时可减轻或消失，一般都伴有肌张力强直性增高，常见于震颤麻痹。

（2）动作性震颤，可分为两种：

1）姿势性震颤：当身体主动地保持某种姿势时，身体的受累部分出现这种震颤，且可在整个动作过程中均存在，但在抵达目的物时并不加重，静止时则消失。这类震颤可见于甲状腺功能亢进、疲劳、焦虑等肾上腺活动增强的情况下。

2）意向性震颤：系指出现于随意运动的震颤，但在动作开始时不明显，往往在动作终了抵达目的物时方出现。

（三）肌力

肌力是指肌肉收缩时的力量，检查时首先观察肢体活动是否有力，两侧是否相等，如瘫痪较重，可观察其运动幅度；如瘫痪较轻，可令患者依次做各关节的各个方向的主动运动，并抵抗检查者的阻力。

肌力判断标准可分为 6 级：

0 级：毫无收缩，完全瘫痪。

1 级：可见于肌肉轻微收缩而无肢体运动。

2 级：肢体能在床上移动，但不能抬起。

3 级：肢体能抬离床面。

4 级：能做抵抗阻力的运动。

5 级：正常肌力。

（四）肌张力

肌张力是指在静止松弛情况下肌肉的紧张度，检查时可扪触肌肉的硬度及握住患者的肢体向各方向活动，体会其肌紧张度，了解其阻力。肌张力减低时，肌肉弛缓松软，被动运动时阻力减退，关节运动范围增大，有时呈过度屈伸现象。肌张力增大时，则肌肉较坚硬，被动运动时阻力增大。

（五）共济运动

共济运动的检查结合临床诊断，可分为平衡性及非平衡性两类。

1. 平衡性共济运动检查

主要测定整个身体的共济运动是否良好或能否保持平衡，可以观察其站立、起立、弯身及行走情况。

2. 非平衡共济运动检查

注意患者的精细动作是否正确与协调，运动的速度及用力程度是否合适。常用的检查方法有指鼻试验、快速轮替动作、肌回缩试验、指误试验、踝膝胫试验。

（六）步态

观察有无痉挛步态、醉酒步态、鸭行步态，以及周围神经病变步态等。

二、反射检查

（一）深反射

正常情况下锥体束对深反射起抑制作用，深反射增强是一种释放症状，见于反射弧未中断而锥体束受损伤时，故为上运动神经元损害的重要体征。重要的深反射有：

（1）肱二头肌反射：患者前臂屈曲，叩击肱二头肌腱，引起肘关节屈曲（颈5～6）。

（2）肱三头肌反射：患者半屈肘关节，叩击鹰嘴上肱三头肌腱，引起前臂伸展（颈6～7）。

（3）桡反射：患者前臂处于半屈半旋前位，叩击其桡骨下端，引起肘关节屈曲，前臂旋前（颈5～6）。

（4）膝反射：患者膝关节屈曲，叩击其股四头肌腱，引起膝关节伸直（腰2～4）。

（5）跟腱反射：患者屈膝，足部背屈，叩击其跟腱，引起足跖屈（骶1～2）。

（6）阵挛：腱反射极度亢进的表现。髌阵挛为下肢伸直时，突然向下推动髌骨上缘，髌骨发生连续交替性颤动。踝阵挛为突然使足背伸并维持，足部呈现交替性屈伸动作。

（7）霍夫曼征：检查者用右手食指和中指夹住患者中指，用拇指快速向下拨动其中指甲，出现拇指内收和其他各指屈曲。也是腱反射亢进的表现。

下运动神经元损害时，相应部位的深反射减弱或消失，更有定位意义。

（二）浅反射

刺激皮肤、黏膜、角膜引起肌肉快速收缩反应。

1. 腹壁反射

患者仰卧，两下肢略屈曲，腹壁放松，检查者用大头针或棉签由外向内轻划腹壁皮肤，上腹壁反射（胸7～8）、中腹壁反射（胸9～10）和下腹壁反射（胸11～12），均可引起同侧腹肌收缩。

2．提睾反射

用大头针或棉签由上而下轻划股部内上侧皮肤，引起同侧提睾肌收缩（腰1～2）。

3．肛门反射

用大头针轻划肛门附近皮肤，引起肛门括约肌收缩（骶4～5）。

4．跖反射

自后向前划足底外侧引起足趾屈（骶1～2）。

脊髓反射弧的中断或锥体束病变（即下或上运动神经元瘫）均可引起浅反射减弱或消失。昏迷、麻醉患者及1岁内的婴儿也可丧失。

（三）病理反射

病理反射是正常情况下（除婴儿外）不出现，仅在中枢神经系统损害时才发生的异常反射，脊髓性和脑性的各种病理反射，主要是由锥体束受损后失去对脑干和脊髓的抑制作用所产生。

（1）巴宾斯基（Babinski）征及其有关的病理反射（又称划跖试验）：巴宾斯基征阳性是锥体束损害时最重要的体征。检查时患者仰卧，全身放松，髋、膝关节伸直，足跟放于床上；坐位时膝关节需适当伸直，检查者用手握住其踝关节。用火柴棒、棉签或大头针等自足底外缘从跟部向前轻划皮肤，至足趾根部转向内侧，直至拇趾附近。正常情况下该刺激引起足趾跖屈的反应为跖反射，但在锥体束损害时则出现拇趾背伸、其余足趾呈扇形散开，为巴宾斯基征阳性。病变严重时，移动下肢亦可出现“自发性巴宾斯基征”，或持续保持拇趾背屈或足趾呈扇形散开。

临床上尚有许多检查下肢病理反射的方法，其反应均为拇趾背伸和其余各趾扇形张开，所异者是刺激的部位和方法不同。

（2）柴道克（Chaddock）征：又称划足外缘试验。以针尖自足背外踝下方，从后向前轻划皮肤。

（3）奥本海姆（Oppenheim）征：又称推胫试验。以拇、食二指用力夹住胫骨前缘从上向下推进。

（4）戈登（Gordon）征：又称腓肠肌挤压试验。用手挤捏腓肠肌。

（5）谢弗（Schaeffer）征：又称跟腱挤压试验。用手挤捏跟腱。

（6）冈达（Gonda）征：又称压趾试验。紧压外侧两趾使之向下，数秒钟后突然放松。

第六节　影像学检查

影像学检查包括 X 线检查、CT 和 MRI 检查。

一、CT 与常规 X 线摄影的比较

1. CT 的优势

（1）克服了常规 X 线摄影中各种不同组织相互重叠的不足：在常规 X 线摄影中，由于组织的相互重叠，可掩盖轻微的病理改变。如早期的股骨头无菌性坏死、早期椎体瘤骨转移等，常常被高密度的骨皮质所遮盖，难以发现。有些病理改变由于与正常组织相互重叠，在 X 线片上可产生某些假象，如边缘不规则的一个大囊肿由于对皮质的压

迫不均，在 X 线平片上有时会被认为是囊肿内有分隔或多囊性改变，以致影响做出正确诊断。常规 X 线断层虽然可解决部分问题，但无论空间分辨力、还是密度分辨力都不能令人满意。CT 图像可清晰分辨断层像中各种不同组织及其改变，避免上述不足。

（2）CT 值测量解决了常规 X 线摄影中无法做到的定量分析：常规 X 线片中骨组织密度改变，尤其是改变程度，其判断标准是靠肉眼观察病变与周围组织的对比及影像师的经验，难以量化，因而不同医师间可作出不同的判断。数字成像的 CT 图像则弥补了这一缺憾，准确的 CT 值显示不仅可弥补医师肉眼观察的不足，而且容易统一标准，避免单靠经验产生的误差；同时，CT 值测量可协助判断许多病变的性质，如鉴别水与软组织、出血与钙化，判定脂肪组织的存在，通过增强前后 CT 值的对比，观察病变组织血供有无及程度。

（3）对软组织的观察明显优于常规 X 线摄影：对软组织改变难以详细观察，是常规 X 线摄影在诊断骨与关节疾病方面的难点，CT 图像软组织分辨率高的优势从很大程度上解决了这个问题。CT 图像可显示是单纯骨改变还是单纯软组织改变。除了骨改变之外，软组织改变的部位、范围、大小、有无坏死、血供状态，CT 图像都可显示。

（4）对椎间盘病变的显示明显优于常规 X 线摄影：常规 X 线摄影对椎间盘病变的诊断，基本上依据的是间接征象。例如观察椎间隙的改变等，难以直接观察椎间盘突出的形态、大小、位置等。由于 CT 可直接显示椎间盘，不仅能解决上述问题，而且能显示突出的椎间盘对神经根、硬膜囊的压迫程度及对椎间孔的影响。

（5）对比剂的应用：即增强扫描，加大了不同正常组织间、正常组织与病变组织间的对比，对于检查出病灶，正确判断病变的大小、形态以及侵及范围都有很大帮助；同时还可观察病变的血供程度，区分坏死组织与活体组织。这些是常规 X 线摄影难以做到的。关节腔内的对比剂应用也较常规 X 线摄影有很大改进。

（6）对骨关节病变手术后石膏固定的部位，CT 扫描可不受石膏托影响而正常观察，但常规 X 线摄影常常会受石膏托的影响，导致摄片质量下降。

（7）窗口技术的应用：可使同一幅图像通过调节窗宽和窗位，分析观察骨内部、软组织等不同组织的改变。这在常规 X 线摄影中是无法做到的。

2. CT 的不足

由于 CT 是横断层扫描，不能直接长轴扫描，对于大部分长骨及脊柱无法进行整体摄像，因而对于长骨病变以及整个脊柱缺乏宏观的观察，常规 X 线摄影则可弥补这方面的不足。目前薄层螺旋 CT 扫描后的各种三维重建技术可在一定程度上改善这种不足。

二、MRI 与 CT 及常规 X 线摄影的比较

1. MRI 的优势

（1）具有高对比分辨：CT 和 X 线片只有 1 个成像参数，即 X 线吸收系数。MRI 则至少有 4 个成像参数，即 T_1、T_2、N（H）和流速 f（V）。MRI 成像还与所用机器脉冲序列及其参数有关，如 TR、TE、TI、激励角（用梯

度回波快速成像时）等。MRI 可充分利用上述参数，使其组织对比度明显高于 CT 和 X 线平片。选择适当的脉冲序列，可使关节软骨、肌肉、韧带、椎间盘、半月板等组织直接成像，对于自由水、结合水、脂肪、血肿等的鉴别能力，是其他影像学方法所无法比拟的。

（2）分子生物学和组织学诊断的提高：不同 MRI 成像技术在诊断上的重要性依次为 N（H）WI、T_1WI、T_2WI。后两种图像反映的是被检组织原子核周围的化学环境。由于 T_1WI、T_2WI 可反映质子群周围分子生物学和组织学，其诊断意义比单纯反映质子数量的 N（H）WI 更大。根据对正常和病变区域的位置、形态、T_1WI、T_2WI 和 N（H）WI 的分析，在质子图像上对特定感兴趣区再进行波谱分析（MRS），可在不同程度上反映出正常和病变区的分子生物学和组织学特征，使影像学诊断向分子生物学和组织学方向的发展迈进了一大步。T_1WI 对正常解剖结构显示较好，T_2WI 对病变显示较为敏感。各期血肿在 MRI 上表现为不同强度的信号，含铁血黄素在各种序列上均表现为低信号。使用化学位移成像技术可在各个器官或组织分别形成水和脂肪的质子图像。这些都是 CT 和常规 X 线所不能做到的。MRI 能提供有关肿瘤和血管神经束间的关系，了解病灶内的坏死和出血，特别对确定肿瘤术后有否复发及帮助临床判断肿瘤放疗、化疗的疗效价值极高。

（3）骨性伪影：CT 检查骨的突出部如岩骨、枕内粗隆、枕骨髁和下颌角等处，可出现骨性伪影，而 MRI 无骨性伪影。在 CT 易出现骨性伪影的部位，MRI 的诊断价值显著优于CT。

（4）任意方向断层：CT主要为横轴位断层，冠状位和矢状位断层比较困难，有的部位甚至无法进行。MRI扫描在病人体位不变的情况下，通过变换频率和相位编码梯度的方向，可行横、矢、冠或斜位断层，对于显示病变和立体观察病变很有帮助。如膝关节斜矢状位断层可以清楚地观察前后交叉韧带，对韧带损伤的诊断具有独特的优势。矢、冠状位T_1WI易显示长骨病变的上下界限和骨髓受累范围及其与大血管的关系，横轴位T_2WI能提供病变的局部定位及其与周围重要结构的关系，受部分容积效应的影响也较小。

（5）无损伤性：MRI用的射频（RF）脉冲波波长数米，能量仅为10^{-7}eV；而CT为短的电磁波，波长为10^{-10} m，高能量的X线对人体有辐射损伤，从能量上看，MRI的RF能量只有CT的1/1000。生物体内存在的很多的CH键的结合能为1eV，RF能量较之低得多，不能切断CH结合，因而较安全。

2. MRI的缺点

（1）成像速度较慢：第四代CT一幅图像的成像时间为1～3秒，而MRI一幅T_1WI的成像时间为30秒，一幅N（H）T_2WI的成像时间为80秒左右。近年来发展起来的梯度回波快速成像序列，可明显缩短成像时间，图像质量也较好，还能提供常规SE序列所没有的信息。但总的来讲，快速成像还不能完全代替常规SE序列，成像速度一般赶不上CT，信噪比方面还有不尽满意之处。随着MRI新技术的不断开发应用，这方面存在的问题将逐步得到解决。

（2）定性诊断困难：尽管 MRI 图像能反映分子生物学和组织学特征，在发现病变的敏感性方面优于 CT，但目前 MRI 对骨骼、肌肉肿瘤的定性诊断还缺乏特异性，在鉴别诊断方面仍受到一定限制。对骨皮质破坏、骨膜反应等了解均不及 X 线平片和 CT。将 X 线平片、CT、MRI 三者结合应用，对进一步研究骨与关节病变有着广阔的前景。

（3）对钙化灶的显示较差：钙化灶的发现在病变的定性诊断上有很大作用，CT 能很好地显示钙化灶的部位、范围、形态。MRI 对钙化灶不敏感，一般表现为低信号。但近年来研究表明，MRI 在钙化灶显示上并非起初认为的那样完全无用，如 T_1WI、T_2WI、N（H）WI 的信号减低，并非完全一样。再者由于钙的含量不同或者钙化灶中混有锰等顺磁性物质，钙化灶也可表现为高信号。

（4）运动伪影：由于 MRI 检查时间长，病人自主或不自主运动可导致运动伪影，使图像质量下降。靠近大血管的病灶或胸廓的病灶还要受到脉搏搏动和呼吸伪影的影响，这些问题可通过镇静、应用呼吸、流动补偿技术等来改善。

（5）禁忌证：装有心脏起搏器、疑有眼球内金属异物、动脉瘤结扎术后，均应严禁做 MRI 检查。检查部位体内有金属异物者不宜做 MRI 检查。有生命危险的急诊、危重病人，也不宜做 MRI 检查。幽闭恐惧症患者常不能完成此项检查。

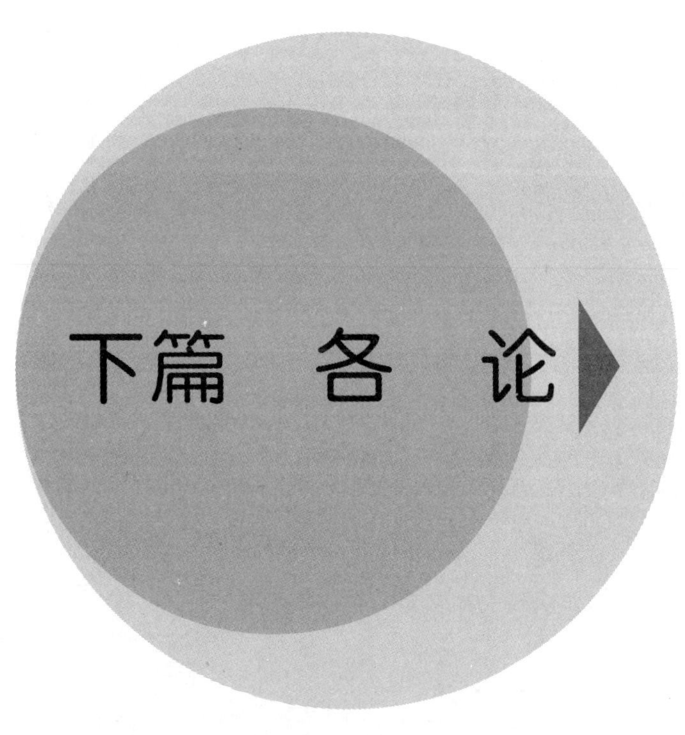
下篇　各　论

第六章　颈项头面病证

第一节　颈椎病

颈椎病又名颈椎综合征，是临床按摩中常见的一种病证，多发于40～60岁之间的中老年人，近年来发病率逐年增高且日益年轻化，男女均可发生。凡因颈椎间盘退行性病变、外伤等，致使脊柱颈段失稳导致椎体骨质、关节、韧带相应退变或软组织出血、肿胀而引起钙化、损伤、狭窄、增生、颈神经、交感神经或脊髓病变，造成头、颈、肩、臂、手疼痛或麻木或眩晕等一系列症状和体征者，均称为颈椎病。本证属于中医学痹证、痿证、眩晕范畴。

【病因病机】

本病是由内、外两方面病因引起的。颈椎间盘退变是其普遍内因，是发病的基础，各种急慢性颈部外伤，则是导致本病的外因。

1. 内因

一般情况下颈椎间盘在30岁以后开始退变。椎间盘的退变首先从软骨板开始并逐渐骨化，因此，通透性随之降低，故髓核中的水分逐渐减少，最终形成纤维化，随之缩小变硬成为一个纤维软骨性实体，进而导致椎间盘变薄、椎间隙变窄。由于椎间隙变窄，使前后韧带松弛、椎体失稳、后关节囊松弛、关节腔变小，关节面易发生磨损而导致增生。同时钩椎关节面间隙也变窄而造成磨损。由于以上因素使脊柱的颈段稳定性下降。因椎体失稳故椎体前后缘形成代偿性骨质增生。由于后关节面、钩椎关节面的磨损而导致该关节骨质增生。总之，椎体后关节、钩椎关节等部位的骨质增生，椎间孔内径变窄或椎管前后径变窄是造成脊髓、颈神经根、交感神经以及椎动脉受压的主要病理机制。由于病变的位置不同，可出现各种不同的症状，因此形成了各种类型的颈椎病。

2. 外因

颈椎的急性外伤或慢性劳损是引起颈椎病的外来因素。由于跌、扑、扭、闪或从事低头伏案工作的人，如会计、缝纫、刺绣、长时间使用电脑的人员均可能损伤椎间盘、后关节、钩椎关节、颈椎周围韧带及其附近软组织，从而破坏了颈椎的稳定性，促使颈椎发生代偿性骨质增生。若增生物刺激或压迫临近的神经、血管和软组织就会出现各种症状。重者可因急、慢性损伤而发生出血、炎症肿胀，进而压迫神经而产生相应的症状。

【症状与体征】

1. 颈型颈椎病

颈项部疼痛明显，肌肉紧张或痉挛，头颈部活动受限，局部可触及条索状物或钝厚感，项韧带剥离、压痛。颈椎 X 线片多无明显变化。有时颈椎出现骨错缝现象，触诊时可查知。

2. 神经根型颈椎病

C_5 以上神经根受累，出现颈枕部或颈肩部疼痛，后枕部感觉异常。C_5 以下神经根受累，出现颈部僵硬及活动受限，有时活动时可听到响声，颈部酸痛，一侧或两侧肩背臂放射性疼痛，手指麻木，尤以骑车或夜间睡眠时麻木明显，可伴随出现恶寒、握力减弱或持物坠落等症状。

3. 椎动脉型颈椎病

此型颈椎病出现头昏头痛，恶心呕吐，耳鸣以及双目视物不清，眩晕，甚至猝倒。颈项部及枕部不适或可出现疼痛。上肢一般无明显症状，病人常表现精神萎靡、疲倦无力、颈部活动受限等。

4. 交感神经型颈椎病

由于交感神经受刺激，常出现枕部痛或偏头痛，头昏，心慌，胸闷肢冷，病侧皮温较低或手足发热，或有汗出，甚至瞳孔散大等症状。

5. 脊髓型颈椎病

由于脊髓受压迫而出现上下肢一侧或两侧麻木颤抖，酸软无力，重者出现行动不便，步履艰难，双腿有不随意感，甚至可见四肢肌张力增高，反射亢进，浅反射减弱或消失。病理反射阳性，髌、踝阵挛阳性。

6. 混合型颈椎病

同时出现两种或两种以上的症状者，即为混合型颈椎病。一般常见的有根型与椎动脉型混合症；根型、椎动脉型与交感神经型混合症；根型与交感神经型混合症；椎动脉型与交感神经型混合症。

【检查与诊断】

临床上根据患者的病史、症状及体征可有初步的印象，然后再进行如下检查，多可做出明确诊断。

1. 听诊检查

让患者做主动或被动的颈前屈、后伸、左右侧屈、旋转、环绕等活动，若颈部发出响声即为阳性。病程较长者颈部发出的响声较明显，如果响声是低音调的“沙沙”音，为椎体缘骨质增生，其声音发出部位较深；如果响声是响亮的“嘎嘎”音，声音发出部位较浅，多为颈部韧带肥厚、钙化。但要注意不能只根据其响声来判断病情的轻重程度，另外，有些正常人也可在颈部活动时发出响声，这是因为软组织劳损所致，以防误诊。

2. 触诊检查

患者正坐，颈部轻度前屈，医者用拇指自上而下逐个触摸、按压、横拨颈椎棘突及项韧带，借以辨明颈椎棘突有无偏歪、压痛，椎间隙是否等宽，生理曲度是否改变，有无侧弯，项韧带是否纤维化或钙化，触压颈椎棘突旁肌肉有无压痛点和条索状、块状阳性反应物及结缔组织硬结，其阳性体征可提供诊断本病的依据。

颈棘突压痛只有根型颈椎病明显，且按压时往往向同侧上肢放射性串麻，而髓型、椎动脉型均不明显。另外椎旁压痛点不仅在颈段棘突出现，在 $T_1 \sim T_5$，甚至下胸椎棘突旁也可触及压痛点。因此在按摩治疗时应予以重视。

3. 功能检查

颈椎有前屈、后伸、左右侧屈、左右旋转及环绕活动功能。测定颈椎功能活动度的大小，一般分为活动不受限、轻度受限、明显受限和强直四种不同程度。也可以利用测量工具测量出确切的活动度数。

检查发现绝大多数颈椎病患者均有不同程度的活动受限。因其类型和病变的程度不同，受限的程度也有所不同。功能活动受限，常见于根型或颈型颈椎病，其他类型则不明显。另外，体瘦颈长的患者，因颈椎活动相对比较灵活，故活动度可大一些，而体胖颈短的患者活动度就会小一些，因此在检查时应加以注意。

4. 臂丛神经牵拉等试验

臂丛神经牵拉试验：检查根型颈椎病下颈段损伤；肩部下压试验：检查根型颈椎病上颈段损伤。

5. 压顶试验

检查神经根受压情况。

6. 椎动脉扭曲试验

检查椎动脉情况。做颈后伸动作，在后伸的基础上侧屈，引起头晕或使头晕加重。再结合椎动脉血流图，对比两侧可以明确诊断。

7. 握力试验

检查患者的患肢或手部肌力情况。令患者双手紧握医者双手食、中、无名三指，同时用力。医者以对比患者左右手的握力有无差异，此法仅做 1 次即可，不可反复多次。根型颈椎病者握力减弱，有时伴有患侧上肢或手部肌肉萎缩。应测量对比并记录。

8. 定位诊断

（1）低头仰头试验：即屈颈与仰颈试验。患者坐位或站位，腰背挺直，做最大限度的低头和仰头动作各1分钟，如果出现肩臂串痛、麻木、头晕、头昏、耳鸣、站立不稳、下肢无力发软、串麻等症状中的一项，即为阳性。

根据低头仰头试验的结果分析判断：①低头屈颈试验阳性，多见于单纯性颈椎间盘向后突出或椎体后缘骨质增生形成。②仰头伸颈试验阳性，多见于颈椎后关节错位、椎间隙狭窄、骨质增生或黄韧带增厚等。③低头仰头试验均为阳性，则提示颈椎间盘、椎体后缘、后关节、黄韧带或椎板等部位均有病变存在。此试验对根型、髓型或椎动脉型颈椎病均有意义。

（2）前臂、手指麻木区检查：医者用大头针轻刺患肢前臂的皮肤，如果出现前臂桡侧感觉异常，并有拇指、食指自觉麻木，可判断为第5、6颈椎平面的第6颈神经根受累；如果前臂尺侧皮肤感觉出现异常，并有无名指、小指麻木症状，可判断为第7颈椎与第1胸椎平面的第8颈神经根受累。但应注意与颈肋、前斜角肌综合征相鉴别。

（3）腱反射与病理反射检查：观察两上肢肱二头肌和肱三头肌的腱反射是否亢进、减弱或消失。若肱二头肌反射异常，提示第6颈神经所在平面受累；若在肱三头肌反射异常，提示第7颈神经所在平面受累。

如果患者下肢发软、麻木、酸痛，提示髓型颈椎病。可出现腱反射亢进，同时可见髌阵挛、踝阵挛试验阳性。如脊髓椎体束受累则可出现巴宾斯基（Babinski）征、克匿格（Kernig）征、霍夫曼（Hoffman）征等病理反射阳性。

根据临床检查结合“腱反射定位诊断”、X线、MRI、

CT、椎动脉造影、脑血流图等影像学检查，可获得明确诊断。

9. X线检查

一般来说，X线片改变与临床症状是一致的，尤其对根型颈椎病诊断更有价值。

（1）正位片：可显示颈椎序列异常，颈椎侧弯，椎间隙变窄，钩椎关节骨质增生。

（2）侧位片：可显示颈椎生理曲度变直或反向后突，序列异常，相邻的两椎体前缘或后缘有骨质增生，椎间隙变窄，椎体滑脱，或见后关节变形增生及半脱位。

（3）双斜位片：可显示椎间孔内唇样骨质增生，即椎间孔内径变窄或前后径变窄。

（4）张口位：有无齿状突偏歪或移位，有无寰枢椎半脱位。

【鉴别诊断】

1. 颈部风湿病

该病与天气变化有明显关系，抗“O”多数增高。

2. 肩背部筋膜炎

背部及肩胛骨部有散在压痛点，无颈部症状，无放射痛。

3. 前斜角肌综合征

患者颈部发凉，色泽改变，前斜角肌痉挛发硬，阿迪森试验（Adson’s test）阳性。

4. 落枕

多在晨起时发病，颈部疼痛，转动不灵活，X线片多无异常改变。

【治疗方法】

1．治则

疏通经络，行气活血，理筋整复。

2．部位

颈项部、肩背部、上肢及手部。

3．手法

拨揉法、拿揉法、点按法、扳动法、推法、擦法。

4．取穴

（1）主穴：患处压痛点、颈根穴、冈下酸痛点、肩中俞、肩外俞。

（2）辅穴：风池、风府、百劳、肩井、天宗、气户、中府。

（3）配穴：曲池、合谷、小海、上四渎。

5．操作方法

（1）基础手法

1）患者俯卧位，胸下垫一高枕，颈部稍前屈。医者一手扶其头部，另一手拇指自上而下拨揉项韧带和棘间韧带3～5遍，重点按揉患处（病点）和项韧带钙化点或棘突间压痛点。

2）拨揉、拿揉颈项部两侧肌肉和斜方肌，重点拨揉痛点以及条索状硬结，点按双侧颈根点、风池穴和肩井穴，各半分钟。

3）多指拨揉 T_1～T_5两侧竖脊肌、菱形肌，然后拇指拨揉肩胛内侧缘，点按肩中俞、肩外俞及椎旁酸痛点，各半分钟。

4）拨揉冈下肌，点按冈下酸痛点（冈下点）和天宗穴，各半分钟。

5）患者仰卧位，轻揉胸大肌，然后点按气户穴、中府穴，各半分钟。

6）拿揉患肢 3～5 遍，以肱三头肌和肱二头肌为主，多指横拨腋下臂丛神经干，使患者手指有串麻感为宜。然后按压并拨揉小海穴、小海筋、曲池穴、上四渎穴，各半分钟。

7）医者一手握住患者的腕部（阳池穴和大陵穴），另一手的食指与中指、无名指相对夹持患侧手指的末端，依次进行牵拉手指法，同时可听到指关节的弹响声，然后揉捻指尖。

8）医者将患肢高举，双手握其腕部，令患肢放松，做牵拉上提动作 2～3 次。

（2）对症手法

i. **颈型颈椎病**

1）本症以疼痛和功能受限为主要症状，可采用坐位施术，施用基础手法 2）～5）充分放松肌肉，缓解痉挛，重点是颈根点、冈下点和肩中俞、肩外俞（即两点两俞）。

2）颈椎小关节错缝或棘突偏歪者施基础手法 1）～4），然后采用角度定位旋转侧扳法给予矫正。

3）颈后伸肩胛内侧缘疼痛者，可用拇指和食指桡侧面相对用力提捏菱形肌，而后令患者做颈前屈、后伸动作数次，可缓解其疼痛。

4）牵引法

牵引法包括人工牵引和器械牵引两种，根据病情可适当采用。

ii. 神经根型颈椎病

1）施基本手法 1）～8），而重点施术部位以“三点”（病点、颈根点、冈下点）“两俞”（肩中俞、肩外俞）为主要刺激点。

2）根据颈椎棘突偏歪的情况以及患者的体形（即病变的位置和颈椎的形态），可采用角度定位旋转侧扳法或仰卧位、俯卧位定位扳动法（见第二章第二节扳动手法）。

iii. 椎动脉型颈椎病

1）可选用基础手法 1）～4）进行治疗，但三点两俞一扳有所变化，三点为病点、颈根点、内缺盆点，两俞为心俞、肝俞。此型颈椎病多见 C_2、C_3 有偏歪现象，可采用角度定位旋转侧扳法（即一扳）矫正。

2）用小鱼际擦揉患者颈项两侧（椎动脉循行部位），然后，用掌根搓摩患者枕部（基底动脉部位），以有温热感为宜。按揉风池穴、风府穴，各半分钟。

3）患者仰卧，施基础手法 5），然后双掌从前额经颞部至耳后部做分推法。然后在头面部揉点外迎香、印堂、太阳、角孙、率谷穴各半分钟，一手扶于患者前额部，用另一手拇指和多指拿揉头顶两侧膀胱经 3～5 遍。然后点揉神庭、囟门、百会穴，各半分钟。

4）椎动脉为机械性卡压或椎动脉屈曲变形者可采用牵引法，以缓解头部症状。

5）齿突偏歪引起头部症状者，可施牵引转头法，即医者屈肘以前臂与上臂的夹角部托起患者下颌，另一手托于后枕部，将头向上牵拉的同时做缓慢的左右旋转动作，反复 3～5 遍。此手法可整复齿突偏歪，消除症状。

iv. **交感神经型颈椎病**

1）可选用基础手法 1）～4）进行治疗，而三点变为颈根点、颈上节点（C_2、C_3 旁交感神经上节）和缺盆点，两俞为心俞、膈俞。颈 4 以上棘突偏歪者采用角度定位旋转侧扳法（即一扳）。

2）患者仰卧位，以双手掌根分推上胸部，点按中府、中脘穴，掌根轻揉膻中穴。然后两手同时点按内关穴和公孙穴，每穴各半分钟。

3）耳鸣且双目不适者，可在眼周围做拇指揉法，点按睛明、承泣穴各半分钟。然后按揉听宫、听会、翳风穴各半分钟。

4）肢冷者，仰卧位，医者用双手拿揉上肢，再施掌搓法，有透热感为宜。最后，外展上肢，以掌根按压极泉穴 30 秒后抬起，使上肢有放热感。

由于交感神经受累引起咽喉不适、声音嘶哑者可施以下手法：①间断性点按哑门穴 1 分钟。②拨揉点按颈上节。③纠正颈 2、颈 3 偏歪的棘突。

v. **髓型颈椎病**

轻度髓型颈椎病或脊髓硬膜囊轻度受压者，可根据不同的临床表现采取轻手法进行对症治疗，注意慎用扳法。对于严重的髓型颈椎病患者不适合按摩治疗，可采用其他疗法或手术治疗，以免延误病情。

【其他治疗】

（1）配合理疗和药物治疗。

（2）保守治疗无效者，可酌情采取手术治疗。

【几点体会】

（1）本节中提及的“三点两俞一扳”是治疗颈椎病的总原则，蕴含着笔者多年临床工作的探索和总结，愿与读者交流、分享，倘能对临床按摩医生有所帮助、启示，笔者将备感欣慰。

1）三点

①病点：颈椎主要病变位置，要结合主诉、体征、检查、X 线片寻找。

②颈根点：位于第七颈椎棘突旁开 1.5 寸，斜方肌的前下缘，相当于交感神经中节和交感神经下节（包括星状神经节）处。按压颈根点时应根据患者的体态及病变的具体情况，施以适当的力度和按压方向，使患者有麻、串、热的感觉，其治疗效果明显，但应注意时间不宜过长。

③冈下点：经观察颈椎病患者往往在肩胛冈下缘凹陷处出现敏感点，尤以根型颈椎病明显。

2）两俞

两俞是指肩中俞和肩外俞，此两穴位于肩胛内侧缘上部，其下为菱形肌和肩胛提肌，均为肩胛背神经支配，此神经发自颈 5 神经，是颈椎病的多发部位。另外，俞者输也，有疏通经络、运行气血及承上启下的作用。

椎动脉型颈椎病，两俞采用心俞和肝俞效果为好，因肝藏血，心主血脉，可使气血运行充盈。

交感神经型颈椎病，两俞采用心俞和膈俞，因心主神智，膈俞为血之会穴，故可达到养血安神之功效，对心悸、心慌、胸闷、气短有抑制作用。

至于上述“三点两俞”之变化，其中内缺盆点位于缺盆穴稍内侧（与气舍穴相近），此部位为椎动脉起始处；缺盆点即为缺盆穴，该穴正是锁骨下动脉和臂丛神经所在部位。颈上节点即为交感神经颈上节处，在此点施术可调节交感神经的功能。

3）一扳

①对于颈椎病患者的颈椎偏歪，可采用坐位、仰卧位和俯卧位扳法。此外，经过长期实践和细心体会，作者认为采用“角度定位旋转侧扳法”更具有使患者放松、便于接受的特点（操作要点、注意事项及图示见第二章第二节扳动手法）。

②医生运用颈椎扳动法时，一定要令患者采取利于手法操作的合适体位，更要掌握好扳动的角度和力度。施颈椎扳法必须是在颈椎棘突明显偏歪的同时，局部有压痛或具有自觉症状方可行扳法。另外，扳动时无需强求弹响声，有先天性畸形、椎体间骨质增生已形成骨桥、颈椎结核及肿瘤、高位脊髓压迫症状者不可施行扳法。

③颈椎病是一种比较复杂的综合病证，因此，在按摩治疗之前必须运用各种必要的检查方法，明确诊断和鉴别，弄清是否为颈椎病、属于哪一型、有无其他不适合手法治疗的疾病，在确诊为该病的基础上进行有的放矢的按

摩手法治疗，这样才能取得满意的效果。否则不但不能达到预期的疗效，反而可能给患者造成不必要的痛苦。

④适宜的枕头对预防和配合治疗颈椎病非常重要，经观察常睡高枕和硬度不宜的枕头易发颈椎病，因此，应予以注意。经常患落枕的人应及时治疗，否则可逐渐发展为颈椎病，同时，应注意颈部保暖。

⑤长期从事低头伏案工作或使用电脑的人员，应注意适当的工间休息和体育锻炼，每日进行颈肩部活动锻炼，但切忌头颈部快速大幅度旋转动作。

（2）牵引的作用机制

1）解除颈部肌肉痉挛。

2）纠正寰枢椎及下段颈椎半脱位，减轻其对交感神经的压迫、牵拉与刺激。

3）使椎间隙增宽，负压增大，经观察牵引后椎间隙可增宽 2.5～5mm，缓冲椎间盘组织向周缘的外突力，有利于已外突的髓核及纤维环的修复，从而减轻对神经根的压迫或刺激。

4）增大椎间孔，使神经根所受的挤压或刺激得以缓解，松解神经根和关节囊的粘连。

5）促进水肿消退，改善和恢复钩椎关节与神经根、交感神经传出纤维间的位置关系，起到减压作用。

6）拉开被嵌顿的小关节囊，纠正小关节错位。

7）拉长颈椎管的纵径，总长可增加 10mm 以上，使迂曲的颈脊髓和椎动脉得以伸展，改善椎-基底动脉的血液循环。

8）使迂曲、褶皱或钙化韧带减张，减缓对脊髓及脊髓动脉的压迫。

9）由于纠正了颈椎的异常改变，其对交感神经传出纤维的刺激及压迫缓解，使交感神经功能恢复正常，缓解了头痛、心前区痛、胸痛、背痛与肢体痛，进而使椎-基底动脉供血正常，改善头晕、睡眠障碍及记忆力减退等。

（3）牵引的适应证

1）颈源性头痛。

2）颈源性头晕。

3）颈源性神经症候群。

4）颈源性肢体麻、木、痛等感觉异常。

5）颈源性肢体无力与肌肉萎缩。

6）神经根型颈椎病。

7）交感型颈椎痛。

8）早期脊髓型颈椎病。

9）椎动脉型颈椎病。

10）混合型颈椎病。

11）颈源性眼、鼻、皮肤、心血管、呼吸、消化、神经、精神等各种有关病证。

（4）牵引的禁忌证

1）绝对禁忌证

①颈椎肿瘤。

②颈椎结核。

2）相对禁忌证

①重度椎管狭窄。

②重度椎-基底动脉供血不足。

③局部感染。

④下颌关节炎。

⑤颈椎严重畸形。

第二节 落 枕

落枕，又称“失枕”。本病是以颈部疼痛、活动不利为主症的一种颈项部疾病。可见于任何年龄，但小儿极少见。轻者休息四五天可自愈，重者可数周不愈。反复出现落枕是颈椎病的早期表现。

【病因病机】

本病可由卧姿不良、枕头不适，使一侧颈肌长时间过度牵拉，血供下降，局部组织代谢障碍，代谢产物积聚而使颈部肌肉拘紧。或因颈肩感受风寒，局部血管收缩，致使颈部斜方肌、胸锁乳突肌乃至肩胛提肌痉挛，即副神经受牵累所产生的综合症状。另外，由于颈部扭转动作失调，肌肉拉伤、颈椎错缝而致出血、水肿、渗出、产生疼痛和功能障碍。患者常在清晨起床时发病。

中医认为，本病可由卧姿不良，枕头不适，经气不畅，经脉失养；或颈肩当风感寒，经络瘀阻，气血凝滞；或因颈部动作失调，肌肉扭伤，骨缝开错，使经脉受损、气滞血瘀而致疼痛和功能障碍。

【症状与体征】

多数患者以一侧胸锁乳突肌或斜方肌牵扯性疼痛，肌肉僵硬，有时疼痛串至肩、臂甚至前胸部，头颈活动不利为主要症状。重者呈现头向患侧倾斜，下颌转向健侧的强迫体位。起卧困难，活动时疼痛加重，走路时唯恐振动，甚至以手扶头。

【检查与诊断】

根据病史、症状与体征诊断本病较易。本病多在睡眠起床后出现一侧颈项部疼痛，局部僵硬，头颈活动受限。检查时，颈枕部、肩上部、肩胛内上缘及胸锁乳突肌压痛明显。X线检查可无异常改变。

【鉴别诊断】

本病应注意与颈椎病，以及造成反射性颈肌痉挛的疾病相鉴别，如：颈部淋巴结炎、扁桃体炎、腮腺炎等。并应仔细排除颈椎肿瘤和结核，以免因手法造成意外。

【治疗方法】

1. 治则

舒筋活血，温经通络。

2. 部位

颈项部肌肉，以斜方肌、胸锁乳突肌为主。

3. 手法

拿揉法、点按法、搓法、擦法。

4. 取穴

（1）主穴：风池、颈根点、风门、肩外俞、肩井。

（2）辅穴：俞府、云门、天宗。

（3）配穴：曲池、落枕。

5. 操作方法

（1）患者正坐，医者站其后，拿揉患侧斜方肌，拇食指捏揉胸锁乳突肌使之放松。然后点按风池、颈根点、肩井穴各半分钟，以酸胀为度。

（2）多指拨揉患侧肩胛内侧缘菱形肌和上胸段骶棘肌3～5遍。然后点按风门、肩外俞穴各半分钟。

（3）指揉冈下肌、点按天宗穴各半分钟。

（4）掌根揉患侧胸大肌3～5遍，然后点按俞府、云门穴各半分钟。

（5）掌搓患侧颈项部、肩部肌肉，以透热为宜。然后在胸锁乳突肌和斜方肌处施㨰法。最后，点按曲池和落枕穴各半分钟。

（6）如颈椎有骨错缝者，可施定位旋转侧扳法。

【其他治疗】

可施理疗、热敷配合治疗。

【注意事项】

（1）注意局部保暖。

（2）枕头高低、硬度适宜。

（3）按摩治疗后不要剧烈活动。

第三节　前斜角肌综合征

外伤、劳损、先天性颈肋、高位肋骨可刺激前斜角肌，使前斜角肌痉挛、肥大、变性，致使锁骨上窝部的臂丛神经、锁骨下动脉受到前斜角肌的压迫而产生神经血管症状者，均称为前斜角肌综合征。中医把此症列为肩臂劳损的范畴，此乃积累性劳损或感受风寒诱发，使经络受阻、气血不行，为肿为痛。

其局部解剖关系说明如下：

（1）前斜角肌起始于颈 3～6 横突前侧的结节，中斜角肌起始于颈 2～6 横突后侧的结节，并与前斜角肌斜行向下，同抵止于第一肋骨上缘。

（2）颈神经根自椎间孔发出，沿颈椎横突前侧的浅沟呈斜位向下走行，均经过前斜角肌起始部的后侧和中斜角肌的前侧。其前支组成臂丛，在两肌之间下行。

（3）锁骨下动脉跨过第一肋骨上缘时，位于臂丛与前斜角肌之间。

【病因病机】

颈部后伸、侧屈位时，头部突然向对侧旋转，使对侧前斜角肌受到牵拉扭转而损伤，出现前斜角肌肿胀、痉挛而产生对其后侧神经根的压迫症状。因神经根受压，又使前斜角肌痉挛加重，形成恶性循环。另外，先天性结构畸形，如肩部下垂、高位胸骨、高位第一肋骨、臂丛位置偏后等，使第一肋骨长期刺激臂丛，使受臂丛支配的前斜角肌发生痉挛，压迫臂丛神经而发病。

若前斜角肌痉挛、变性、肥厚，则易造成锁骨上部及锁骨下动脉受压。另外，先天畸形，如颈肋或第七颈椎横突肥大或前、中斜角肌肌腹变异合并时，前斜角肌稍痉挛，即可压迫从肌腹通过的臂丛神经和锁骨下动脉，而出现神经血管的症状。

【症状与体征】

（1）上肢疼痛，单侧多见，双侧较少见。疼痛部位和性质与臂丛神经痛相似，前臂疼痛沿着尺神经或正中神经放射到小指或中指。

（2）有明显的锁骨下动脉受压症状。患者向对侧转头或深吸气，可使桡动脉搏动减弱或消失，并使疼痛加剧。

（3）颈交感神经受累症状，如手部皮肤温度降低、无汗、皮肤色泽变深或变白、肿胀等。

（4）上肢运动障碍多较轻微，肌张力初期稍高，后期均减弱，握力减弱。

（5）触压斜角肌时有压痛，并有僵硬感。

【检查与诊断】

根据以上症状与体征可初步判断为前斜角肌综合征，临床上常采取触诊方法，触摸颈前外侧的前斜角肌部位有明显的肌肉僵硬。另外，有放射性压痛，闭气仰头（阿迪森 Adson）试验阳性，臂丛牵拉试验阳性。摄颈、胸段正侧位片，多表现为颈肋或颈 7 横突过长或高位胸肋。

【鉴别诊断】

本病应与椎管内病变，如颈髓肿瘤、脊髓空洞症；椎管外病变，如颈肋、肋锁综合征、锁骨上窝肿瘤；脊椎病变，如颈椎结核、增生性脊柱炎、颈椎病等疾病相鉴别。

【治疗方法】

1. 治则

疏通经络，解痉止痛。

2. 部位

以颈项部前斜角肌为主，其次是患侧上肢部。

3. 手法

拨法、揉法、弹筋法、点法、按法。

4. 取穴

（1）主穴：天鼎、颈根、缺盆、外天突。

（2）辅穴：俞府、中府、曲池。

（3）配穴：小海、腋下筋、合谷、落枕。

5. 操作方法

（1）患者仰卧，医者站于患者头顶偏患侧，用拇指或多指拨揉前斜角肌使其放松。用拇食指轻轻弹拨此肌肉，以缓解其痉挛。然后点按天鼎、缺盆、外天突穴各半分钟。

（2）掌揉胸大肌，点按俞府、中府穴各半分钟。

（3）拿揉患侧上肢，点按曲池、合谷、落枕穴。然后指拨小海穴和腋下筋穴，每穴各半分钟。

（4）患者取坐位，医者站其后，拿揉患侧斜方肌，拨揉颈3～7椎旁肌肉，点按颈根穴半分钟。然后做颈部牵引。

【注意事项】

（1）患者应避免肩负、手提重物。

（2）局部应保暖，避免项背部受风寒。

（3）本病常与颈椎病合并存在，临床应注意。

第四节　颈源性头痛

颈源性头痛，或称为颈性头痛，属于器质性头痛之一。由颈椎病及慢性颈椎损伤引起的头痛，统称为颈源性头痛。本症以中老年人较多见。

【病因病机】

1. 颈神经受激压导致头痛

头部的感觉神经分布：顶枕部受枕大神经和枕小神经支配；耳周受耳大神经支配。这几条神经均来自颈 2～3，所以，颈 4 以上的颈椎出现骨质增生、椎间盘病变、小关节错缝即可引起神经根受激压，继而可致头痛。

颈椎下段（颈 5～7）若有骨质增生形成、椎间盘病变、后关节病变，也可能引起头痛。此时，仅用颈神经受激压不能得到满意的解释。作者认为，可能与颈部肌肉或血管痉挛或交感神经受累有关。

2. 软组织痉挛导致头痛

由于颈项部肌肉过度牵拉紧张，引起附近神经受激压致头痛，故将此类头痛又称为肌紧张性头痛。

3. 颈交感神经受激压导致头痛

颈椎旁的交感神经或节后纤维受到化学性刺激或物理性压迫而引起的头痛。临床上交感神经型颈椎病几乎都伴有头痛，并伴有心悸或心动徐缓、手胀、多汗或少汗等症状。这些现象说明，交感神经受累是引起头痛的原因之一。

4. 椎-基底动脉缺血引起头痛

由于椎动脉受激压，或因交感神经受累致使椎动脉痉挛，导致椎-基底动脉缺血、脑供血不足而引起头痛。

5. 单纯脊髓型颈椎病可引起头痛

脊髓型颈椎病出现头痛，以眼部、面部、颌部疼痛明显。面部呈葱皮样感觉减退——鼻侧感觉障碍不明显，愈近面部外侧感觉障碍愈明显。这与三叉神经脊髓核受累有关。

【症状与体征】

颈枕部疼痛可沿枕顶部放射到颞部，疼痛多局限于枕顶区域，且多为跳痛、胀痛、烧灼痛、刀割样痛、放射性刺痛。平时以慢性隐痛为主或伴有麻木、酸痛感，有时可伴有耳鸣、头晕、听力障碍，少数患者可出现眼部胀痛或眼球内陷感，瞳孔左右不对称，颈肩部和头面部紧缩感。往往由于感受风寒、疲劳过度、便秘、月经期、睡眠不佳、姿势不良而诱发。病情严重者可伴有恶心、呕吐、眩晕、牙痛、耳痛、视物不清、头痛欲裂。一般发作几小时可自然缓解，少数可达几天方能恢复。患侧椎旁肌肉及枕顶部压痛明显，尤以风池穴压痛为甚。

【检查与诊断】

（1）中年以上有反复发作颈枕部疼痛史，疼痛发作时颈部肌肉僵硬，头颈部转动时疼痛加剧，并伴有恶心、呕吐、眩晕、耳痛、视物不清等症状。

（2）风池穴及椎旁肌肉有明显压痛，颈部活动时有响声，并伴有不同程度的功能障碍。

（3）颈椎拍片：为了避免漏诊，应常规拍摄颈椎正位、侧位、双斜位、张口位片，疑有齿突后脱位或颅底凹陷者可加拍颅颈交界侧位片，颈椎序列不良可加拍过伸、过屈位片以证实有无椎体滑脱。

（4）CT 及 MRI 检查：此为选择性检查项目，不可作为常规检查。如患者头痛、呕吐频繁、眼底视乳头水肿，应做头颅 CT 检查以排除颅内占位性病变；椎间隙狭窄患者可做 MRI 检查，若同时神经系统检查有长束征者，必须进行颈椎 MRI 检查。

（5）按其他病治疗无效或效果不佳，且能排除其他器质性头痛者。

【治疗方法】

1. 治则

疏通经络，纠正偏歪，活血止痛。

2. 部位

颈项部、头枕部、颞部。

3. 手法

拨揉法、点按法、提拿法、扳法、牵法。

4. 取穴

（1）主穴：风池、颈椎第二、三椎旁压痛点（相当于交感神经颈上节）、率谷、角孙。

（2）辅穴：天柱、玉枕、太阳、肩井。

（3）配穴：肩中俞、肩外俞、四渎、后溪。

5. 操作方法

（1）患者俯卧，医者站其旁，用多指或拇指拨揉颈项部两侧肌肉，使其放松，以颈 1～4 为主。然后指揉、点按风池穴，点按颈 2～3 椎旁压痛点各半分钟。

（2）指揉头枕部和颞部，点按天柱、玉枕、率谷、角孙穴各半分钟。

（3）提拿斜方肌，使其头枕部有串胀感，然后点按肩井穴各半分钟。

（4）用掌根或多指拨揉上胸椎 1～5 两侧竖脊肌和菱形肌 3～5 遍，然后点按肩中俞、肩外俞各半分钟。

（5）患者仰卧位，医者站其头顶侧，揉点太阳穴半分钟。站其旁，拿揉上肢 1～3 遍，然后点按四渎、后溪穴各半分钟。

（6）患者正坐，医者站其侧后方，如有颈椎棘突偏歪者可采用角度定位旋转侧扳法；如有齿突偏歪者可采用牵引下左右旋转复位方法。

【注意事项】

（1）手法力度适宜，切忌暴力。

（2）枕头的高度、硬度适中。

（3）避免过度劳累，不宜长时间伏案。

（4）局部保暖，免受风寒。

第五节　周围性面神经麻痹

面神经麻痹又称面瘫或口眼㖞斜。临床分为周围性和中枢性两种，周围性面神经麻痹系因茎乳突孔内急性非化脓性的面神经炎引起；中枢性面神经麻痹多为颅内病变引起的后遗症，往往还伴有一侧肢体瘫痪的症状。本节主要讨论的是由面神经炎引起的周围性面神经麻痹而致的面瘫。

【病因病机】

面神经是第七对脑神经，为混合性神经，连于脑桥下缘外侧，与位听神经伴行于内耳门，然后穿入颞骨内部的面神经管（为狭长的骨性管腔），最后由茎乳突孔出颅腔，进入腮腺深面，在此分数支由腮腺前缘穿出，呈扇形分布于面部表情肌，并管理其运动。炎症和局部缺血缺氧，都可引起面神经水肿，由于面神经管和茎乳突孔的解剖特点，面神经水肿会受到相对性压迫，从而发生神经功能障碍，出现其支配的面部表情肌瘫痪。周围性面神经麻痹多由于急性非化脓性茎乳突孔内的面神经炎所引起，面部突然受冷风侵袭是发病的常见诱因。由于面部突然因寒冷刺激，使营养面部的血管发生痉挛，导致面神经组织的缺血、缺氧、水肿而出现面神经麻痹；或茎乳突孔内的骨膜炎，引起面神经受压、水肿而致面神经麻痹，产生一侧面肌瘫痪的症状。

中医认为，本病系由正气不足，营血亏虚，复感风寒外邪，致使贼风之邪乘虚入肌腠，留滞经络，使经络不通，营卫失调，筋脉失养，致筋缓不荣，口眼㖞斜。对此历代医家多有论述，如汉末著名医家张仲景在《金匮要略》中说：“寸口脉浮而紧，紧则为寒，浮则为虚，寒虚相搏，邪在皮肤。浮者血虚，络脉空虚，贼邪不泻，或左或右，邪气反缓，正气即急，正气引邪，㖞僻不遂。”又如隋代医学家巢元方在《诸病源候论》中说：“风邪入于足阳明、手太阳之经，遇寒则筋急引颊，故使口㖞僻，言语不正，而目不能平视。”

【症状与体征】

任何年龄都可发生，但以20～40岁居多，男性多于女性，绝大部分为单侧，通常发病急，多数病人在野外或山区受到寒风侵袭而致面颊麻木，一侧面部表情肌瘫痪，于几小时内达到高峰。部分病人在发病前几天有同侧耳后、耳内乳突区或面部轻度疼痛，于晨起突然发现面部板滞、口眼㖞斜。表现为患者不能皱眉闭眼，额纹消失，鼻唇沟变浅，口角下垂歪向健侧，不能鼓气和吹口哨，进食时饭粒留置于患侧齿颊之间，甚至汤液自患侧口角溢出，眼轮匝肌反射（检查者将手指放在病人印堂部，闭眼后用叩诊锤轻叩）减弱或消失（患侧反射消失），并可出现唾液分泌减少，同侧舌前2/3味觉减退以及听觉过敏等症。

【检查与诊断】

根据患者主诉、症状、体征，诊断本病较易，为了进一步确诊以及对本病作出定位诊断，还需进行以下检查：

（1）令患者做皱额、举眉、闭眼、鼓颊、吹口哨等动作，面瘫患者均不能完成。

（2）令患者闭眼，在患侧眼睑不能闭合的同时可出现眼球上窜，在角膜下缘露出巩膜袋，此为贝尔（Bell）征阳性。

（3）令患者呼气则患侧颊肌鼓起而吸气时颊肌凹陷，此为船帆征阳性。

（4）用温凉的糖水滴在患者麻痹的舌前 2/3 的舌面上，如有味觉减退或消失，说明鼓索分支以上同时存在病变；因为单纯茎乳突孔以下病变时，仅有运动障碍，不伴味觉障碍。

（5）患者常在阳白、角孙、率谷、颊车、翳风、下关以及耳前等穴位处，出现明显压痛。

【鉴别诊断】

1. 中枢性面神经麻痹

仅限于面部眼以下肌肉瘫痪，故皱眉、闭眼皆无障碍，由于是颅内缺血、出血病灶所引起，故常伴有一侧上肢和下肢瘫痪。

2. 感染性多发性神经炎

面瘫常为双侧，并伴有肢体瘫痪，脑脊液检查蛋白明显升高。

3. 桥脑肿瘤、炎症、出血

引起核性面神经麻痹，常伴有其他颅神经损害和锥体束受损体征（失去支配的运动单位发生瘫痪，引起一侧肢体痉挛性瘫痪，表现为肌张力增强，深反射亢进，浅反射消失，病理反射阳性）。

此外，面神经邻近器官的一些病变，如腮腺炎、腮腺肿瘤以及耳后淋巴瘤等，均可能压迫或损害面神经，但都起病较缓慢并伴有其他体征，可资鉴别。

【治疗方法】

1. 治则

舒筋通络，活血祛瘀。

2. 部位

主要部位：颜面部、前额部、颞部、乳突部、后颈部。

辅助部位：肩上部、手部。

3. 手法

揉法、拨法、点按法、弹筋法、擦法。

4. 取穴

（1）主穴：地仓、颊车、下关、颧髎、翳风。

（2）辅穴：四白、阳白、风池、听宫、禾髎、睛明、太阳、攒竹、率谷、角孙、人中、承浆、鱼腰。

（3）配穴：肩井、曲池、合谷、心俞、膈俞、足三里。

5. 操作方法

（1）患者仰卧位，医者站其头顶侧。掌揉面部、前额部表情肌，以有温热感为宜。然后指揉耳后部 4～5 遍，最后点按翳风、风池穴各半分钟（以患侧为主）。

（2）用食、中、无名三指拨揉耳前部与下颌部，以有酸胀感为宜。然后点按颊车、听宫、禾髎、下关、颧髎穴各半分钟。

（3）用拇指揉口轮匝肌 3～5 遍，然后用拇食二指捏起地仓筋，施以弹拨和捻揉法，以有酸胀感为宜。最后指揉人中、承浆穴各半分钟。

（4）用拇指揉眼轮匝肌 3～5 遍，然后点、揉睛明、攒竹、鱼腰、阳白、太阳、四白穴各半分钟。

（5）多指揉颞部、乳突部（以患侧为主），然后点按率谷、角孙穴各半分钟。

（6）用掌或多指施擦法于面部、颊部、颞部，使其有发热感为宜。医者站其患侧，依次点按肩井、曲池、合谷、足三里穴各半分钟。

（7）患者俯卧位，点按心俞、膈俞穴各半分钟。

【注意事项】

患部保暖，禁食寒凉、刺激性食物。保持乐观情绪，避免暴怒、生气。

【讨论与体会】

（1）张仲景认为，本病的病因是血虚，络脉空虚，正气不足，复受寒邪侵袭面部肌肤，寒虚相搏，邪在皮肤，贼邪不泻，或左或右，㖞僻不遂。

巢元方认为，本病乃因风邪入于足阳明、手太阳之经，遇寒则筋急引颊，故使口㖞，言语不正，而目不能平视。

可见血虚、经络感受风寒侵袭乃是根本原因，用按摩疗法治疗本病效果显著。对面部诸穴用揉法、点按法、擦法，具有舒筋通络，活血濡筋，温经通阳之功；用弹筋法具有行气活血之效。配合风池、肩井、合谷穴祛风散寒；按揉颊车、地仓、曲池穴能疏调阳经之气，以治口㖞。本病为血虚风邪入经引起，故治疗时应遵循活血祛风的原则，所谓“治风先治血，血行风自灭”。血虚选用膈俞穴；

体质虚弱，则选用足三里穴；由于心主血脉，故选用心俞穴，以利于通络活血。

（2）治疗使用的穴位主要是足阳明经、手太阳经走行于面部的穴位，这些穴位恰恰是面神经走行路线。例如：下关、颊车、地仓等穴都处于面神经分支的部位；翳风穴的深层正是面神经干从茎乳突孔发出的位置；禾髎、听宫穴深层是腮腺所处的部位，面神经就从腮腺中穿过而呈放射状分支，分布于表情肌。因此，在这些穴位上施以按摩手法可以起到兴奋面神经的作用，从而使瘫痪的肌肉恢复运动功能。

（3）治疗的手法刺激量不宜过大，因为重手法为泻法，此症患者多为虚证，宜补不宜泻。临床实践证实，若手法刺激量过大，患者会出现面肌痉挛现象。另外，如口眼向左㖞，说明左侧正气急，右侧邪气缓，病当在右侧，施用手法时应在右侧面部以较深沉的揉法、点按法、擦法令其收缩；而左侧面部则采用力度较轻浅的手法，使其松弛。

（4）周围性面神经麻痹常发生于感受风寒或感冒之后，多属急性发作。临床实践证明，若及时治疗效果显著；若病程在半年以上者疗效不佳，往往留有后遗症，如面肌痉挛，或面肌联合运动障碍，或眼裂变小，或哭笑时口偏向健侧；重者出现面肌萎缩。

（5）本症的护理极为重要，首先应用清洁的纱布眼罩将患侧的眼睛盖好，每日用金霉素眼药膏 1 次，以便保护角膜。当患侧面神经功能有所恢复时，就对着镜子练习面肌的随意运动，如皱额、提眉、鼓腮、吹气等。另外，嘱患者注意保暖。

第六节　下颌关节紊乱及脱位

一、下颌关节紊乱

下颌关节紊乱又称为颞下颌关节紊乱综合征，是以下颌关节疼痛、弹响与开口运动异常为主症的一种无菌性炎症。本病单、双侧均可发生。

其局部解剖关系说明如下：

颞下颌关节又名下颌关节，由下颌头与颞骨的下颌窝构成。覆盖关节面的是纤维软骨，关节囊松弛，上方附于关节结节和下颌窝的周缘（关节结节包裹在关节囊内），向下附着于下颌头下方。关节囊前部薄，后部厚，外侧有韧带加强，如颞下颌韧带、茎突韧带和蝶下颌韧带。其中以颞下颌韧带最坚强，主要维持下颌头和颞骨下颌窝的连接，限制下颌头向前方的运动。关节腔内有纤维软骨构成的关节盘，关节盘的周缘与关节囊相连，将关节腔分为上、下两部分。关节盘的功能有二：一是调节关节运动；二是关节盘富有弹性，故有缓和与减轻震荡的作用。

颞下颌关节的运动关系到咀嚼、语言和表情等功能，必须左、右同时运动，属联合关节，能做开口、闭口、向前和向后及侧方运动。当张口时，下颌头和关节盘一起滑到关节结节的下方。倘若张口过大、过猛，关节囊又松弛，下颌头和关节盘向前滑到关节结节的前方而不能退回关节窝，则形成颞下颌关节前脱位。闭口时下颌头和关节盘一起滑回关节窝。向前和向后运动是下颌头和关节盘一起对下颌窝做前后滑动。侧方运动是一侧的下颌头对关节盘做旋转运动，而对侧的下颌头和关节盘对关节窝做向前的运动。

【病因病机】

本病的发病原因比较复杂，目前尚不明确，可能与以下因素有关：

（1）下颌关节因遭受外力或经常咀嚼硬物，使关节盘所受压力增大，加上反复研磨劳损导致关节盘损伤，发生下颌关节交锁，引起错位咬合。

（2）牙咬合关系和颞下颌关节的功能活动有着密切的联系，牙尖过早接触，或因后牙缺失或过度磨损等因素造成垂直距离过短等使牙咬合关系紊乱，可反射性地引起颞颌关节周围肌群的痉挛而发生本病。

（3）两侧颞颌关节的结节高度和倾斜度明显差异时，关节结节较高一处的髁状突滑动运动受限，而较低一侧的髁状突滑动仍为正常，从而形成了开口时下颌偏向关节结节较高侧的不协调状态。

（4）其他原因，如长期夜间磨牙造成关节创伤，或因寒冷刺激引起肌肉痉挛而诱发本病。

【症状与体征】

大多慢性起病，偶有外伤史。下颌关节可有局部慢性疼痛，甚至耳后可有不适，活动障碍，尤以张口受限明显，如刷牙、咀嚼食物均感牵扯疼痛。因此患者往往不敢大笑、打呵欠及咬较硬食物。下颌关节活动时常常有“咯咯”弹响声。少数患者可因颞神经和鼓索神经被髁状突压迫而发生听觉障碍、眩晕、头痛以及放射性疼痛等症状。

【检查与诊断】

张口受限，患侧下关、颊车、听会、耳门穴有压痛，张口运动受限，手扪患侧关节处并让患者张口，有弹动感，同时可听到弹响声。X线检查，下颌关节无明显变化，可排除颞颌关节部的骨折、脱位、增生性关节炎等病变。

【治疗方法】

1. 治则

活血理筋，滑利关节。

2. 部位

下颌关节部及周围组织。

3. 手法

揉法、拨揉法、推法、擦法、掐捏法。

4. 取穴

（1）主穴：下关、听会、颊车。

（2）辅穴：耳门、和髎、翳风。

（3）配穴：合谷、曲池、上颊车。

5. 操作方法

（1）患者仰卧位，医者坐于头顶侧。掌揉或小鱼际揉下颌关节部及面部肌肉（以咀嚼肌为主），使其局部有酸胀透热感为宜。

（2）点按和拨揉下关、听会、颊车、和髎、耳门穴各半分钟。

（3）两手中指同时揉点双侧翳风穴半分钟。

（4）双掌从下关至颊车做推法数遍，然后用掌擦法擦摩下颌关节处，使其有透热感。

（5）医者站于患者体侧，以双拇指同时点按合谷、曲池穴，左右各半分钟。

【注意事项】

（1）避免咀嚼硬物，纠正不良咀嚼习惯，以免加重韧带、关节盘的疲劳和损伤。

（2）注意局部保暖，可配合热敷治疗。

二、下颌关节脱位

【病因病机】

（1）过度张口：大笑、打呵欠、拔牙等，都可使髁状突经前壁向前滑到关节结节的下方，形成一侧或双侧脱位。

（2）暴力打击：下颌遭到外力的侧方打击或咬硬物时，关节囊的侧壁韧带不能抗御这种外力，发生一侧或双侧脱位。

（3）年老体弱，久病体虚，气血不足，肝肾亏损，血不荣筋，导致韧带松弛，因此容易发生一侧或双侧习惯性脱位。

【症状与体征】

张口不能闭，下颌骨下垂、前突。咬肌痉挛呈块状隆起，面颊呈扁平状，流涎，语言不清，咬食、吞咽困难。若为一侧脱位时，颏部也向前突，但偏向健侧，口角歪斜，患侧低于健侧，耳屏前方可显凹陷。

【治疗方法】

1. 治则

理筋整复。

2. 手法复位

（1）患者正坐，医者站其后，患者头稍后仰，紧贴医者的前胸，医者两手拇指和大鱼际分别置于患者两侧下颌外缘上方，其余手指置于下颌骨的下方，紧握下颌骨向下按压并向后拉，随即上托便可复位。此法适用于年老齿落的习惯性脱位患者。

（2）患者正坐，头靠墙壁，医者站于前面，用双手手指或大鱼际轻轻按揉面颊部肌肉，再以拇指按揉下关、颊车穴，由轻到重，以有酸胀感为宜。当局部肌肉紧张和痉挛解除后，医者再用双手按住患者下颌骨外侧面，拇指端抵住咬肌附着处，余指分别置于下颌角后下方，牢牢握住下颌骨，然后稳稳地用力将下颌骨先向下压，随即向后推提，此时下颌骨髁状突有进入关节内的感觉，同时可听到复位的弹响声。

单侧脱位则要先按住健侧，向患侧推，然后再进行手法复位。

双侧脱位也要先矫正好下颌的位置，然后再进行手法复位。

第七章　腰背胸肋骶髂病证

第一节　腰椎间盘突出症

本病是由于腰椎间盘突出，压迫坐骨神经而产生的以腰、腿部疼痛和麻木为主症的一种病证，又称为腰椎间盘纤维环破裂症和腰椎间软骨盘突出症等。多发生于 20～40 岁之间的青壮年，其发病率约占总发病人数的 64.5%。

腰椎有五个椎间盘，由软骨盘、纤维环和髓核三部分组成。

软骨盘由圆形的软骨细胞组成，平均厚度 1mm，中心区更薄，呈透明状，位于椎体两端。软骨盘有许多微孔，是髓核的水分和代谢产物的通路，软骨盘内无神经组织，因此软骨盘损伤后，既无疼痛产生，也不能自行修复。

纤维环分为外、中、内三层，为同心环状多层结构，其前侧和两侧较厚，接近后侧的两倍。纤维环在其前、后部分别得到前、后纵韧带的加强。

髓核在 10 岁以后基本发育成熟，呈胶冻状，髓核和纤维环分界明显，由疏松的纤维软骨和大量的胶原物质构成。随着年龄的增长，胶原物质逐渐被纤维软骨所代替，并逐渐脱水，纤维环和髓核界限不清。椎间盘的营养来自纤维环周围的血管和软骨盘的渗透。

椎间盘具有保持脊柱的高度，保持椎间孔的大小，维持脊柱正常的生理曲度，连接其上下的椎体，并使椎体间有一定的活动度，使椎体间表面受力均匀以缓冲冲击等生理功能。

【病因病机】

中医学无“腰突症”之病名，本症属“痹证”范畴，认为是肝肾亏虚为本，复感风寒湿邪、痹阻经络所致。现代医学认为，本病是以椎间盘的退变为基础的一系列病理变化的结果。

椎间盘的纤维环在出生时含水量为80%，髓核的含水量为90%。随着年龄的增长，含水量逐渐降低，由于脱水，椎间盘高度下降，且由于髓核的胶原化，其弹力和膨胀性能下降，软骨盘随着年龄的增长也变得薄而不完整，并产生囊样变性，纤维环的附着点松弛，脱水和小的重复损伤，使退变椎间盘的薄弱处，主要是在其后部出现不同程度的裂隙，可能为髓核突出的通道。由于纤维环的退变使椎体不稳，椎体边缘代偿性增生，从而产生一系列的骨改变。60岁以上的老年人，其髓核已几乎全被胶原纤维所代替，弹性很差，但也无法突出（髓核与纤维环已合为一体），可有整个纤维环的膨出，其幅度不会很大，故60岁以上的老年人诊断为腰椎间盘突出症当慎重。

诱发因素主要有：急性的损伤（如跌、扑、扭、闪、撞击等）可加剧椎间盘的压力，而诱发突出；长期的震动和过度的负荷加剧了椎间盘的退变，并增加了椎间盘内压力，促使突出；由于先天发育异常，脊柱的畸形或生理曲度的改变，使纤维环承受的压力不均匀，在应力集中的部位易出现退变和突出。

由于以上原因，可使髓核产生不同程度的突出，根据其突出的方向可分为向前、向后、向椎体内突出三种情况。其中向后突出者，根据其突出的部位又可分为单侧、双侧和中央三型。髓核突出后产生症状的机理学说有：机械压迫学说、化学性神经根炎学说和自身免疫学说。

机械压迫学说，即症状的产生，是由突出的椎间盘组织压迫了神经根，使之充血水肿、代谢和功能障碍而产生的。但机械压迫学说并不能完善地解释腰突症的症状和体征，因此有人提出化学性神经根炎学说，认为髓核中的大量组织胺类的致痛物质的释放和糖蛋白、β-蛋白的释放，刺激了神经根，使之出现明显的充血、水肿等炎症性的改变，而产生了严重的疼痛。有人认为除组织胺等致炎物质的致炎作用外，由于髓核的营养是由软骨盘的弥散作用来实现的，与周围血管无接触，因而是被人体的免疫系统排斥为异体组织的。当髓核突出后，机体的免疫系统把其当做异物攻击，加剧了炎症反应，并且可引起其他椎间盘的变性。一般认为这三种学说在解释其症状时各有侧重，可互为补充。

由于后纵韧带的中央部分较厚，而向两侧延展的部分宽而薄，所以椎间盘不会出现真正的正后方突出，即使临床的中央型突出，其真正突出口也是偏向一侧的，而其突出的髓核可能会在后纵韧带的两侧滑来滑去，而使症状左、右交替，但多数的突出为偏侧后方的突出。

【症状与体征】

1. 腰背痛

腰椎间盘突出症的患者，绝大部分都有腰背痛。腰背痛既可出现在腿痛之前，亦可和腿痛同时出现或之后出现。一部分患者不明原因突然腰痛，一部分患者在某次较明确的腰部外伤后出现。腰背痛和外伤可有间隔时间，短者数天，长者数月乃至年余。患者腰背痛范围较广泛，主要在下腰背部或腰骶部。发生腰背痛的原因主要是因为椎间盘突出时，刺激了外层纤维环及后纵韧带中的窦椎神经纤维。如果椎间盘突出较大，刺激硬膜会产生硬膜痛。由于韧带、肌腱、骨膜和关节周围的组织，均属于中胚叶结构组织，对疼痛极为敏感。但这类疼痛感觉部位较深，定位不准确，一般为钝痛、刺痛或放射痛。临床所见的腰背痛可分为两个类型：一类是腰背部广泛的钝痛，起病缓慢，每当活动或较长期某一姿势时腰痛加重，但休息或卧床后疼痛可减轻，较少影响工作；另一类是腰背痛发病急骤突然，疼痛甚为严重，腰背部肌肉痉挛，腰部各种活动均受到限制，严重影响生活和工作。这种急性腰痛在发病之初几天为重，以后可逐渐减轻。一般持续时间较长，要经 3～4 周方能缓解。这两类疼痛以前者为多，后者较少。前者多属椎间盘纤维环尚完整。而后者多为纤维环突然全部或大部破裂，髓核突出。

2. 坐骨神经痛

此为腰突症的主要症状，多为单侧，中央型者可左、右交替，为坐骨神经区的放射痛。患者为了松弛坐骨神经的紧张、缓解疼痛，常取弯腰屈膝屈髋侧卧的三屈位，甚至胸膝位休息，且患者可诉骑自行车时疼痛较行走时为轻，但腹压增加时，如排便等可使疼痛加剧。部分高位椎间盘（L_1、L_2、L_3）突出者，可出现腹股沟区或大腿内侧的疼痛；低位椎间盘（L_4、L_5、S_1）突出者，部分可出现腹股沟或下腹部的疼痛，其并非因根性压迫所致，而是牵扯痛。

3. 间歇性跛行

因为行走时椎管内受压的椎静脉丛逐渐充血，加重了神经根的充血程度，而使疼痛加重，蹲位休息或卧床后可减轻或消失。

4. 瘫痪

严重的腰突症可出现肌肉的麻痹性瘫痪，一般以 L_4、L_5 椎间盘突出明显，如 L_5 神经麻痹，致使胫前肌等麻痹瘫痪，导致足下垂等，一般并不出现肢体的完全性瘫痪，但肌力减弱很常见。

5. 麻木

可无下肢的疼痛而有肢体的麻木感，因突出的椎间盘压迫了本体感觉或触觉神经纤维所致。

6. 患肢发凉，小腿水肿

此症状也很常见。因突出的椎间盘刺激了椎旁的交感神经纤维，致使下肢血管舒缩功能障碍所致。

7. 马尾综合征

巨大的中央型突出，压迫马尾神经，出现严重的双侧坐骨神经痛，会阴部麻木，排便、排尿无力或尿潴留，大便失禁和阳痿等。

【检查与诊断】

1. 检查

（1）步态：症状轻者可无异常步态，重者可出现身体前倾、臀部突向一侧的跛行。

（2）脊柱侧弯：通常在腰段。严重者可出现“S”形侧弯。

（3）压痛：常在病变腰椎的棘突旁有压痛，且向同侧的坐骨神经分布区放射。

（4）腰部活动：腰部各方向活动受限，但以后伸受限最明显。

（5）下肢肌萎缩：一方面是肌肉废用所致，另一方面是神经根受压所致（下运动神经元的损伤）；但早期不明显，病程越长，肌萎缩越明显。

（6）感觉异常：早期可有感觉过敏，晚期则感觉减退。

（7）腱反射的改变：跟腱反射减弱或消失，见于 L_5、S_1 椎间盘突出。膝反射减弱或消失则为 L_3、L_4 椎间盘突出。

（8）直腿抬高：患侧低于健侧。

（9）直腿抬高加强试验阳性。

（10）拉赛克（Lasegue）征阳性。

（11）仰卧挺腹试验阳性。

（12）屈颈试验阳性。

（13）健侧抬高试验阳性：因抬高健肢，向下牵拉硬膜囊，间接刺激了患侧神经根所致。

对疑似椎间盘突出的患者，均应做常规的腰部X线检查，虽然腰椎的正侧位片的结果并不能确诊腰突症，但可排除其他骨质的病变。必要时可做CT、MRI检查。

2. 诊断

（1）有腰部外伤、慢性劳损或感受风寒湿邪病史，或有慢性腰痛史。

（2）常发生于青壮年及体力劳动者，男性多于女性。

（3）腰痛向臀部及下肢部放射，腹压增高时，如咳嗽、打喷嚏等可使疼痛加剧。

（4）脊柱侧弯，腰椎生理曲度消失且病变部位椎旁有明显压痛，同时向下肢放射。腰部活动受限。

（5）下肢受累神经支配区有感觉过敏或迟钝，病程长者可出现肌肉萎缩，直腿抬高或其加强试验阳性，腱反射（膝反射、跟腱反射）减弱或消失，拇趾背伸力减弱。

（6）X线片检查可见脊柱侧弯，腰椎曲度消失，椎间隙变窄，相邻椎体边缘骨质增生。CT检查可显示，腰椎间盘突出的部位和病变的程度。MRI检查可使关节软骨、肌肉、韧带、椎间盘等组织直接成像。

根据其临床表现，中医将腰椎间盘突出症分为四型，即血瘀型、寒湿型、湿热型、肝肾亏虚型。

由于椎间盘突出的部位不同，其症状、体征也有差异，临床应进行定位诊断。见下表：

表 7-1 腰椎间盘突出的定位

突出部位	L_3、L_4 之间	L_4、L_5 之间	L_5、S_1 之间
受累神经	L_4 神经根	L_5 神经根	S_1 神经根
疼痛部位	骶髂部，髋部，大腿前外侧，小腿前侧	骶髂部，髋部，大小腿后外侧	骶髂部，髋部，大小腿及足跟外侧
麻木部位	小腿前内侧	小腿外侧或足背，包括大趾	小腿及足外侧，包括外侧三趾
肌力改变	伸膝无力	大趾背伸无力（大趾背伸试验阳性）	偶有跖屈及屈拇趾无力（拇趾跖屈试验阳性）
反射改变	膝反射减弱或消失	无改变	踝反射下降或消失

若为中央型突出则表现为：

突出部位：L_4、L_5 或 L_5、S_1 之间。

疼痛部位：腰背部，双侧大、小腿后侧，有时疼痛出现左右交替现象。

麻木部位：双侧大、小腿及足跟后侧以及会阴部（马鞍区）。

肌力改变：膀胱或肛门括约肌无力。

反射改变：踝反射或肛门反射消失。

【鉴别诊断】

本病应注意与急性腰扭伤、脊柱结核、肿瘤、增生性脊柱炎、强直性脊柱炎、先天性发育异常的腰痛、老年性骨质疏松症、泌尿系统疾病、妇科疾病相鉴别。详见下表：

表 7-2 胸椎间盘突出症相关疾病鉴别表

	症状	体征	X线检查
腰突症	腰痛，坐骨神经痛，大便、喷嚏、咳嗽加剧，休息时减轻	脊柱侧弯，曲度消失，直腿抬高试验阳性，拇趾背伸力减弱等	脊柱侧弯，弧度变浅或消失，椎间隙变窄或左右不对称
急性腰扭伤	有外伤史，疼痛剧烈，可放射至臀及下肢，腰部活动不利	腰肌痉挛，压痛，活动受限	无异常
慢性腰扭伤	腰部广泛酸重钝痛感，受寒或劳累后加剧	腰部广泛轻压痛，不同程度腰肌萎缩，功能受限多不显著	无异常
腰椎结核	腰痛或腿痛，活动时加剧，乏力，体重减轻，低热，盗汗，潮红	腰肌板样痉挛，脊柱活动明显受限，可有后凸畸形和寒性脓肿	椎间隙变窄，椎体边缘模糊不清，有骨质破坏，有寒性脓肿，可见腰肌影增宽
脊柱肿瘤	腰痛或腿痛，疼痛程度较重，夜间尤甚，进行性加剧	根据不同的情况，体征各异	椎体破坏压扁，椎间隙尚完整，造影可见占位性病变或椎管阻塞，穿刺见脑脊液压力升高，蛋白升高
增生性脊柱炎	酸痛，劳累或阴雨或感寒后加重，晨起亦重	曲度可变小或消失，棘突可有深叩击痛	椎体边缘唇样增生或后关节突增生，但关节间隙清楚，椎间隙稍变小
强直性脊柱炎	疼痛，脊柱活动不利	脊柱弧度消失或反弓，呈驼背畸形，各方向活动均受限，局部叩击痛	早期骶髂关节模糊，后关节增生，关节间隙模糊或消失，后期典型的竹节样改变
先天发育异常（脊椎隐裂，腰椎骶化，骶椎腰化）	隐痛或无症状，活动后加剧，较易扭伤	无或各异	隐裂常见于 L_5、S_1 椎板棘突缺损。骶化：L_5 一侧或两侧横突肥大，与髂骨或骶骨接触，甚至形成假关节。腰化：S_1 未与其他骶椎融合
老年性骨质疏松	腰部酸痛或剧痛，多发生在停经后的老年妇女	腰部活动受限，棘突压痛，深叩击痛，生理曲度消失，可有驼背	骨质疏松，椎体呈双凹型或压缩呈楔形

（续表）

	症状	体征	X线检查
妇科疾病	腰骶部酸痛常与下腹部疼痛同时存在，并可与月经周期有关	一般无腰部体征，但可有妇科病体征	无异常
泌尿系统疾病	腰痛，无下肢痛，但可有尿频、尿急、尿痛或发烧等	腰背区叩击痛，肋腰点压痛等	无异常

【治疗方法】

1. 治则

舒筋通络，活血散瘀，滑利关节，松解粘连，整复偏歪。

2. 部位

腰部、腰骶部、臀部及患侧下肢。

3. 手法

推法、按法、拨揉法、按压法、点按法、拿揉法、扳动法。

4. 取穴

（1）主穴：椎旁压痛点、腰阳关、肾俞、腰眼、腰俞、环跳。

（2）辅穴：大肠俞、关元俞、承扶、殷门、委中、承筋、昆仑。

（3）配穴：居髎、阳陵泉、丘墟、足底腰痛点及各分型对症手法中所用穴位。

5. 操作手法

基础手法：

（1）患者俯卧，医者站其患侧旁，双掌自上而下直推两侧腰肌，经臀部至大腿后侧 3～5 遍。然后以轻柔、舒适的放松手法，在腰椎两侧施揉法和拨揉法，使其充分放松。在 1～5 腰椎督脉线做叠掌按压法，在华佗夹脊线做肘按法，在膀胱经一线做双拇指按压法。此为“五线三按法”，以患侧为主，各 2～3 遍。

（2）点按患侧椎旁压痛点（即痛点），使其有向下肢放射的酸胀、串麻感为宜，时间半分钟左右。然后点按腰阳关、腰俞、肾俞、大肠俞、关元俞、腰眼穴，各半分钟，以患侧为主。健侧手法力度和按压时间可酌减。

（3）医者双拇指拨揉患侧臀部肌肉，使其放松，然后拿揉患侧下肢后侧肌群 2～3 遍。最后点按、拨揉环跳、殷门、委中、承筋、昆仑穴，各半分钟。

（4）患者侧卧，患侧在上，屈髋屈膝，健侧下肢伸直。医者采用腰椎定位旋转侧扳法，纠正腰椎棘突偏歪，调整后关节紊乱，减轻腰腿症状。

（5）患者仰卧位，医者站于患侧旁，用掌根拨揉大、小腿前外侧肌肉 2～3 遍。然后点按居髎、阳陵泉、丘墟穴，各半分钟。最后做患侧下肢被动直腿抬高，其幅度逐渐增大，缓慢进行，牵拉坐骨神经。

（6）医者双手同时拿捏患者双足之内外两侧 2～3 遍，然后按压足底部之腰痛点，约半分钟。

（7）急性发作期可适当采用人工牵引，慢性缓解期可配合机械牵引治疗。

分型及对症加减手法：

（1）腰腿痛剧，痛有定处，夜间加重，腰部肌肉僵硬，坐卧不宁，痛处拒按。此为血瘀型，脉弦紧或涩，属实证。

1）采用基础手法（1）、（2）、（3），力度要适宜。

2）采用基础手法（5）、（6），但不做被动直腿抬高。

3）患者仰卧位，屈膝屈髋，医者用拇指依次按压两侧气冲穴约半分钟，当拇指抬起时下肢立即有热流传导感为佳。然后令患者双腿伸直点按气海、血海、上环跳、髂前穴各半分钟。

（2）腰膝疼痛，酸软无力，动则痛甚，卧则痛减，肢冷多汗，有时下肢筋肉拘挛。此为肝肾亏虚型，脉弦细数，属虚证。

1）采用基础手法（1）、（2）、（3）、（5）、（6）。

2）患者俯卧，点按肝俞、志室、涌泉、太溪穴各半分钟。

3）患者仰卧，将手掌置于气海、关元二穴做逆时针揉法，双手提拿该部腹肌 3～5 遍，然后点按太冲、足三里穴各半分钟。

（3）腰腿冷痛，肢体重着，甚则肿胀，畏风恶寒，阴雨天疼痛加剧，腰腿活动困难，静卧疼痛不减。此为寒湿型，脉沉紧或濡数，属寒证。

1）采用基础手法（1）～（6）。

2）患者俯卧位，医者站其患侧，用拇指点按脾俞、居髎、风市、丰隆穴各半分钟。

3）医者站其健侧点按内承扶、阴陵下筋、水泉穴各半分钟。

4）掌搓腰骶部，使局部有透热感为宜，然后屈曲患侧小腿，医者用掌根按压在腘动脉处，约半分钟，将手抬起时小腿至足有发热感为宜。

（4）腰痛腿软，行走无力，痛处有灼热感，天气变化疼痛加重，活动稍减，口渴便赤。此为湿热型，脉濡数或弦数，属热证。

1）采用基础手法（1）～（6）。

2）患者俯卧，点按脾俞、次髎、阴陵泉、阴陵下筋、三阴交、涌泉穴各半分钟。然后指拨内踝下筋2～3次。

3）患者仰卧，点按丰隆、风市穴各半分钟，然后双手提拿腹肌2～3次。

【其他治疗】

本症急性发作期可配合输液（5％葡萄糖注射液250ml，复方丹参注射液20ml，20％甘露醇注射液250ml，地塞米松磷酸钠注射液5mg）治疗。口服西药（甲钴胺片，双氯芬酸钠肠溶片，扶他林，芬必得，布洛芬缓释胶囊等）治疗。另外，手术切除髓核的效果亦很好，关键是掌握手术指征。其适应证是：

（1）发病早期手法治疗无效或效果不明显。

（2）症状反复发作，保守治疗虽有好转，但不显著，影响工作和生活。

（3）椎管狭窄，腰脊髓明显受压，出现典型的阳性体征者。

【注意事项】

（1）本病治疗期间，可依病情使用医用护腰。

（2）睡卧硬板床，减少活动。

（3）注意腰部保暖。

（4）按摩治疗前排除腰椎结核、骨瘤、骨折等。

第二节　急性腰扭伤

急性腰扭伤，即腰部软组织受到直接暴力或间接暴力的损伤。

腰部软组织包括肌肉、肌腱、连接锥体的各条韧带以及相关的筋膜、滑膜、关节囊等。正常情况下，这些组织共同参与和支持腰部脊柱的运动。腰部脊柱是一根独立的支柱，承担着人体1/2的重力，从事着复杂的运动，其前方为松软的腹腔，附近只有一些肌肉、筋膜和韧带，再无骨性结构的保护，所以在支持体重和运动中，脊柱本身和周围软组织较易受到直接或间接的暴力损伤。

中医认为腰部跌、仆、闪、挫、撞击等，致使腰部经络闭阻、气滞血瘀而出现腰部疼痛，活动障碍，亦称为扭腰或闪腰等。

本病多见于青壮年，且多发生于腰骶、骶髂及椎间关节和骶棘肌及韧带。

【病因病机】

腰骶关节是脊柱的枢纽，骶髂关节是躯干与下肢的桥梁。因为这些部位应力集中，所以受伤机会较多。

人体的脊柱前屈时，其两旁的骶棘肌先收缩以维持躯干的位置，并抵抗自身的体重，这时若负重过大，或动作过猛，致使肌肉猛烈收缩，易造成肌纤维的断裂或肌痉挛，引起骶棘肌的外伤性疼痛。当腰弯到90°时，骶棘肌不再进一步收缩，而主要是靠棘上和棘间韧带来维持躯干的位置，此时若是负重过大或暴力冲击，易造成韧带损伤。韧带损伤以后，在弯腰过程中，支持力量必然减弱，需要肌肉的更强烈的收缩来代偿，日久可增加肌肉受伤的机会；反之肌肉受伤以后，由于支持力量减弱，在异常情况下，作用于韧带上的力量也会增加，从而增加韧带受伤的机会，两者为相辅相成的关系。

若是直接暴力作用于腰部，则会产生局部的挫伤。

【症状与体征】

一般均有明显的扭伤史。重者伤后立即出现腰痛，活动不便，坐卧困难，生活不能自理，咳嗽、深呼吸时症状加重；轻者当时症状不明显，数小时或第二天症状才逐渐出现。有的患者可伴有下肢牵扯痛，除了暴力撞击外局部软组织肿胀多不明显。患者常以手撑腰部，借以减轻疼痛。

【检查与诊断】

1. 损伤局部有明显的压痛，局部肌肉痉挛

根据压痛点的位置可以大致判断损伤的部位，腰椎的横突上有肌肉附着点，腰肌拉伤时常在相应的棘突旁约1.5cm处（相当于横突位置处）有压痛，并可见该侧骶棘肌的隆起变硬（因痉挛所致），可引起侧弯（因痉挛而产生两侧拉力的失衡），有时虽然棘突连线在一直线上，但让患者弯腰时仍可出现一侧腰部高而另一侧腰部低的现象，此因脊柱纵轴旋转所致。若损伤在棘上韧带，则可在棘突间触到明显的较表浅的压痛点。若棘上韧带剥离，则

指下可感到棘突和韧带分离。若断裂则可触到棘突间的缺损。棘上韧带损伤时，向前弯腰则疼痛加剧；棘间韧带损伤则压痛较深，一般触诊时摸不到，但若损伤后，当患者后仰时，因棘突的挤压会出现疼痛（在脊柱中间的疼痛），而且一般不会有单纯棘间韧带的损伤，即多数是先有棘上韧带的损伤，更严重者才进一步出现棘间韧带的损伤。棘上韧带是一个强有力的纤维索带，连接着从 C_7 到骶椎的棘突，但以腰椎的棘上韧带为宽，摸起来较厚。

2. 功能障碍

腰肌拉伤时各方向活动均可因牵拉受伤肌肉产生疼痛而受限。仅棘上韧带损伤则弯腰时疼痛加剧并活动受限。若再合并棘间韧带损伤则后仰时也会使疼痛加剧。

直接暴力造成的腰部挫伤，在排除骨折后，还要查尿常规，检查有无肾挫伤。

3. 诊断要点

（1）外伤史。

（2）腰痛伴有功能障碍。

（3）X 线片无异常。

【鉴别诊断】

本病诊断不难，但应注意排除骨折、肿瘤、结核、腰突症、肾病及妇科病引起的腰痛。

【治疗方法】

1. 治则

疏通经络，运行气血，祛湿散寒，整复偏移。

2. 部位

腰骶部、臀部和下肢。

3. 手法

推法、揉法、拨法、按法、点法、扳法、提法。

4. 取穴

（1）主穴：脾俞、三焦俞、肾俞、腰眼穴和腰部压痛点。

（2）辅穴：环跳、髂后、居髎、委中、阳陵泉。

（3）配穴：外带脉、足底腰痛点以及各分型所用的对症穴位。

5. 操作方法

（1）患者俯卧位，医者站其旁，用双手沿脾俞穴至骶髂部两侧腰肌做直推法、分推法，各 2～3 遍。力度要柔和而深透。

（2）拇指揉腰两侧和臀上部肌肉，以肌肉僵硬部位和肌纤维条索、结节处为主，使其充分放松。然后点按腰部伤痛点，缓解局部疼痛。力度要由轻而重。

（3）点按脾俞、三焦俞、腰眼、环跳、委中、髂后穴，各半分钟。

（4）患者仰卧位，医者站其旁，双手提拿腹肌 2～3 遍。然后点按外带脉、髂前酸痛点、阳陵泉和足底腰痛点，各半分钟。

6. 辨证治疗加减手法

（1）气滞型：腰痛剧烈，腰肌僵硬，甚者自感腹内有气胀支撑样疼痛，腰部屈伸转侧严重受限，脉弦紧。

治疗手法：

1）采用基础手法（1）～（4）治疗后，点按气海、气冲、血海、三阴交穴，各半分钟。

2）患者端坐，医者坐其后，双拇指按压在患者两侧腰眼穴上，且适当用力。同时令患者缓慢做前屈、后伸、左右转侧活动，2～3次。以缓解疼痛，恢复功能。

（2）湿热内蕴型：腰部跳痛有灼热感，重着，板硬，活动严重受限，动则痛剧，甚者咳嗽、打喷嚏、大笑时疼痛均加重，便干尿黄，脉濡数。

治疗手法：

1）采用基础手法（1）～（4）治疗后，点按天枢、五枢、足三里、丰隆穴和阴陵下筋，各半分钟。

2）一手拇指按压在带脉附近的痛点上，另一手握于患者腘窝部，嘱患者做下肢屈伸运动3～5遍，动作要缓慢，以患侧为主。

7. 辨病治疗加减手法

（1）棘上韧带和棘间韧带损伤：做基础手法时，需在损伤韧带部位施以拇指拨揉法、滑按法和理筋法，交替进行2～3遍。然后令患者取坐位，医者坐其后，施腰部屈伸按压法。其做法是：令患者最大程度地做腰前屈动作，使棘突间隙增宽，此时，医者以双拇指按压损伤的韧带部位并稍加用力。然后，令患者慢慢伸直腰部，拇指逐渐加力进行对抗动作，反复施术2～3遍。

（2）腰椎棘突偏歪：在施术俯卧位基础手法后，令患者取侧卧位，做定位旋转侧扳法。其做法是：以棘突向右偏歪为例，患者右侧卧位，医者站其后，用左手拇指或五指屈曲，以食指第二关节的桡侧面抵住偏歪棘突的右侧，右手握住患者右手腕部，肘部抵住患者左肩前侧。右臂向后方旋转、下压，左手向上顶扳偏歪的棘突，左右同时发力，定位准确、力度适宜即可矫正偏歪。亦可采用坐式定位侧扳法。做法：以棘突向右偏歪为例，患者坐于按摩床边，医者站其后方，用左手拇指抵住偏歪棘突的右侧，右手臂绕过患者胸前，握住其左上臂。令患者向右前方转体至最大角度，此时医者右手向右侧拉动，左手拇指向左推按。施法得当即可使偏歪的腰椎棘突复位，同时可闻及关节复位弹响声。

（3）腰椎后关节滑膜嵌顿：有久蹲突然起立或弯腰转体不能起立的外伤史，腰部突发剧痛，两侧腰肌痉挛，腰部后伸明显受限，前屈动作尚可且疼痛缓解。对此类患者可采用腰椎牵提法。做法：令患者坐于方凳上，医者站其后，患者双臂交叉放于肋弓前，医者双手握紧患者两手腕，患者靠于医者身体之前。医者左右转动患者腰部使其放松，当转动到中立位时迅速上提。此时可闻及关节复位弹响声。关节整复完成后再进行基础手法的治疗。

第三节　腰肌劳损

腰肌劳损又称功能性腰痛或职业性劳损，有时腰背肌同时发病，故又称为腰背风湿症或腰背筋膜炎。腰肌劳损就是腰肌、筋膜、韧带等软组织受到机械性的持续过度牵拉，而产生的局部组织慢性损伤，如缺血、缺氧、渗出、粘连变性等。往往与从事的职业和劳动姿势有一定的关系。

【病因病机】

（1）腰部肌肉外伤后未彻底治愈导致慢性劳损。

（2）腰部肌肉反复损伤造成积累性的肌肉劳损。

（3）体质虚弱或脊柱有先天畸形者，对所从事的体力劳动或久坐职业不适应者，以及腰肌负重过大而发生劳损者。

（4）长期弯腰、久坐从事一种姿势的单调劳动，劳累过度而致肌肉劳损。

（5）冒雨或露宿或久居寒冷潮湿的环境，腰部感受风寒湿邪侵袭所致。

中医学认为，本病以肾气亏虚为本，复感风寒湿邪、筋脉不和而致，属痹证范畴。

现代医学认为，本病主要由于腰部疲劳过度，如长时间的弯腰劳动致使肌肉、筋膜、韧带持续牵张，使肌肉内的压力增高，血液供应受到影响而处于缺血状态，肌纤维收缩时消耗的能源得不到充分补充，同时在缺氧情况下，肌糖原不能充分利用，产生大量乳酸，再加上代谢产物不能及时消除，积聚过多，而引起水肿、粘连。如此反复，即可导致组织变性（增生及肥厚），形成慢性劳损。另外，由于腰部软组织急性损伤后，未及时治愈或因多次损伤，局部渗液出血，产生纤维性或瘢痕组织，刺激神经末梢而形成慢性腰痛。由于先天性病变如腰椎骶化、脊柱隐裂，造成结构上的薄弱环节，亦容易引起劳损。

【症状与体征】

（1）有连续弯腰劳动或长时间在固定姿势下劳动的

病史。

（2）慢性腰痛，时轻时重，劳累后加重，休息后减轻，缠绵不愈。

（3）腰部重着牵掣感，压痛广泛，无明显活动障碍。

（4）急性发作时有明显压痛，肌肉痉挛，腰椎侧凸甚至出现下肢牵涉痛。但直腿抬高试验多为阴性。

（5）压痛点局部封闭后，症状能迅速缓解或消失，劳动后又会复发。

【检查与诊断】

（1）腰椎生理曲度变小或消失。

（2）可有腰肌萎缩，触诊时可摸到肌肉内条索状或块状阳性反应物，且压痛明显。

（3）腰部皮肤粗糙，局部感觉迟钝，用力按压时患者感到舒适。

（4）腰部有广泛的压痛，但不严重，亦无放射痛。但急性发作时局部压痛明显，且可出现肌痉挛和脊柱侧弯。

（5）一般无明显活动受限，急性发作期可有不同程度的活动受限。

（6）X线检查多无异常。

【鉴别诊断】

应与腰扭伤、腰椎间盘突出症、肾病及妇科疾病引起的腰痛相鉴别。

【治疗方法】

1. 治则

舒筋通络，活血散瘀，松解粘连。

2. 部位

腰部、背部、臀部。

3. 手法

揉法、拨揉法、点按法、擦法、叩击法、拿法、拨抖法。

4. 取穴

（1）主穴：脾俞、肾俞、志室、关元俞、腰部酸痛点。

（2）辅穴：风门、膈俞、肝俞、环跳。

（3）配穴：委中、承山、涌泉。

5. 操作方法

（1）患者俯卧，医者站其旁，掌揉脾俞至关元俞两侧腰肌3～5遍。然后用双拇指拨揉腰肌内阳性反应物以及酸痛点，使其充分放松。

（2）点按脾俞、肾俞、志室、关元俞穴，各半分钟。

（3）掌根拨揉臀部，拿揉下肢后侧2～3遍。然后点按环跳、委中、承山、涌泉穴，各半分钟。

（4）掌根拨揉背部两侧骶棘肌，然后用肘点按风门、膈俞、肝俞穴，各半分钟。

（5）掌擦腰骶部，使其有透热感，然后半握拳叩打腰骶部。

（6）患者端坐，医者坐其后，用双拇指按压在两侧腰肌上，两虎口相对卡住两侧腰方肌，做前后方向的快速拨抖法。

【注意事项】

（1）加强腰部肌肉锻炼。

（2）局部保暖，睡硬板床。

（3）避免长时间弯腰劳动。

第四节　岔　气

岔气又称胸壁扭挫伤或胸胁迸挫伤，是体力劳动者常见的损伤。岔气分为三种类型：①胸壁附着的软组织损伤。②肋椎关节半脱位。③胸肋关节半脱位。本病是指因姿势不良、用力不当致使胸胁部气机壅滞，出现胸部板紧掣痛、胸闷不舒、呼吸不畅等症的一种病证。

中医认为，本病分为伤气、伤血、气血两伤三种证型。由于间接暴力的扭伤等，伤及胸廓的关节、软组织，但局部无明显压痛的伤气型，即本节所述的胸胁迸伤，又称岔气；由于直接暴力损伤胸胁，致使肋骨骨折，血溢脉外而痛处固定不移，压痛明显者为伤血型；由于胸廓遭受暴力挤压，出现肋骨和胸腔脏器的广泛损伤、出血的胸廓挤压征者为气血两伤型。按摩治疗对伤气型有较好的疗效，伤血型和气血两伤型不在本节的讨论范围内。

【病因病机】

胸廓由胸椎、肋骨和胸骨以及肌肉、筋膜、韧带、血管、神经等组成，胸胁迸伤病变部位在肋椎关节和胸壁固有肌内。

肋椎关节由肋骨小头关节和肋骨横突关节组成，两关节为平面关节，关节囊松弛，关节周围有坚强的韧带。此两关节是两个独立的关节，关节活动也不在一个平面上，但在呼吸运动中协调一致，发生联合动作，在功能上可视为一个联合关节。但在正常情况下，其活动范围甚小。

胸壁固有肌包括肋间内肌、肋间外肌、肋内筋膜、胸横肌。

现代医学认为本病的病机是：①因外伤性牵拉造成的损伤可引起附着在胸壁上的肌肉痉挛和胸壁部疼痛。②用力过猛的扭挫性外伤可引起胸肋、肋椎关节移位。轻者发生关节劳损，重者韧带撕裂，以致肋椎关节半脱位，压迫肋间神经引起胸肋疼痛；若直接暴力撞击可引起胸肋关节错位，产生胸壁疼痛，呼吸困难。

中医学认为本病的病机是：①肩负重物，提拉举重，搬运过猛，旋转扭挫，姿势不良，用力不当或其他动作，使所用力量超过了本身的负重能力，强力忍受，以致引起胸胁部气机壅滞，周流不畅，经络受阻，不通则痛。②因跌打、碰撞、压轧等造成胸胁脉络受损，血瘀气滞，为肿为痛。③因胸胁扭迸岔气或外力挫伤后失于治疗或治疗中辍，致气血失和、气行不畅或瘀滞不散而疼痛缠绵难愈。

【症状与体征】

本病一般均有典型的外伤史，伤后即出现一侧胸胁部的疼痛，但不能明确指出疼痛的部位，咳嗽或深呼吸时疼痛加重，并可牵掣背部。疼痛范围较广而无定处，患者保护性减小呼吸运动幅度后，仍可有胸闷不适症状。

【检查与诊断】

（1）有明显的外伤史。

（2）胸胁掣痛，胸闷不舒，咳嗽、吸气时疼痛加重。

（3）痛无定处，挫伤可见胸胁肿胀、压痛明显。

（4）肋椎关节半脱位者，胸胁部无明显压痛，但在相应肋骨小头部有小范围的压痛和局部叩击痛，并可出现沿肋间神经的放射痛。

（5）胸壁固有肌损伤者，局部可出现肿胀、压痛。

（6）肋椎关节关节囊嵌顿者，无明显压痛点，相应肋骨小头部可有叩击痛。

（7）X 线检查无异常。

【鉴别诊断】

本病当与胸膜炎的胸痛，以及脊柱结核或肿瘤刺激肋间神经而产生的胸痛相鉴别。详见下表。

表7-3 胸壁扭挫伤相关疾病鉴别表

	胸胁迸伤	胸椎小关节紊乱	胸椎结核	肿瘤	胸膜炎
外伤史	典型	典型	无	无	无
疼痛点	无或肋骨小头处	相应棘突旁0.5cm处	相应棘突上	相应棘突上	无
局部深叩痛	可有	明显	明显	明显	无
体温升高	无	无	可有	可有	有
ESR	正常	正常	升高	升高	升高
OT试验	阴性	阴性	阳性	阴性	可阳性
整复方法	肋椎关节扳法有效	胸椎扳法有效	禁用	禁用	禁用

【治疗方法】

1. 治则

行气活血，舒筋活络，整复错位。

2. 部位

胸胁部、背部。

3. 手法

牵拉法、推法、按揉法、点法、挤压法。

4. 取穴

（1）主穴：肝俞、期门、膻中、中府。

（2）辅穴：肺俞、三焦俞、章门、气户。

（3）配穴：曲池、郄门。

5. 操作方法（以右侧损伤为例）

（1）胸胁软组织损伤

1）患者端坐，医者站右侧，用双手握住患肢腕上部将其上举，令患者咳嗽，与此同时医者用力向上牵拉，使胸胁向上快速伸展。若1次效果不佳，可再做第2次。

2）患者正坐，医者坐其后，用双手掌扶按于患者左右肋胁部，令患者深呼吸，在呼气时医者双手相对用力挤压，反复施术 2～3 次，使胸腔之气迅速排出。

（2）肋椎关节半脱位

1）患者正坐，双臂交叉抱于胸前，双手分别置于对侧腋下。助手固定其双膝，使患者骨盆保持不动。医者站其后，左手从患者胸前伸过扳住其右肩，沿患者躯干向左旋转扳动，右手掌根放在伤椎右侧横突处。当患者躯干左旋至极度时，稍停片刻，迅速顿挫一下，同时右手顺势向前推压，常可闻及复位响声。

2）患者坐于凳上，医者站其患侧，右前臂从患腋下穿过，嘱患者做深呼吸，每当吸气终了时上提患腋并随即放下，连续数次后，待患者放松、呼吸自如时，仍在吸气终了之际，适力迅速上提患腋并立即放下，常可闻及复位响声。此法适用于中上段各肋椎关节，即第 7 胸椎的肋椎关节以上部分的错骨缝。

（3）胸肋关节半脱位：患者正坐，双手指交叉置于颈部，医者站其后，两手臂分别由两侧腋下穿过，握住其腕上部。先做上提、后拉动作数次，然后嘱患者有节律地咳嗽，在某一声咳嗽即将达到最高潮的瞬间，顿挫地做 1 次上提、后拉动作。本法适用于胸肋关节前错型和后错型错骨缝，以及肋软骨间关节错骨缝。

以上整复手法完成后施行整理手法：

1）患者俯卧，医者用双手掌沿背部膀胱经，由肩至上腰部做推法 2～3 遍。然后掌根按揉胸椎两侧骶棘肌，最后点按肺俞、肝俞、三焦俞穴，各半分钟。

2）患者健侧卧位，医者用一手掌置于胸肋前侧疼痛部位，另一手掌置于背部相对应部位。两手同时做旋转按揉法，以放松局部肌肉，缓解疼痛。

3）患者仰卧，医者站其旁，用双手掌在胸肋部做分推法 2～3 遍。然后点按期门、章门、中府、气户、曲池、郄门穴，各半分钟。最后用掌根轻揉膻中穴。

【其他治疗】

可服用理气活血止痛剂，如活血止痛胶囊、七厘散、三七伤药片等。

【注意事项】

（1）本病可能刚出现损伤时不太痛，第二天开始逐渐加重，以至呼吸、咳嗽均痛，持续约 1～2 周的情况，为损伤局部出血、炎症刺激所致。

（2）若有直接暴力损伤，当排除肋骨骨折。

（3）禁热敷和理疗。

（4）胸椎小关节紊乱而刺激肋间神经者，当先行整复手法。

第五节　胸椎后关节错缝

胸椎后关节错缝，又称胸椎小关节紊乱或胸椎后关节紊乱，临床常有发生。后关节错缝可发生于颈椎、胸椎及腰椎。胸椎由于在解剖位置上的特点，发生后关节错缝的机会相对较颈椎、腰椎为少。按摩治疗本病效果明显。

【病因病机】

胸椎后关节即关节突关节，属于制动关节，由于胸椎的关节面近似额状位（或称冠状位），一般不易发生错缝。但是，当突然的外力牵拉、扭转，使胸椎后关节不能承受所分担的拉应力和压应力时，则可引起胸椎后关节急性错缝病变，致使产生局部气滞血瘀、经脉受阻，以致气血周流不畅而作痛。

【症状与体征】

胸椎小关节错缝往往骤然发生，一般有牵拉、扭转不慎的外伤史，典型患者在发病时往往可闻及胸椎后关节在突然错缝时的弹响声。错缝的胸椎及其局部明显疼痛，甚则牵掣颈肩背作痛，头颈俯仰困难，常固定于某一位置（多见于前倾位）不能随意转动，且感到胸闷不舒、呼吸不畅、翻身困难、烦躁不安、食欲减退等。

【检查与诊断】

（1）有明显的外伤史。

（2）患者面容痛苦，行动缓慢，头颈仰俯转侧均感掣痛受限。

（3）胸椎棘突偏歪，胸椎关节有明显疼痛与压痛，斜方肌痉挛，亦有明显压痛。

（4）胸闷伴呼吸不畅，深吸气时疼痛加重。

（5）胸椎后关节错缝为解剖位置上的细微变化，X线摄片不易显示。

【鉴别诊断】

本病需与肋椎关节或胸肋关节半脱位相鉴别。肋椎关节与胸肋关节半脱位时，于胸壁外侧有明显疼痛，局部可伴有明显肿胀，并可产生放射性肋间神经痛，呼吸困难。

【治疗方法】

1. 治则

行气活血，舒筋通络，正骨复位。

2. 正骨复位手法

参见第二章第二节胸椎扳动法。

【注意事项】

卧硬板床，适当休息，避免劳累，注意保暖。

第六节　骶髂关节扭挫伤和半脱位

骶髂关节是由第一至第三骶骨外侧部的耳状关节面与髂骨内侧后部的耳状关节面所构成，两骨的耳状关节面均粗糙不平，但互相嵌合，关节腔狭小，呈裂隙状。关节囊紧附于关节面的周缘，外有坚韧的骶髂间韧带和骶髂前后韧带紧束，故骶髂关节有很强的稳固性。骶髂关节活动范围极小，仅可做轻微的上下及前后活动。髂骨耳状关节面随骨盆的前倾、后仰，沿骶骨的关节面的横轴做一定幅度的旋转活动，可将躯干重力经过骶髂传至两侧下肢，对调整脊柱的重心稳定有一定作用，若发生超过生理功能范围的扭转活动，则可引起关节扭挫伤和半脱位。

【病因病机】

骶髂关节结构牢固，一般不易损伤，扭挫伤大多是在平衡失调的情况下，髋部或腰骶部扭转时发生，如跌仆时坐骨首先着地，或从高处跳下时单腿着地，或突然改变体位等，常可发生骶髂关节扭挫伤。另外长期弯腰工作或抬举重物，可促使骶髂关节退行性改变，久之发生损伤。妊娠期可使韧带松弛和伸长，常因弯腰和旋转活动引起扭伤。

骶髂关节半脱位是因其韧带被牵拉，使髂骨滑离与之相对应的骶骨关节面，使关节扭挫移位，也可发生于胎儿过大的产妇，分娩时扩张骨盆而引起扭伤，甚至出现关节半脱位。

【症状与体征】

（1）骶髂关节及患侧臀部疼痛，可有一侧下肢牵涉痛。

（2）腰部过伸及健侧屈受限，患侧髋关节外展和外旋受限。

（3）行走困难，不能负重。站立时躯干向健侧倾斜，坐位时患侧腰部抬起，腰部脊柱也常显侧弯。

（4）髋关节脱位时，因髂骨移位，韧带被牵拉，于是骶髂部疼痛更剧烈，局部压痛明显。

【检查与诊断】

（1）患者均有不同程度的外伤史，骶髂关节处有明显压痛。

（2）了解患者活动受限的姿势，可以帮助诊断。骶髂关节损伤者，站立时前屈和侧屈受限而且疼痛加剧。

（3）站立位时两侧髂后上棘不等高，髂后上棘患侧较健侧高者为骶髂关节向后半脱位，较健侧低者为骶髂关节向前半脱位。

（4）特殊检查："4"字试验、骨盆分离试验、骶髂关节旋转试验、髋后伸试验均呈阳性。

（5）X 线检查：骶髂关节损伤，X 线检查无异常改变，只有在骶髂关节错位的情况下，X 线才可显示异常改变。

【鉴别诊断】

本病当与腰扭伤、腰椎间盘突出症、骶髂关节炎相鉴别。

【治疗方法】

1. 治则

舒筋通络，活血散瘀，整复错位。

2. 部位

骶髂部、腰部和下肢。

3. 手法

揉法、拨揉法、滑按法、点压法、扳法。

4. 取穴

（1）主穴：肾俞、小肠俞、次髎穴及局部压痛点。

（2）辅穴：环跳、髂后穴、腰眼。

(3) 配穴：承扶、委中、阳陵泉。

5. 操作方法

(1) 患者俯卧位，医者站其旁，用手掌在患侧腰部、骶髂部及臀部做揉法，使其肌肉放松。然后在该部做拇指拨揉法3～5遍。

(2) 用拇指或肘尖按压肾俞、小肠俞、骶髂关节痛点、环跳、承扶、委中、髂后穴、腰眼，各半分钟。

(3) 患者仰卧位，医者站其旁，掌揉腹股沟外侧及股四头肌2～3遍。然后点按、拨揉阳陵泉半分钟。

(4) 若骶髂关节前错缝，可采用仰卧位屈膝屈髋下压法（见第二章第二节）。

(5) 若骶髂关节后错缝，可采用侧卧位直腿旋转推扳法或俯卧位翘肢按压法（见第二章第二节）。亦可采用俯卧位扳肩按压法，其做法是：患者俯卧位，医者站其患侧，用一掌根按于患侧骶髂关节处，另一手扳住对侧肩头。然后两手相对发力，患部之掌根用力下压，同时肩部之手向上扳动使之向患侧旋转。此时可听到患处有弹响复位的声音。

【注意事项】

(1) 在整复错缝时手法作用力在骶髂关节。手法要稳健而有突发性，用力要沉着而不粗暴。

(2) 推拿治疗后，患者症状可立即缓解，但因骶髂关节韧带损伤需要时间慢慢修复，故在两周内不要做较大幅度的活动。

(3) 患者卧床休息时髋膝关节可取屈曲姿势。

(4) 注意患部保暖。

第八章　四肢部病证

第一节　肩周炎与肩关节脱位

一、肩周炎

肩周炎为肩关节周围炎的简称，又名“五十肩”、“漏肩风”，是一种肩关节囊及周围软组织慢性无菌性炎症。本病是中老年人的常见病、多发病，发病率女性略高于男性。急性期疼痛较剧烈，后期可造成关节粘连，活动功能受限，所以又称“肩凝症”、“冻结肩”。

肩关节是由肩胛盂和肱骨头构成的球窝关节，两骨之间借助关节囊相连接。与肩关节运动有关的还有肩锁关节、胸锁关节、肩峰肱骨关节及肩胛胸壁关节。肩关节还依靠喙肱韧带、肩锁韧带、喙锁韧带、盂肱韧带及胸锁韧带等保持肩关节连接稳定；同时还依赖四周的冈上肌、小圆肌、肩胛下肌、三角肌及肱二头肌等组织的保护和加强，并使上臂灵活地做前屈、后伸、内收、外展、内旋、外旋、上举及环绕运动。肩关节周围有许多滑囊，如肩峰下滑囊、三角肌下滑囊及肩胛下滑囊等。

【病因病机】

本病属中医“痹证”范畴，为肝肾亏虚，气血不足，复感风寒湿邪或外伤劳损所致。常因跌仆闪挫，经脉受损，血溢脉外，气滞血瘀；或年老体虚，肝肾亏虚；或劳累过度，气血不足使筋失所养，筋脉拘急；或因久居湿地，露肩当风，风寒湿邪入侵，血脉凝滞，气血运行不畅，不通则痛。

现代医学则认为本病的发生，与外伤、劳损等因素有关。日常生活中肩部活动非常频繁，且活动范围大，容易劳损和受到外伤；肩部功能活动减少或上肢固定过久，如上肢骨折和手术外固定时间过长，或固定期不注意肩关节的功能锻炼等，肩关节活动减少，继而造成局部血液循环不良，淋巴回流受阻，炎性渗出淤积，日久纤维素沉着，形成粘连；或因寒冷、劳损、外伤，使关节周围软组织充血、水肿、渗出，刺激神经而致疼痛及功能障碍。此外，肩周炎还与肩关节的解剖和运动特点有关。肩肱关节韧带薄弱，关节囊松弛，灵活性好而稳定性差，易导致损伤和炎症的发生。

肩关节病变部位主要在肩肱关节的关节囊。冈上肌腱炎、肱二头肌长头肌腱腱鞘炎等周围软组织的慢性炎症和损伤均可波及关节囊，引起关节囊的慢性炎症和粘连。在病变早期表现为关节囊挛缩，关节下隐窝闭塞，关节腔变小，肱二头肌腱粘连，其余组织正常；中期大部分软组织受累，胶原纤维变性，组织失去弹性，纤维化并挛缩，有的病变组织脆弱容易撕裂；晚期喙肱韧带挛缩成条索状，冈上肌、冈下肌、肩胛下肌紧张，将肱骨头抬高，限制其各方向运动。滑膜、隐窝均闭塞，肩峰下滑囊增厚，关节囊粘连，肱二头肌腱与腱鞘均有明显粘连。

【症状与体征】

本症主要临床表现为肩部疼痛和肩关节活动受限。

1. 疼痛

初起时肩部呈阵发性疼痛，多数为慢性发作，以后疼痛逐渐加剧，且呈持续性。气候变化或劳累常使疼痛加剧。疼痛可向颈部及上肢（特别是肘部）扩散。当肩部偶然受到碰撞或牵拉时，常可引起撕裂样剧痛。肩痛昼轻夜重为本病一大特点，多数患者常诉说半夜痛醒，不能成寐，尤其不能向患侧侧卧，此种情况因血虚而致者更为显著；若因受寒而致者，则对气候变化特别敏感。

2. 功能受限

主要是肩关节活动受限，患者特别害怕活动肩关节，患肩自然地采取保护性制动姿势，以后由于长期废用引起关节囊及肩关节周围软组织的粘连，肌力逐渐降低，加上喙肱韧带固定于缩短的内旋位等因素，使肩关节各方向的主动和被动活动均受限。当肩关节外展时出现典型的“扛肩”现象，特别是梳头、穿衣、叉腰等动作均难以完成。严重时肘关节功能亦受影响，屈肘时不能摸到对侧肩部，尤其在手臂后伸位时不能完成屈肘动作。日久，三角肌不同程度废用性萎缩，出现肩峰突起，上举、后伸动作均不能完成。

此外，患肩怕冷也是临床常见症状。不少患者即使在暑天，肩部也不敢吹风。

总起来说，本病的临床特点是：早期以疼痛为主，后期以功能障碍为主。因此在治疗时应有所侧重，辨证治疗。

【检查与诊断】

1. 功能检查

先做主动活动，再做被动活动，以资比较。检查时患者端坐，患肢自然下垂。医者站其患侧之侧前方，用一手按扶患肩以避免肩胛骨活动，另一手握住其腕部，做肩关节前屈（前上举）、后伸、外展、内收、旋内及旋外活动。观察并记录其活动幅度及粘连程度。

2. 压痛点检查

主要在肱二头肌长、短头附着处（肩前穴）、肩峰下缘（肩髃穴）、肩胛冈上缘（秉风穴）、小圆肌上缘（肩贞穴）等处，常有不同程度的压痛。这些压痛点也是按摩施治的重点部位。

根据发病年龄及典型症状，一般可以确诊。肩关节X线检查一般无异常，但对某些在夜间经常持续剧痛的患者，有必要拍摄肩关节平片，以排除转移性骨癌的可能。

【鉴别诊断】

本病多为一侧，局部无红肿，多发生于45岁以上的中老年人。肩部疼痛，活动受限，尤其上举、外展、内旋受限较为明显。患侧手不能过头摸耳，肩周围压痛多在肩前、外、后侧。病程长者可见肩部肌肉萎缩，以三角肌为著。X线检查无异常。临床上当与以下病证相鉴别：

1. 肩关节结核

疼痛较剧烈且呈弥漫性肿胀，可有脓肿形成，伴有盗汗、低热、颧部潮红。血沉加快，X线检查可见骨质破坏。病人往往有结核病史或结核病接触史等。

2. 风湿性肩关节炎

疼痛多呈游走性、对称性、多关节性，阴雨天加重，但关节活动无明显障碍。急性活动期可出现抗“O”增高、血沉加快。

3. 冈上肌腱炎

外侧肩痛，压痛点在肱骨头大结节处明显，肩关节外展60°～120°范围内最痛，活动范围减小或加大时疼痛均减轻或消失。

4. 肱二头肌长头肌腱炎

肩前痛，压痛点在肱骨结节间沟处明显，屈肘疼痛加剧，肩关节屈伸明显受限。

5. 肩峰下滑囊炎

肩峰下疼痛，肩关节同时外展外旋（即梳头动作）疼痛加剧。

6. 颈椎病

本病可出现一侧肩痛，上肢活动不受限；同时，颈部活动时手有麻木感。颈椎病相关检查呈阳性，X线检查可发现颈椎有骨质增生或其他异常改变，亦有可能两种病同时存在。

【治疗方法】

1. 治则

舒筋通络，活血散瘀，剥离粘连，滑利关节。

2. 部位

肩关节周围及上肢部。

3. 手法

揉法、拿法、拨法、点法、弹筋法、摇法、抖法。

4. 取穴

（1）主穴：肩髃、肩前、肩髎、肩贞、云门穴，肩峰内侧缘压痛点。

（2）辅穴：肩井、天宗、中府、抬肩穴，肩胛上角。

（3）配穴：曲池、手三里穴。

5. 操作方法

（1）患者俯卧，患肢垂于床边，医者站其患侧，掌揉三角肌、冈下肌数遍。然后双手拿揉斜方肌和肱三头肌数遍，使其放松，并有透热感。最后重点拨揉大圆肌、小圆肌和背阔肌上部（即腋后筋），以松解其紧张，剥离该部粘连。

（2）医者用拇指点按、拨揉肩髃、肩髎、肩贞、天宗、肩井穴，各半分钟。然后用拇指点按、拨揉肩胛内上角和肩峰内侧缘痛点，以有酸痛传导感为宜，力度要深透而柔和。

（3）患者健侧卧位，医者站其背侧，用双手拿揉患侧上臂，重点拿揉三角肌 2～3 遍。然后将患侧上肢置于背后，即肱骨内旋位，点按、指揉喙肱韧带部数遍。

（4）患者仰卧，医者站其患侧，多指拿揉胸大肌（腋前筋）3～5 遍；然后点按中府、抬肩、曲池、手三里穴，各半分钟；最后握住其手腕部做肩关节内旋和外旋摇法。另外还可做被动外展法。其做法是：一手握住患肢腕部，用身体顶住患肢向上顶推，使其被动外展，另一手按于肩前部做揉法。手法要轻巧和缓，以患者能接受为宜，不可用猛力，外展角度要逐渐增大。急性疼痛期患者勿施此二法。

（5）患者正坐，医者站其患侧后方，用多指拿揉颈项部肌肉2～3遍。然后握其掌指部搭于同侧肩头，另一手握住肘部做前后环绕摇法以松解粘连，滑利关节。

【注意事项】

（1）注意保暖，以防感受风寒湿邪。

（2）坚持锻炼，以恢复肩关节功能。

1）举臂摸高锻炼：患肢抬起，将掌指置于墙壁或直立物体上，并逐渐向上移动，直至最大限度，然后慢慢滑下，可反复进行。

2）背手摸脊锻炼：将患肢置于背侧，尽力使手摸到脊背的高处，然后慢慢滑下，可反复进行。

3）肱骨外旋锻炼：背靠墙壁，双臂紧贴于胸胁部，肘关节屈曲90°，做前臂外展、肱骨外旋动作，尽力将双手及两前臂贴于墙面。

4）患臂外展锻炼：患臂伸直，做外展、平举、上举动作，反复练习，使角度逐渐增大。

（3）可配合物理治疗。

二、肩关节脱位

肩关节脱位，又名肩肱关节脱位。本病常见于运动员和体力劳动者，处理不当或活动过早，易成为习惯性脱位。此外，如体力衰弱，肩关节过度疲劳，也容易发生本病。

患者以成年人最为多见。

肩关节由肩胛骨的关节盂和肱骨头相连而成，属球窝关节，为人体活动范围最大的关节。由于肩关节支持整个上肢的各种运动，稍有不慎，很容易造成脱位。在各种脱位中，其发病率仅次于肘关节脱位。为了预防本病发生，应加强体育锻炼，剧烈运动前宜做好准备活动。

【病因病机】

由外来暴力所引起，如跌仆时，外旋、外展状态的臂或肘部着地太猛，致使肱骨上端受到猛烈的冲击而向前脱位，或肩部骤然受到暴力打击也可脱位。另外由于其解剖特点，也使肩关节脱位的机会较多：①肱骨头比关节盂宽大；②关节囊松弛；③关节位于比较浅表的位置；④关节活动范围大。

【症状与体征】

（1）患肩呈扁平状，肩峰凸起，摸诊可发现肩峰下凹陷，兼有肿胀疼痛。

（2）身体向前倾斜，患侧肘部置于前外方约呈30°外展状态，不能紧贴肋部，肱骨略呈内旋，肩关节运动受到极大限制，健侧手主动托住患侧前臂。

（3）下脱位时可在腋窝部摸到肱骨头，前脱位时肱骨头在锁骨下显著突出，后脱位时在肩胛骨旁可摸到肱骨头。

（4）若下脱位肱骨头被推向下方，则患肢较健肢长。前、后脱位肱骨头被推向前方或后方，则腋部的前后径增大。

（5）摇动患肢肘部，则肱骨头部亦随之摇动，如肱骨头不随之摇动，则考虑是否有骨折。假如有骨擦音和肱骨上端出现瘀斑，则可确定并发肱骨骨折。

注：肩关节脱位，根据不同的脱位方向分为四种：即前脱位、后脱位、上脱位、下脱位。较多见的是前脱位和下脱位，后脱位与上脱位很少见。上脱位时必并发肩胛骨骨折。在治疗时，前脱位与下脱位复位手法相近，所以又有人主张分为两大类，即前脱位与后脱位两种，且主要以前脱位为多见。

【检查与诊断】

根据症状与体征即可诊断本病。

【治疗方法】

1. 治则

复位止痛。

2. 部位

患肩部。

3. 手法

中医伤科对肩关节脱位的复位方法有多种，方法虽然不同，但目的是一致的。以下介绍几种常用的复位方法（以左侧脱位为例）。

（1）一人复位法：患者坐于凳上，医者站其患侧，左脚立地，右脚踏于凳之边缘，将患肢外展，置患肢前臂于腰间，右膝屈曲小于 90°顶于患侧腋窝，两手握住患肢上臂；徐徐用力，将肩肱关节充分牵开，右膝抵住肱骨头部向上用力一顶，同时双手向前送，即可复位。

（2）二人复位法：患者坐于凳上，一助手站其健侧，环抱患者，且双手手指交叉扣于其患侧腋下，以固定其身体不向患侧倾斜；医者左手握住患肢前臂，使其外展，右臂肘关节屈曲，前臂约为水平位，置于患肢下方肱骨头部。向助手示意后，二人齐力拔伸，待充分牵开后，医者右臂用力向上一提，此时关节内有响声，即肱骨头滑入关节囊，完成复位。

（3）三人复位法：患者坐于凳上，第一助手站其健侧，环抱患者，并双手交叉扣于患侧腋下，以固定其身体不向患侧倾斜。第二助手一手握住患侧肘上部，一手握住腕上部；医者站于患侧前方或后方，用两拇指按在肱骨头上，左（右）手四指插入患者腋窝下，钩住肱骨头；向助手示意后与第二助手同时动作，将肱骨头向外拉，边拉、边提托肱骨头，待其移出后，再嘱第二助手将患臂外旋（后脱位时患臂内旋），听到滑入响声，完成复位。

【复位检查】

（1）复位后搭肩试验阴性。

（2）复位后观察肩部外形是否丰满圆隆，双肩是否对称，患肩畸形是否消失。

（3）患者腋窝下、喙突下、锁骨下，已摸不到脱位的肱骨头。

（4）疼痛明显减轻，肩关节能做轻微活动。

（5）X 线片显示肩关节已复位。

【固定方法】

复位后用纱布或药棉放于腋下和肘内侧以保护皮肤，将患肢屈肘 60°～90°，上臂内收内旋，前臂依附胸前，再以绷带固定。然后再用三角巾将患肢前臂悬吊于胸前 2～3 周。固定可使受伤的软组织得以修复，防止形成习惯性脱位。

【辅助治疗】

初期局部肿胀疼痛较剧者，可用消肿散、活血散、消肿膏外敷。若瘀积不散、瘀而化热出现红肿热痛者，可外敷金黄散、双柏散或消瘀止痛膏。1～2 周后可用舒筋散外敷。后期可用药酒外擦，并用理筋手法按摩治疗和物理治疗，同时在医生指导下做肩关节各方向的主动锻炼。

第二节　肱骨上髁炎

肱骨上髁炎是指肱骨外上髁炎和肱骨内上髁炎。肱骨外上髁炎，又名肱骨外上髁综合征、桡肱滑囊炎、伸腕肌腱附着点扭伤、网球肘。肱骨内上髁炎，又名屈腕肌腱附着点扭伤、高尔夫球肘。肱骨外上髁炎是由于腕伸肌腱附着于肱骨外上髁处的一些纤维不全撕裂及骨膜炎性反应的结果，造成肘外侧的疼痛或放射痛。肱骨内上髁炎是由于腕屈肌腱附着于肱骨内上髁处的一些纤维不全撕裂及骨膜炎性反应的结果，造成内侧的疼痛或放射痛。临床上以肱骨外上髁炎为多见，右侧多于左侧，好发于长期从事以单一腕力劳动为主的人员。

肱骨外上髁位于肱骨下端的外侧。桡侧伸腕长肌和桡侧伸腕短肌均起始于外上髁处，分别以肌腱抵止于第一、第二掌骨基底的背侧。该肌收缩时，有伸腕并使手稍外展的作用。肱骨内上髁位于肱骨下端的内侧。尺侧腕屈肌起始于内上髁，止于豌豆骨。该肌收缩时，有屈腕和内收桡腕关节的作用。

【病因病机】

由于肘关节处于半脱位时，前臂做过度的旋前或旋后；腕部伸屈运动过多过重，伸腕肌或屈腕肌的起点处受到过度牵拉；局部直接的外伤性炎症；跌倒时手直接着地；退化性改变或纤维钙化等原因，造成了：①伸肌腱或屈肌腱附着点骨膜下出血，进而血肿，血肿逐渐机化，导致骨膜炎性反应；②伸肌腱或屈肌腱附着点部分纤维的撕裂；③外伤性炎症后，造成损伤的纤维疤痕化；④局部粘连和无菌性的炎症；⑤伸肌总腱与肱桡关节之间炎性滑囊的形成。

【症状与体征】

肘外侧或内侧酸楚、疼痛，疼痛可放射到前臂或手指（但不向拇指放射），疼痛剧烈时可影响睡眠，吃饭、穿衣亦觉困难。手握物、前臂旋转、腕关节的屈伸或屈肘位的前臂以下的轻微动作，如端物、提物、拧毛巾等动作，均可使疼痛加重。

【检查与诊断】

（1）肱骨外上髁炎的压痛、肿胀部位在肱骨外上髁处；肱骨内上髁炎的压痛、肿胀部位在肱骨内上髁处。肿胀情况仅见于部分急性发作期患者。

（2）肱骨外上髁炎患者，下列检查阳性：①密欧（Mill）试验：肘关节微屈，腕关节强力掌屈，前臂完全旋前，然后再将肘关节伸直，在伸直时可引起肱骨外上髁处剧痛。②“网球肘”试验：检查者一手固定患肢前臂，并嘱其握拳伸腕，此时检查者一手在患者拳头的背侧施以压力，试图使其掌屈，可引起肱骨外上髁处的剧痛。

（3）肱骨内上髁炎患者，下列检查阳性：①前臂抗阻力旋前，可使肱骨内上髁处疼痛加重。②“高尔夫球肘”试验：检查者一手固定患肢前臂，并嘱其握拳屈腕，此时检查者另一手在患者拳头的掌侧施以拉力，试图使其腕部背伸，患者用力抗阻，可引起肱骨内上髁处的疼痛加重。

【鉴别诊断】

本病根据病史、症状及体征一般不难与肘关节的骨折、脱位等相鉴别。但要注意与臂丛神经病变而产生的肘部疼痛相鉴别，特别是早期的颈椎病所致的局限性肘部疼痛。其鉴别要点见下表：

表 8-1　肱骨上髁炎与颈椎病的鉴别要点

	肱骨上髁炎	颈椎病
外伤史	可有肘部外伤史或劳损史	可有颈部外伤史或劳损史
肱骨上髁附近压痛	有	无
颈肌紧张压痛	无	有
X线检查	无异常或肱骨上髁骨膜外不规则或骨膜外少量钙化点	颈椎生理曲度变直、不同程度骨质增生
椎间孔加压试验	阴性	阳性
臂丛神经牵拉试验	阴性	阳性

【治疗方法】

（一）肱骨外上髁炎治疗方法

1. 治则

通络化瘀，舒筋止痛。

2. 部位

肱骨外上髁部及前臂桡侧。

3. 手法

揉法、拨法、擦法、点按法、动法、㨰法。

4. 取穴

曲池、尺泽、手三里、阳溪、合谷、肩前穴。

5. 操作手法

（1）患者正坐（以右侧为例），医者站其患侧，用左手托住患肢前臂，右手拇指拨揉伸腕肌群数遍。

（2）医者右手持腕，用左手拇指拨、按肱桡关节缝隙之环状韧带处。然后点按曲池、尺泽穴，各半分钟。

（3）医者用小鱼际在患处做㨰法。然后掌擦患部，使其有透热感为宜。

（4）点按手三里、阳溪、合谷、肩前穴，各半分钟。然后用左手拇指按于其患处，右手握其腕部做前臂旋前被动摇法；在患者充分放松肘关节时，将其掌心向下伸直肘关节，同时拇指向下按压患处。随即将掌心向上伸直肘关节，左手拇指向上顶推患处，此时可闻及关节弹响声。该手法有预防、消除粘连的作用。

（二）肱骨内上髁炎治疗方法

1. 治则

通络化瘀，舒筋止痛。

2. 部位

肱骨内上髁部及前臂尺侧。

3. 手法

拨法、点法、㨰法、拿法、擦法、动法。

4. 取穴

小海、少海、通里、阳谷、养老穴。

5. 操作手法

（1）患者正坐（以右侧为例），医者左手握其腕部，右手拇指拨揉其尺侧屈腕肌群数遍。然后重点按揉肱骨内上髁处，使其放松。最后点按小海、少海穴，各半分钟。

（2）用右手托住患肢肘部，并将患肢前臂置于医者前臂之上，用右手小鱼际在患处做㨰法、掌擦法，使其有透热感。然后拿前臂，点按通里、阳谷、养老穴，各半分钟。

（3）医者右手拇指按于其患处，左手握其腕部做屈伸法。作用是滑利关节，松解粘连。

【注意事项】

（1）按摩治疗中不宜有过强刺激，以免产生新的损伤。

（2）按摩时可加用介质，如按摩乳、红花油等。

（3）注意保暖，不要用凉水冲洗局部，以防受寒。

（4）注意休息，劳逸结合。

第三节　桡骨头半脱位

小儿桡骨头半脱位，又名牵拉肘，多发生于 4 岁以下幼儿。因幼儿桡骨头发育尚不完全，头颈直径几乎相等，环状韧带也比较松弛，所以在外力作用下，桡骨头易被环状韧带卡住，而发生半脱位。

肘关节由三个关节组成：肱尺关节、肱桡关节和近端桡尺关节。这三个关节共有一个关节囊。肱尺关节的骨性结构是肱骨滑车与尺骨滑车切迹，肱桡关节的骨性结构是肱骨小头与桡骨头近端的凹面，近端桡尺关节的骨性结构是桡骨头的环状关节面及尺骨的桡骨切迹。环状韧带附着于尺骨的桡骨切迹的前缘及后缘，形成一个圆环弧度的 3/4，与尺骨的桡骨尺切迹共同组成一个围绕桡骨头的圆环。不满 4 岁的小儿，由于桡骨头尚未发育完全，若其前臂被牵拉过度，即可发生桡骨头半脱位。

【病因病机】

引起小儿桡骨头半脱位的外在因素是其前臂过度牵拉

或于旋前位被撞击，内在因素是桡骨头发育不全。当小儿的桡骨头发育未全时，如果其前臂被过度牵拉或在某一个角度被撞击，桡骨头可被环状韧带卡住，或桡骨头脱离了环状韧带，而不能自行复位，即造成了小儿桡骨头半脱位。

【症状与体征】

患侧肘部疼痛，桡骨小头处可有压痛，但不会出现明显肿胀。病儿的患侧前臂置于旋前位，不肯做旋后动作，前臂不能抬起，不愿以手取物。肱骨外上髁、肱骨内上髁及尺骨鹰嘴三者的位置无异常，无明显压痛，X线检查无异常。

【检查与诊断】

根据患儿的症状与体征诊断本病较易。

【鉴别诊断】

本病应与桡骨小头骨骺分离、桡骨小头无移位的裂隙骨折等相鉴别。

【治疗方法】

1. 治则

复位止痛。

2. 部位

患肘部。

3. 手法

复位法、拿揉法。

4. 操作方法

方法一：家长抱患儿于坐位，患肘暴露，医者坐其对面（以右侧为例）。医者左手握其肘部，拇指按于桡骨头处，四指于肘内侧；右手握住其腕部，拇指在背侧，四指于掌侧。然后将患肢伸直，两手向相反方向用力牵拉肘关节，随后将前臂外旋，继而向内旋绕、屈肘，随后伸直。此时可有复位的弹响声，复位成功。

方法二：家长抱患儿于坐位，患肘暴露，医者坐其对面（以右侧为例）。医者左手握其肘部，拇指按于桡骨头处，四指于肘内侧；右手握住腕部，拇指在掌侧，四指于背侧。然后将患肢伸直，两手向相反方向用力牵拉肘关节，反复做内旋、外旋动作。此时即可听到有桡骨头滑入声，复位成功。

方法三：家长抱患儿于坐位，患肘暴露，医者一手握肘部，拇指按压桡骨小头，另一手持其前臂腕部牵引，对准三尖和三窝，然后在牵引情况下，先屈曲肘关节，再伸直肘关节，当闻及轻微的“咯吱”滑入响声，即表明已经复位。

复位后多指轻轻拿揉患肘及前臂部。

【注意事项】

嘱家人在日常生活中避免牵拉患肢，穿衣时先穿患侧、后穿健侧，脱衣时先脱健侧、后脱患侧，以免脱位再次发生。

第四节　桡骨茎突狭窄性腱鞘炎

腱鞘由内外两层膜囊组成。内层紧贴肌腱，外层通过滑囊腔与内层分开，两层之间有少量滑液。腱鞘可以减轻肌腱的摩擦而便于活动。在关节屈面和骨突处的肌腱，都有一个腱鞘，形成滑车结构，借以防止肌腱被拉紧时，呈弓弦状弹射或向侧方滑移。凡创伤性炎症，导致腱鞘的变性和增生，可出现一系列的临床征象，多属于狭窄性腱鞘炎。在腕与手部，常见的腱鞘炎有桡骨茎突狭窄性腱鞘炎、指屈肌腱鞘炎、桡侧伸腕肌腱周围炎。在临床上以桡骨茎突狭窄性腱鞘炎最为多见。

其局部解剖关系如下：

拇短伸肌和拇长展肌，起自前臂骨与骨间膜，向前移行，逐渐变为肌腱。前者止于第一掌骨基底部之桡侧，后者止于近侧拇指骨基底部之背侧。两肌腱经过桡骨茎突外侧面之腱沟时，位于一个共同的腱鞘内。该段腱鞘约长 7～8cm，腱鞘外方为腕背侧横韧带紧紧包绕，腱鞘经过的腱沟窄而浅，底面凹凸不平，腱鞘与肌腱密切紧贴，且距离皮肤极近。因此，两肌腱被约束在一个狭窄而且比较坚硬的骨韧带的隧道内。

【病因病机】

（1）急性损伤，如扭伤、拉伤、挫伤等，产生鞘内的水肿、充血等炎症。

（2）慢性劳损，如缝纫工、编织工、洗衣工、包装工、制鞋工、厨师等，长期从事以腕部活动为主的劳动，造成肌腱在鞘内较长时间的摩擦。

（3）慢性寒冷刺激使局部代谢减缓，腱鞘变性，导致腱鞘炎症发生。

【症状与体征】

（1）腕部疼痛，大部分患者能明确指出疼痛在桡骨茎突处。疼痛为慢性，呈进行性加重，痛甚者可影响睡眠。

（2）疼痛可向下放射至手指，向上可达前臂，甚至上臂。

（3）拇指明显无力，且运动时有摩擦感或摩擦音。

（4）拇指及腕部运动受到限制，尤以向尺侧方向运动受限显著。拇指主动内收与外展或腕的尺侧向运动，均可使疼痛加剧。

【检查与诊断】

桡骨茎突处有压痛，皮下可触及一豌豆大小、如软骨样之物。少数患者在桡骨茎突处触知摩擦感，亦可见肿胀。局部无发红、发热等急性炎症现象。病程长者大鱼际肌可见萎缩。芬克斯坦试验（Finkelstein's test ）阳性。X 线检查多无异常。

【鉴别诊断】

本病必须与腕关节结核、急性化脓性腱鞘炎、类风湿性关节炎、末梢神经炎相鉴别。

【治疗方法】

1. 治则

舒筋通络，活血止痛。

2. 部位

桡骨茎突部、腕部及前臂。

3. 手法

推法、拨揉法、㨰法、点按法、擦法。

4. 取穴

阳溪、合谷、手三里、曲池、肩前、温溜。

5. 操作手法

（1）患者正坐，肘下垫一软枕，医者坐其对面，用多指在前臂桡侧，由腕至肘做向心推法数遍。然后在桡骨小头部做小鱼际㨰法数遍。力度宜轻柔，以达到舒筋通络的目的。

（2）用拇指拨揉拇短伸肌腱和拇长展肌腱，在桡骨茎突结节处做拇指拨揉法数遍。

（3）拇指点按阳溪、合谷、温溜、曲池、肩前穴，各半分钟。

（4）用拇指指腹与食指桡侧面拿捏手三里，使患部有酸胀传导感为宜。最后用掌根在患处做擦法，使其有透热感。

（5）医者一手拇指按于患处，另一手握住患手拇指，做内、外环转和上、下屈伸的摇动。以滑利关节，舒筋止痛，防止大鱼际肌萎缩。

【注意事项】

不宜过劳，勿用冷水冲洗局部。炎症反应明显者慎用热敷，以免加重肿胀而使症状加剧，可用正红花油、扶他林药膏、正骨水等外用药擦抹患处。

第五节　桡骨远端关节分离伴韧带损伤

桡骨远端关节即下桡尺关节，由桡骨远端半月切迹与尺骨小头的桡侧半环形关节面所构成。前臂在旋前、旋后运动中，桡骨围绕尺骨有150°旋转活动。自桡骨的尺侧缘至尺骨茎突基部，有尖端向尺侧的三角形软骨，称三角纤维软骨盘，其前后缘有韧带相连接，起增强关节的活动性、防止前臂在旋前、旋后时将三角软骨撕裂的作用。三角软骨在桡腕关节和下尺桡关节的关节囊之间，将两关节完全分隔开。软骨的上、下方均有滑膜囊，又称囊性隐窝，借以缓冲对三角软骨盘的冲击力。三角软骨中心部分较薄，其与桡骨连接处比与尺骨连接处薄弱。因此，三角软骨是连接桡腕关节和下尺桡关节的重要组成部分，可限制前臂的过度旋前、旋后动作。

【病因病机】

本病以急性外伤所致者为多，其次为慢性劳损，少数为先天性发育异常。

（1）急性损伤：当前臂旋转力量和范围过大时，首先引起三角软骨盘前后两条韧带的紧张，如旋转暴力继续增加，则可引起韧带的撕裂伤，以致断裂。这时若暴力终止，则不会进一步伤及三角软骨盘，但可有下尺桡关节的松动分离。如旋转暴力未终止而进一步增加，三角软骨盘失去韧带保护后，可由它连接的薄弱部分（即与桡骨连接处）撕裂，而造成下桡尺关节的松动分离。如果腕部受到冲击暴力而囊性隐窝抵消不了时，暴力会损伤三角软骨最薄弱的部分，即三角软骨盘的中央，而使之破裂，造成下桡尺关节的松动，继而可导致桡尺远端关节分离伴韧带损伤。

（2）慢性劳损：长期从事前臂用力旋转工作者易发生三角软骨损伤。

（3）先天异常：也有少数人三角软骨先天发育不全，从小就有双前臂的下桡尺关节分离，活动度超过正常范围。

【症状与体征】

（1）急性期：腕部疼痛无力，以尺侧为甚。前臂旋转则痛剧，握力减退。

（2）慢性期：腕部尺侧疼痛乏力，握力减退，不能手举重物或做腕部扭转活动。少数前臂旋转时可出现弹响或交锁现象。

【检查与诊断】

（1）急性期：下桡尺关节背侧轻度肿胀，局部压痛明显。前臂旋前、旋后活动受限。桡尺关节松弛者可见尺骨小头隆起，压之有松动感。

（2）慢性期：局部可无明显肿胀，但若仅韧带损伤则在腕关节背侧、桡尺骨之间的间隙有明显压痛。若三角软骨损伤则腕关节尺侧压痛明显，且将腕关节向尺侧偏时有挤压痛。若桡尺关节分离则尺骨隆起，压之疼痛并有轻微“咯吱”声，有弹响及关节交锁。

（3）腕关节正、侧位片显示下桡尺关节间隙增宽。

（4）软骨盘挤压试验阳性：即用力将手腕极度地掌屈、旋前、尺侧偏并加上挤压旋转的力量，则桡尺远端关节处疼痛出现或加重。

（5）CT 或 MRI 可确诊三角软骨破裂。

【鉴别诊断】

应注意与下列疾病相鉴别：

（1）舟状骨骨折：多发生于青壮年，有明显外伤史，鼻烟窝处多呈肿胀，且有明显压痛，叩击桡侧腕关节或第二、三掌骨头部，腕部有剧烈疼痛，X 线片可确定诊断。

（2）月状骨无菌性坏死（又称腕月状骨缺血性坏死或 Kienbock 病）：有外伤史或慢性劳损史，腕部疼痛，腕背部稍肿，腕关节屈伸受限，以背伸受限较为显著。腕背正中相当于月骨处有明显压痛，X 线表现为早期月骨密度增高或囊性改变，但轮廓无明显改变，中期可见到月骨变形或碎裂，晚期可见到腕关节创伤性关节炎。

（3）桡骨茎突骨折：桡尺远端关节损伤常与桡骨茎突骨折并发，因此，更需注意加以鉴别。桡骨茎突骨折往往发生在跌倒时，手掌着地，冲击力经舟骨作用于桡骨下端而引起。可见局部肿胀、压痛、皮下瘀血、关节内积血、活动受限，X线片有助于诊断。

（4）先天性桡尺远端关节半脱位（又称Madelung畸形）：腕关节生长紊乱，使桡骨下端骨骺的尺侧和掌侧发育停滞，多见于女性。典型的畸形是桡骨远端的关节向掌侧倾斜80°，向尺侧倾斜90°，腕关节的近排腕骨消失而其拱顶形成尖顶形。腕尺侧和背侧有明显的骨隆起，桡骨茎突失去与尺骨的正常解剖关系，使尺骨茎突与桡骨茎突处于同一水平上，或尺骨向背侧和远端突出，腕关节活动受限，特别是背伸和尺偏受限。X线片可协助诊断。

【治疗方法】

1. 治则

急性期以理筋复位止痛为主，慢性期则以舒筋通络、活血散瘀为主，以使其恢复正常功能。

2. 部位

腕部和前臂部。

3. 手法

揉法、㨰法、牵法、按法。

4. 取穴

阳池、大陵、腕骨、合谷、外关、手三里、内关、支正。

5. 操作方法

（1）急性期，即损伤后桡尺远端关节距离增宽而无软骨盘破裂者，使用下列复位手法：

1）患者前臂旋前位，掌心向下，一助手双手握其上臂1/3处，医者双手握住患腕，两拇指在背侧分别按于桡骨茎突和尺骨小头上。医者和助手同时向相反方向用力牵拉腕关节，在拔伸牵拉的同时医者做背伸、掌屈、桡侧屈和尺侧屈的活动，在活动过程中适时而迅速地用拇指将尺骨小头下压，使之复位。复位后用弹力绷带包扎3～4周。

2）医者用拇指点按外关、内关、合谷、手三里、支正穴，各半分钟，以缓解疼痛。力度要轻柔，以有传导感为宜。

（2）急性期后，表现为腕部疼痛、乏力等，宜使用下列手法：

1）患者取坐位，患肢前置，肘关节微屈，前臂旋前位，掌心向下。医者坐其对面，用拇指轻揉腕关节的背侧及掌侧，然后用小鱼际在前臂伸肌面、屈肌面做擦法，以活血散瘀、放松肌肉。

2）医者用拇指点按阳池、大陵、腕骨穴，各半分钟。最后一手以拇指、食指及虎口部卡住患者桡尺关节远端，另一手握住其四指做背伸、掌屈和环绕的摇法。

【注意事项】

（1）患者平时可戴护腕保护，并避免前臂旋转用力，如拧毛巾、拧螺钉类的动作。

（2）固定时压力要适中，太小起不到固定作用，太大又会妨碍远端正常血液供应，即使是弹力绷带也要注意这一问题。

（3）桡尺远端关节X线摄片时，一般要求患侧与健侧同时摄片，以资比较。

第六节 坐骨神经痛

坐骨神经痛是由多种疾病所引起的一种常见症状。诊断本症时，应注意找出坐骨神经痛的病因，以便在治疗本症的同时，治疗引起坐骨神经痛的原发病。

坐骨神经由骶丛腰 4、腰 5 和骶 1～3 神经根组成，是人体中最大的神经。坐骨神经从梨状肌下孔出骨盆后，移行于臀大肌的深面，经股骨大转子和坐骨结节之间下降至大腿后面，并在股二头肌与半腱肌、半膜肌之间下行至腘窝。一般多在腘窝的上方分为胫神经和腓总神经。坐骨神经支配股后肌群、小腿及足部肌肉的运动，也是小腿和足部重要的感觉神经。

【病因病机】

坐骨神经痛分为原发性和继发性两种。

（1）原发性坐骨神经痛是由于坐骨神经炎症所引起的疼痛，如由于某些器官的炎症病灶感染，经血管而侵及神经，多与肌炎和纤维织炎同时发生。

（2）继发性坐骨神经痛比较多见，其常见的原因有：

1）腰椎、髋关节疾病及腰椎间盘突出症所引起的根性坐骨神经痛最为常见。此外还有增生性脊柱炎、腰骶部软组织损伤、腰骶先天性畸形等均可引起本病。

2）椎管内病变及压迫，如马尾肿瘤、蛛网膜粘连等。

3）骨盆内病变及压迫，如子宫附件炎、子宫肿瘤、妇女怀孕后期等。

4）臀部肌肉注射刺激性药物或注射位置不当而损伤了该神经也可引起本病。

5）久居潮湿阴冷环境，受风寒湿邪侵袭。

【症状与体征】

本病多见于单侧，青壮年男性患者居多，以患肢串痛为其特点，多为阵发性或持续性。常由一侧腰部至臀部、大腿后侧、小腿后外侧及足背外侧放射性疼痛，夜间痛重。咳嗽、打喷嚏及大便用力时疼痛加剧，屈髋屈膝及卧床休息后疼痛减轻。病程长者可见肌张力减低，下肢肌肉萎缩、发凉，功能活动受限以及腰椎侧弯等病理改变。直腿抬高受限，同时还可出现拇趾背伸试验和屈颈试验阳性。X线检查显示：正位片可见椎间隙变窄（后宽前窄意义更大），斜位片可见纤维环破裂后的椎间隙一侧变宽、一侧变窄。

【检查与诊断】

（1）沿坐骨神经走行部位有放射性串痛。

（2）继发性坐骨神经痛，尤其是腰椎间盘突出症引起的坐骨神经痛多有外伤史。直腿抬高试验等阳性。X线片可见椎间隙变窄及纤维环破裂的间隙一侧宽，一侧窄。

（3）原发性坐骨神经痛无外伤史。一般直腿抬高无明显障碍。因此在临床上应该弄清引起坐骨神经痛的病因，以便进行全面治疗。

【鉴别诊断】

应注意与下列疾病相鉴别：

（1）腰椎间盘突出症。

（2）腰椎椎体骨质增生。

（3）关节突结核。

（4）神经根或马尾神经肿瘤。

（5）盆腔内病变及压迫，如子宫附件炎、子宫肌瘤、妇女怀孕后期等。

（6）梨状肌综合征。

（7）坐骨神经炎。

【治疗方法】

1. 治则

舒筋通络，温经散寒，活血止痛。

2. 部位

患侧下肢和腰骶部。

3. 手法

推法、揉法、按压法、点法、牵拉法、搓法、拨筋法。

4. 穴位

（1）主穴：环跳、承扶、殷门、委中、飞扬、昆仑。

（2）辅穴：阳陵后筋、阴陵下筋、承山、风市。

（3）配穴：关元俞、上髎、上环跳、阳陵泉、涌泉。

5. 操作方法

（1）患者俯卧，医者站其患肢旁，用双手掌快速搓腰骶部，使局部有透热感，继而从臀至足踝做直推法 2～3 遍。然后掌揉患侧臀部肌肉，再用多指拿揉患腿后侧肌群，使其放松，以达到舒筋通络的目的。

（2）单掌按压大腿后侧，然后用拇指点按环跳、承扶、殷门、委中、飞扬、昆仑穴，各半分钟。

（3）患者屈膝，医者一手握住其踝部，另一手在阳陵后筋、阴陵下筋做拨法，以有串麻感为宜。然后用双拇指按揉关元俞、上髎、上环跳、涌泉穴，各半分钟。

（4）患者仰卧，医者站于患肢足下方，双手握住患肢踝部用力牵拉 2～3 遍。然后点按风市、阳陵泉穴各半分钟，最后做被动直腿抬高和髋膝屈伸活动，动作要柔和缓慢，以患者能承受为宜。

【注意事项】

（1）注意保暖，适当休息，配合锻炼。

（2）可配合针灸、理疗治疗。

第七节　膝关节侧副韧带损伤

侧副韧带包括（胫）内侧副韧带和（腓）外侧副韧带。内侧副韧带分为浅、深两层，浅层扁宽而坚韧，起自股骨内上髁，止于胫骨内髁及胫骨体内侧面；深层为关节囊韧带，分为前、中、后三部，与关节囊紧密相连，并与内侧半月板中后部的外缘相连，其后 1/3 部又称后斜韧带。内侧副韧带可防止膝关节异常外翻。外侧副韧带为条索状的纤维束，起自股骨外上髁，止于腓骨小头外侧面中部，深层也是关节囊韧带，后1/3部又称弓形韧带。外侧副韧带可防止小腿过度内翻。

【病因病机】

当膝关节微屈时，膝关节的稳定性相对较差，此时如突然受到外翻或内翻应力，即可引起内侧或外侧副韧带的损伤。

由于膝关节是轻度生理性外翻，且容易受到外力的冲击使膝过度外翻，所以临床以内侧副韧带损伤占绝大多数。临床上根据其损伤的程度，一般将其分为部分断裂、完全断裂、合并半月板或十字韧带损伤三种类型。合并前交叉韧带（十字韧带）和内侧半月板撕裂者，称为膝关节损伤三联征。

【症状与体征】

有明显外伤史，损伤多见于内侧副韧带，损伤处疼痛，局部肿胀明显，血肿或皮下瘀斑，膝关节活动障碍；由于腘绳肌出现反射性紧张，使膝关节不能完全伸直，只能用足尖走路；如果损伤严重，可合并半月板和前交叉韧带撕裂，可见关节内积血，关节不稳，活动严重受限。

【检查与诊断】

膝关节内侧或外侧副韧带损伤处明显压痛。局部可见局限性肿胀，并可见瘀斑，膝关节伸直受限。完全断裂者膝关节正位片可见膝关节患侧比健侧明显增宽，若非完全断裂则不显著。若为韧带止点撕脱，则除间隙增宽外，还可见撕脱的骨片；若内侧副韧带完全断裂，局部可摸到断裂韧带的间隙；若合并半月板损伤，可有研磨试验阳性、浮髌试验阳性，关节囊穿刺液为血性；若合并交叉韧带撕脱者，可有抽屉试验阳性，X 线片显示胫骨棘有撕脱。

【鉴别诊断】

本病应与交叉韧带损伤断裂、半月板损伤、增生性骨性关节炎、风湿性关节炎相鉴别。

【治疗方法】

1．治则

理筋通络，活血化瘀，消肿止痛。

2．部位

膝关节周围。

3．手法

𪮷法、揉法、点按法、擦法、滑按法。

4．取穴

血海、阴陵泉、阴谷、内膝眼、外膝眼、气冲、委中、委阳、梁丘、阳关、阳陵泉、风市。

5．操作方法

膝内侧副韧带损伤治疗方法：

（1）患者仰卧，患肢伸直，膝下垫一薄枕，医者站其健侧，用拇指在患肢内侧副韧带的起止点做轻柔的拨法。然后点按血海、阴陵泉、阴谷穴，各半分钟，以膝关节有酸胀感为宜。

（2）顺韧带方向做拇指滑按法，以理筋通络。然后用中指或多指拨揉委中穴半分钟。

（3）患者屈膝屈髋，医者一手扶膝、另一手拇指按压气冲穴，约1分钟，然后抬起患肢，患者可感到有一股热流至膝关节部。接着伸直患肢，拇指点按内膝眼。最后掌擦膝内侧，以有温热感为宜。

膝外侧副韧带损伤治疗方法：

（1）患者体位同上，医者站其患侧，用拇指在患肢外侧副韧带的起止点做轻柔的拨法。然后点按梁丘、阳关、阳陵泉、委阳穴，各半分钟，以有酸胀感为宜。

（2）顺韧带方向做拇指滑按法，以理筋通络。然后用拇指点按风市、外膝眼穴，各半分钟。

（3）膝关节微屈，医者用中指或多指拨揉委中穴。然后一手按压在痛点上，另一手握其踝部做小幅度的屈伸活动。

【注意事项】

（1）注意休息，减少膝关节的活动，局部保暖。

（2）伤后内出血未止时不宜按摩治疗。

（3）按摩治疗仅适合部分撕裂伤，完全断裂及有其他并发症者当手术缝合。

第八节　脂肪垫劳损

本病是指因髌下脂肪垫损伤而产生的以膝痛和功能障碍为特征的一种病证，好发于30岁以上的体力劳动者和运动员。

【病因病机】

髌下脂肪垫位于髌骨下面，髌韧带的深面与关节囊之间。膝关节的滑膜在髌骨下方两侧向后突，再向前形成皱襞，其内夹有脂肪组织，即为脂肪垫，呈钝三角形，充填于膝关节前部，股骨、髌骨及胫骨之间的间隙。髌下脂肪垫有衬垫及润滑作用，充填于关节面多余的空间内，能加强关节的稳定性，减少摩擦。

突然伸膝或膝关节过度负荷，可使脂肪垫受到髌韧带的强力牵拉和挤压而致充血、水肿、肥厚、脂肪组织变性和破坏等无菌性炎症。脂肪垫一旦失去弹性垫的作用，可在关节间隙嵌顿，出现膝部疼痛和关节功能障碍。日久，脂肪垫与韧带发生粘连，则使伸膝活动受限。慢性发病者，多因膝关节过度屈伸劳损。急性发病者，多因膝部直接外伤致脂肪垫充血、水肿、渗出，与髌韧带粘连，刺激皮神经，导致脂肪垫肥厚，出现疼痛、功能障碍及脂肪垫嵌顿。

【症状与体征】

患者自觉膝部疼痛，膝关节完全伸直、膝过伸运动或足尖着地支撑时疼痛加重，劳累后症状加重，下楼梯时尤甚；但一般关节障碍不明显或不严重，个别患者的疼痛难以忍受，最后出现膝部发软无力，不灵便，膝痛可向后放射至腘窝，沿小腿后部肌肉直至跟骨部。病程长者，膝关节也可有少量渗出液，当膝关节伸直时两侧膝眼处隆起。

患者可自述有膝关节的“卡住”现象，这是肥大的脂肪垫导致的关节功能障碍，而非真正的交锁现象。

【检查与诊断】

（1）膝部疼痛，伸直时加重。髌韧带两侧有肿胀、压痛。但当股四头肌绷紧使髌腱紧张时压痛消失，当肌肉放松时复又出现疼痛。在触摸两膝眼处时有皮革样的感觉。

（2）患肢伸直，肌肉放松，医者一手将其髌骨推向下方，使其髌骨下缘向前翘起，另一手按压在髌骨下缘后方的脂肪垫附着区，患者可觉剧痛。

（3）病程长者，股四头肌（特别是其内侧）常发生萎缩。

（4）X线片显示膝关节无骨质增生，但可见脂肪垫支架的纹理紊乱，少数患者可见到脂肪垫的钙化阴影。

【鉴别诊断】

应注意与髌下滑囊炎、髌前滑囊炎和半月板损伤相鉴别。

【治疗方法】

1. 治则

行气活血，壮骨荣筋。

2. 部位

膝关节周围、股四头肌及下肢前外侧。

3. 手法

拿法、拨法、推法、擦法、点按法、叩击法。

4. 穴位

梁丘、伏兔、居髎、膝眼、足三里、血海、委中、气冲、鹤顶。

5. 操作方法

（1）患者仰卧位，患膝下垫一薄枕，医者站其患侧，双手拿揉患肢前外侧肌肉，重点拿揉股四头肌，使之放松。然后掌揉髌骨下部，点按双膝眼、梁丘、血海、鹤顶穴，各半分钟，力度要轻柔。

（2）医者用拇指拨揉髌下韧带（犊鼻穴），使膝内有酸胀感。然后点按伏兔、居髎、足三里穴，各半分钟。

（3）医者双掌重叠，用小鱼际着力按压气冲穴，约1分钟，抬起患腿时患者可感有一股热流冲向膝关节，可达到行气活血之目的。然后用双掌沿股四头肌向下直推到髌上部，反复2～3遍。

（4）令患者屈髋屈膝，医者用多指或中指拨揉委中穴，以有酸胀感为宜。然后将患膝伸直并将患腿抬高30°，医者一手托住踝后部，以防患肢下落，同时嘱患者放松，医者另一手用小鱼际在髌下部做擦法，以使患膝有透热舒适感为宜。

（5）患肢伸直，平放于床面上，医者用双手握住其踝部做下肢牵引法，以解除脂肪垫嵌顿及髌韧带粘连；然后用空拳叩击股四头肌和膝关节内、外侧，以加快血运、壮骨荣筋、消肿止痛。

【注意事项】

局部保暖，缓解期适当加强膝关节功能锻炼。

第九节　膝关节骨性关节炎

膝关节骨性关节炎，又称为骨关节炎或骨关节痛，是生理上的退化作用和慢性积累性关节磨损的结果。临床上中老年人发病较普遍，尤以 50～60 岁为多见，发病率女性高于男性。

膝关节是人体中最大、最复杂的关节。其位置浅表，承上启下，活动量很大，易遭受损伤，也是骨质增生好发部位之一。膝关节由骨关节面、肌肉、韧带以及关节腔内容物等组成，其整个功能活动都是机械运动过程。

【病因病机】

现代医学认为，本病是由综合因素所致，如年龄、性别、代谢、职业、损伤等，但膝关节的机械性积累损伤是主要的。本病多发于肥胖的中老年妇女，由于超负荷、反复持久的刺激而引起关节软骨面和相邻软组织的慢性积累性损伤，同时使膝关节内容物的耐受应力降低，当持久行走或跑跳时在关节应力集中的部位受到过度的磨损，继而使膝关节腔逐渐变窄，关节腔内容物相互摩擦，产生炎性变，使腔内压增高。异常的腔内压刺激局部血管、神经，使之反射性调节减弱，形成作用于关节的应力和对抗该应力的组织性能失调。引起本病的另一个原因是：老年人软骨的弹性减低，易遭受外力伤害而产生退行性改变。

本病的病理变化：早期因关节软骨积累性损伤，导致软骨的原纤维变性，使软骨变薄或消失，引起关节活动时的疼痛与受限；后期关节囊形成纤维化增厚，滑膜充血、肿胀、肥厚，软骨呈象牙状骨质增生。同时，膝关节周围肌肉因受到刺激而表现为先痉挛、后萎缩。总之，其病理改变是一种因关节软骨退行性变化引起的、以骨质增生为主的关节病变，滑膜的炎症是继发性的。

中医认为，本病的病因包括两方面：一是因慢性劳损、受寒或轻微外伤所致。人体肌表、关节、经络遭受风寒湿邪侵袭或因劳损、外伤因素，致局部气机阻滞、血行不畅而引起筋骨、肌肉、关节处疼痛、酸沉、麻木或关节肿胀、屈伸不利。二是因年老体弱、肝肾亏损、气血不足而致。肝虚无以养筋，肾虚无以濡骨，而使筋骨疲软、步履不便。

【症状与体征】

（1）发病缓慢，多见于中老年肥胖女性，往往有劳累史。

（2）膝关节活动时疼痛，其特点是初起为阵发性，后为持续性，劳累及夜间更甚，上下楼梯疼痛明显。

（3）膝关节活动受限，跑跳跪蹲不同程度受限，甚则跛行，膝关节屈曲畸形，但无强直。

（4）膝关节活动时可有弹响摩擦音，部分患者关节肿胀。

（5）膝髌处有明显压痛，股四头肌可呈萎缩状。

（6）X线摄片可见胫、股骨内外髁增生模糊，胫骨髁间棘变尖，呈象牙变，胫、股骨关节面模糊，髌骨关节面变窄，髌骨边缘骨质增生及髌韧带钙化。

（7）实验室检查：血、尿常规均正常，血沉正常，抗“O”及类风湿因子阴性，关节液为非炎性。

【检查与诊断】

（1）中老年女性患者为多见，发病高峰在50～60岁，病史中排除风湿病、类风湿性关节炎、膝关节严重创伤（如骨折、半月板损伤、交叉韧带或侧副韧带损伤等）、下肢畸形（如膝内外翻、髋内外翻）及关节感染（如化脓性关节炎、关节结核）。

（2）有典型的膝关节疼痛症状伴关节活动受限。

（3）膝关节周围压痛，关节活动时有摩擦音，关节挛缩或股四头肌萎缩。

（4）X线摄片显示关节间隙变窄，髁间棘变尖，髌骨边缘骨质增生，胫骨关节面模糊及韧带钙化。

【鉴别诊断】

应与骨折、半月板损伤、交叉韧带损伤、侧副韧带损伤、膝内外翻、髋内外翻、化脓性关节炎、关节结核、风湿病、类风湿性关节炎等相鉴别。

【治疗方法】

1. 治则

舒筋活血，滑利关节，消肿止痛。

2. 部位

患腿、膝关节周围，以及内、外关节缝。

3. 手法

拿法、拨法、按法、点按法、叩击法。

4. 穴位

血海、阳关、梁丘、委中、委阳、阴谷、膝眼、风市、阳陵泉、气冲。

5. 操作方法

（1）患者仰卧，患膝下垫一薄枕，医者站于其患腿旁，双手拿揉股四头肌、膝关节、小腿外侧。然后用拇指拨揉内、外侧关节缝和髌骨外侧缘（将髌骨推向膝内侧，露出缝隙）。使关节内有酸胀感为宜。

（2）医者用拇指点按阳关、梁丘、风市、阳陵泉穴，各半分钟。然后双拇指分别点按内、外膝眼穴，其余手指置于膝关节后侧，在拇指点穴的同时做膝关节小幅度的屈伸活动数次，以滑利关节。

（3）医者用双手拿揉患侧大、小腿前外侧肌群 2～3 遍；然后用小鱼际按压气冲穴，约 1 分钟；最后将双手掌分别按在髌骨上、下缘处逐渐用力下压，使膝关节被动伸直，以改善患膝的屈曲畸形。

（4）医者用空掌叩击患膝内、外侧，力度要轻巧柔和。然后一手握其患膝上部、另一手握其踝部，做被动屈伸法，以达到滑利关节、恢复功能之目的。

（5）患者俯卧，踝下垫一薄枕，医者站于其健侧，用拇指拨揉患侧关节缝和腘窝内肌腱，使关节内有酸胀感为宜。然后点按委中、委阳、阴谷、血海穴，各半分钟。

（6）医者用掌根按压患侧大腿膀胱经及后侧肌群，反复施术 3～5 遍。然后一手按压在腘窝部、另一手握住踝部，做膝关节的屈伸活动，以患者能承受为度。

【注意事项】

适当休息，主动锻炼，避免超负荷的活动或劳动；肥胖患者要减轻体重，以保护受累的膝关节。

第十节　踝关节扭伤

本病是指间接暴力作用于踝关节周围的软组织所造成的损伤，可发生于任何年龄。但由于青壮年运动量大、活动较剧烈，因而较其他年龄段发病几率高。踝关节扭伤是全身软组织损伤中最为常见的损伤之一，约占全身关节扭伤的80%以上。

【病因病机】

本病多因在不平的路面行走、奔跑、跳跃或下楼梯等情况下，踝关节跖屈位时突然过度内翻或外翻，使踝关节外侧或内侧副韧带受到强大张力所致。一般多为韧带的部分撕裂伤，严重者可完全断裂或伴有外踝或内踝的撕脱骨折，甚至双踝骨折。

踝关节的扭伤一般内翻最常见。其原因有：

（1）外踝细长靠后，且低于内踝；内踝宽扁而靠前。

（2）外侧韧带较内侧韧带薄弱。

（3）胫腓横韧带纤维斜向下外，且外踝内面的关节面比较倾斜，使踝关节外侧活动度较大。在踝关节的内翻损伤中，以距腓前韧带最易受伤，严重者亦可发生跟腓韧带的损伤；

但距腓后韧带很少发生损伤，若外翻损伤则多伴有骨折。

【症状与体征】

有急性损伤史，踝部明显肿胀、疼痛，不能着地，局部可有皮下瘀血。

【检查与诊断】

（1）有外伤史，局部肿胀压痛，踝关节功能障碍。

（2）外踝损伤时，将踝关节内翻则疼痛加重，肿胀、压痛多位于外踝的前下方及外侧。若无骨折时纵轴叩击痛阴性。

（3）内踝损伤多伴有外踝骨折，此时内、外踝均肿胀、压痛，纵轴叩击痛阳性。

（4）严重的外踝损伤，虽无骨折，但可能造成韧带的完全断裂，强力内翻位踝关节正位摄片，若距骨的上关节面与胫骨的下关节面的倾斜角度 $>5^{\circ}\sim10^{\circ}$，则说明有韧带的断裂。

（5）X 线检查可确诊有无骨折、脱位。

【鉴别诊断】

本病应注意鉴别有无踝关节的骨折、脱位。

【治疗方法】

1. 治则

舒筋通络，活血化瘀，消肿止痛。

2. 部位

患侧踝关节和小腿。

3. 手法

揉法、拨揉法、拿法、推法、点按法、拔伸法、摇法。

4. 取穴

丘墟、解溪、金门、足临泣、阳陵泉、绝骨、昆仑。

5. 操作方法

（1）患者仰卧位或取坐位，医者站其患足旁，用双手掌自踝至膝做向心性推法3～5遍。然后双手拿患侧小腿，以舒筋通络、活血化瘀。

（2）点按、拨揉阳陵泉、绝骨、昆仑穴，各半分钟。然后双手握住患足施踝关节拔伸法的同时做被动摇法，若有骨错缝即可复位，力度要柔和轻巧。

（3）医者用拇指轻点、拨揉踝外侧副韧带损伤部，然后点按丘墟、解溪、金门、足临泣穴，各半分钟。

【注意事项】

（1）踝关节急性损伤，经检查诊断为骨折、韧带完全断裂者，不宜手法治疗；脱位者应及时复位；若患部肿胀青紫、压痛剧烈、走路时疼痛加重，需注意急性期局部亦不宜施用手法治疗，可在远端施用点穴和轻手法治疗，以消肿止痛。如两周后仍有肿胀且疼痛较明显，可摄X线片检查，以确定有无骨皮质断裂，因骨皮质断裂在急性期不显影。

（2）患部适当固定，防止做跖屈、内翻动作。

（3）局部保暖，注意休息；休息时踝部放置要高于臀位，使静脉回流通畅，以防止肿胀不退。

第九章　内科、妇科病证

第一节　胃脘痛

胃脘痛是由外感寒邪、内伤饮食情志、脏腑功能失调等导致气机郁滞，胃失所养，以上腹胃脘部疼痛为主症的病证。也有将胃脘痛称为“心痛”、“心下痛”者。但对心脏疾患引起的心痛则称之为“真心痛”，与胃脘痛的“心痛”、“心下痛”具有根本性的区别。本病相当于现代医学的胃、十二指肠炎症、溃疡或痉挛等疾病。

【病因病机】

胃脘痛的发病原因很多，主要包括肝气犯胃、寒邪犯胃、食滞胃脘、脾胃虚寒、瘀阻胃络等。

①肝气犯胃：忧郁、恼怒伤肝，肝气失于疏泄，横逆犯胃而致胃脘痛。②寒邪犯胃：外感寒邪或过食生冷，内客于胃，致使胃寒而痛。③食滞胃脘：饮食不节、饥饱无度、过食肥甘厚味等，导致内生湿热，胃失和降而出现胃脘痛。④脾胃虚寒：素体虚弱，元气亏损，肾阳不足，脾阳不振，脾失健运，中焦虚寒而痛。⑤瘀阻胃络：情志不畅、思虑过度或饮食不节、过食刺激性食物而致瘀血内停，络脉不通，气机受阻，不通则痛。

现代医学认为，反复精神刺激或精神紧张，造成大脑皮质机能失调；或饮食不节、过饥过饱和过食刺激性食物，除直接损伤胃黏膜外，也作用于中枢神经系统，引起调节功能紊乱，致胃和十二指肠壁的血管痉挛，胃肠异常收缩，胃液分泌失常，胃酸过多，侵蚀黏膜；同时又因胃肠壁血管痉挛引起胃痉挛，局部营养障碍，黏液分泌减少，保护黏膜的作用低下，从而逐渐形成胃或十二指肠的溃疡。其周围组织有炎症渗出、水肿、充血，致局部张力增大，压迫末梢神经而引起上腹部疼痛。

【症状与体征】

上腹部隐痛，胃脘部嘈杂，嗳气，泛酸，常因情志不畅、饮食不节、外感寒邪而突然发作；胃脘疼痛，痛引胁背。久病者可出现身体羸瘦，面色少华，精神萎靡，头晕耳鸣，心悸不寐，甚则吐血、便血。

【辨证分型】

（1）肝气犯胃：有情志不畅、肝气郁结的病史，胃脘胀满，攻窜作痛，连及胁背，口苦嗳气，大便不爽，舌尖红，苔薄黄，脉弦。

（2）寒邪犯胃：有受寒和喜食生冷的病史，胃痛骤然发作，畏寒喜暖，得热痛减，遇寒尤甚，口不渴，喜热饮，舌苔白腻或薄白，脉弦紧。

（3）食滞胃脘：暴食多饮，饮食停滞，致胃中气机阻塞，故胃痛、脘腹胀满，嗳腐吞酸，呕吐不消化物，吐后痛减，大便恶臭，舌苔厚腻，脉数。

（4）脾胃虚寒：胃脘隐痛，泛吐清水，痛时喜暖喜按，神疲乏力，纳食减少，手足不温，下利清谷，舌质淡苔薄，脉濡细或沉微。

（5）瘀阻胃络：胃脘痛有定处而拒按，呈烧灼样或刀割样痛，甚则吐血、便血，头晕肢软，出冷汗，舌苔紫黯，脉细涩；出血严重者脉芤。

【检查与诊断】

胃脘部疼痛，常伴有痞闷或胀满、嗳气、泛酸、嘈杂、恶心、呕吐等症。发病常与情志不畅，饮食不节，劳累，受寒等因素有关。上消化道钡餐X线检查、胃镜及组织病理活检等，可见胃、十二指肠黏膜炎症、溃疡的病变。大便或呕吐物潜血试验阳性者，提示并发消化道出血。B超、肝功能、胆道X线造影有助于鉴别诊断。

【鉴别诊断】

（1）心绞痛：除心前区疼痛外，还可伴有左侧后背及左上肢内侧放射痛、休克、心力衰竭、发热等症状，实验室检查可见血清酶含量增高，心电图ST段抬高、T波倒置等。

（2）胃癌：临床表现为进行性消瘦，左锁骨上或左腋下淋巴结肿大，腹部可触及肿块和腹水，大便潜血试验持续阳性，X线钡餐造影胃边缘呈现凹凸不平的缺损。

（3）胰腺炎：腹痛伴有恶心、呕吐、发热，甚至休克，实验室检查血清淀粉酶增高，超过500单位时有诊断价值。

【治疗方法】

1. 治则

平肝疏络，健脾和胃，理气止痛。

2. 部位

腹部、背部，以及脾、胃经循行路线。

3. 手法

揉法、拨揉法、推法、拿法、按法、点法、擦法、捏脊法。

4. 取穴

（1）主穴：脾俞、胃俞、三焦俞、中脘、天枢、气海、足三里、梁丘。

（2）辅穴：肝俞、大肠俞、期门、章门、京门、上脘。

（3）配穴：肩井、内关、合谷、公孙、地机、膏肓、太冲、丰隆、阴陵泉。

5. 操作方法

基础手法：

（1）患者俯卧，医者站其旁，用双手掌揉背部膀胱经路线，重点在肝俞至三焦俞之间。然后用肘尖按压胸 7 至腰 1 椎旁华佗夹脊穴 2～3 遍。

（2）点按脾俞、胃俞、三焦俞，各半分钟。然后沿脊柱两侧自大肠俞至大杼穴施捏脊法 3～5 遍。

（3）患者仰卧，医者站其旁，用双手分推肋骨下缘，即开三门（期门、章门、京门）2～3 遍。然后掌揉上腹部，点按中脘、天枢、气海穴，各半分钟。

（4）拿揉双下肢2～3遍，点按梁丘、足三里穴，各半分钟。

（5）拿揉双上肢2～3遍，点按内关、合谷穴，各半分钟。

对症手法：在施行基础手法后，再针对分型做如下治疗：

（1）肝气犯胃

1）患者俯卧，医者用掌根拨揉膀胱经胸7至胸10一线。然后点按肝俞、肩井穴，各半分钟。

2）患者仰卧，点按期门、太冲穴，各半分钟。

（2）寒邪犯胃

1）患者俯卧，医者用单掌在脾俞、胃俞、三焦俞处做擦法，使其局部有透热感。

2）患者仰卧，用拇指同时点按公孙、内关穴半分钟。

3）点按中脘、阴陵泉穴，各半分钟。

（3）食滞胃脘

1）患者仰卧，医者用双手提拿腹直肌，然后由上腹至下腹做掌推法2～3遍。

2）在下腹部做逆时针掌揉法，然后点按梁丘、足三里、丰隆穴，各半分钟。

（4）脾胃虚寒

1）患者俯卧，医者用单掌在脾俞至肾俞处做擦法，以有透热感为宜。

2）拇指点按三焦俞、阴陵泉穴，各半分钟。

3）患者仰卧，医者用单掌在胃脘部做摩法。然后点按隐白、阴陵泉穴，各半分钟。

（5）瘀阻胃络

患者仰卧，医者在其腹部做轻柔的推法。然后点按三阴交、承满穴，各半分钟。

【注意事项】

（1）上消化道出血或胃脘部肌紧张甚至僵硬者，禁用手法治疗，以免加重出血，造成医疗事故。溃疡急性期局部亦不宜施手法。

（2）生活要有规律，饮食适度，忌食烟酒、酸辣或冰冷刺激性食物及油炸坚硬不易消化的食物。

（3）保持心情开朗，避免忧思或精神刺激，冬春季节注意保暖。

第二节　便　秘

本病是指因多种原因所致的，以大便秘结不通、排便时间延长，或虽有便意但排便困难为主要症状的一种病证。它既是症状，也可作为病名。可见于各个年龄段，男女无明显性别差异。适合按摩治疗的便秘主要是功能性便秘（又称单纯性便秘）。

【病因病机】

本病的主要病理变化是肠腑功能传导失常，与脾、胃、肝、肺、肾等脏腑的功能失调有关，致病的病理因素有多种。

素体阳盛、过食辛辣或病后热结致使肠胃积热、燥热内结、耗伤津液；忧愁思虑、久坐少动致使气机郁滞或传送不畅；劳倦内伤、病后产褥致使气血不足，无力推动，肠道失濡，腑行不畅而发本病；或因体质虚弱、年老正衰致使真阳亏损，阴寒凝结，亦可使腑行不畅而发本病。

肛裂、痔疮、肿瘤等引起的便秘当以治疗原发病为主。现代医学认为，引起便秘的原因可以是器质性的，也可以是功能性的，但大多数是功能性的，是由排便反射失常引起的。器质性的疾病主要包括不完全性肠梗阻、肠麻痹、巨肠症、溃疡病等引起幽门梗阻所致的便秘。而功能性便秘，则是由于缺乏排便的动力，如肠平滑肌衰弱、提肛肌衰弱、结肠痉挛使肠蠕动减弱，直肠排便反射迟钝。也可以因滥用强致泻剂或反复灌肠而引起。

【症状与体征】

（1）胃肠燥热：大便干结，腹部胀满，面红身热，小便短赤，口干心烦，或有口臭、唇疮，舌红，苔黄或黄燥，脉滑数。

（2）气机郁滞：欲便不得，胁腹痞满，甚则腹中胀痛，嗳气频作，纳食减少，情志郁闷，或烦躁，苔薄白，脉数。

（3）气血亏虚

1）气虚：虽有便意，临厕却无力努挣，挣则汗出短气，便后疲乏，便下并不干硬，腹中亦无胀痛，面色㿠白，神疲气怯，舌淡，苔薄白，脉虚软。

2）血虚：大便干结，面色萎黄无华，时觉头眩心悸，舌淡，脉细。

（4）阴寒凝结：大便艰涩，腹中或有冷痛，小便清长，四肢不温，面色㿠白，腰背酸冷，舌淡苔白润，脉沉迟。

【检查与诊断】

（1）48小时内不能排便1次。

（2）大便干燥坚硬或排出艰难。

（3）一般无明显阳性体征。实证者可见腹部轻压痛，虚证者可无明显不适。

（4）对中年以上经常便秘且大便带血或夹黏液，或伴腹部隐痛、食少消瘦患者，应做肛门指检、纤维结肠镜或下消化道钡气双重造影，以排除下消化道肿瘤。妇女还当结合妇科检查，排除妇科肿瘤。

【鉴别诊断】

本病的诊断不难，但应注意与妇科和下消化道的肿瘤相鉴别，根据症状、体征及必要的检查不难鉴别。

【治疗方法】

1. 治则

以和肠通便为治疗总则。

胃肠燥热当清热降浊，气机郁滞当疏肝理气，气血亏损当培补气血，阴寒凝结当壮阳散寒。

2. 部位

腹部及腰骶部。

3. 手法

推法、揉法、拨法、提拿法、点按法、叩击法、擦法。

4. 取穴

脾俞、胃俞、三焦俞、大肠俞、八髎、肝俞、胆俞、中脘、天枢、气海、维道、百会、三阴交、曲池、合谷、足三里、丰隆、太溪、阴陵泉、行间、血海、气户。

5. 操作手法

基础手法：

（1）患者俯卧，医者站其旁，掌揉腰部两侧脾俞至大肠俞 3～5 遍。然后用掌根拨揉腰骶八髎穴，力度可稍重，使小腹内有蠕动感为佳。

（2）用双拇指拨、点按脾俞、胃俞、三焦俞、大肠俞、上髎、次髎穴，各半分钟。然后用空拳叩击骶部，力度要轻巧而深透，使患者小腹内有震动感为宜。

（3）患者仰卧，医者站其旁，在降结肠处自下而上做直推法和拨揉法，使肠内硬便散开以利于排出；然后在中下腹部做逆时针环形推揉法 2～3 分钟，再顺时针做环形推揉法 2～3 分钟。

（4）点按中脘、天枢、气海、维道穴，各半分钟，重点在左侧施术。

（5）提拿腹直肌，自上而下反复施术 2～3 遍。然后点按足三里、丰隆、曲池穴，各半分钟，最后按揉百会穴半分钟。

对症手法：

（1）胃肠燥热：①患者俯卧，用肘重按大肠俞，在小腿内侧由膝至足做推法 3～5 遍，点按阴陵泉穴。②患者仰卧，拨揉足三里，点按曲池、合谷穴，各半分钟。

（2）阴寒凝结：①患者俯卧，掌擦腰骶部，使之有透热感。自上而下推大腿内侧，然后点按肾俞、次髎穴，各半分钟。②患者仰卧，摩腹数遍，点按气海、关元、天枢穴，各半分钟。

（3）气机郁滞：①患者俯卧，沿膀胱经自上而下做掌推法数遍，点按肝俞、脾俞、三焦俞，各半分钟。②患者仰卧，分推胁肋（开三门）3～5 遍，点气户，同时点按内关与公孙，各半分钟。

（4）气血亏虚：①患者俯卧，掌擦命门及腰骶部，以有透热感为宜，点按肾俞、志室、三阴交、涌泉穴，各半分钟。②患者仰卧，逆时针双掌轻揉腹部，点按建里、气海、血海穴，各半分钟。然后两手同时点按合谷和足三里穴半分钟。

第三节 疳 积

积是指小儿因乳食内伤、停滞不化、气滞不行所形成的一种慢性消化功能紊乱的综合征，以不思饮食、食而不化、体重不增、大便不调为特征。积久不消，则转向为疳，故有“无积不成疳”、“积为疳之母”之说。疳是指小儿饮食失调、喂养不当、脾胃虚损、运化失权而致的以毛发枯焦、发育迟缓、神疲乏力为特征的病证。故前人说疳为甘、干，前者指病因，后者指病证。

由于积和疳有因果的关系，在临床表现上虽有轻重之别，但关系密切，难以截然分开，故统称为疳积。

【病因病机】

（1）乳食伤脾：由于喂养不当，饮食过量或缺乏营养，或过食甘甜油腻，损伤脾胃，积滞内停，水谷精微不能运化，积久不消，转而为疳。

（2）脾胃虚弱：小儿脾常不足，因伤乳食、久病、断乳，脾胃虚弱无以生化气血精微，输布无能，而致疳积。

【症状与体征】

腹胀嗳酸，厌食寐差，体重不增，尿如米泔，大便臭秽或便秘；甚则不思饮食，腹胀腹痛，食则胀饱，嗜食怪味，困倦无力，形体消瘦，神萎色黄。

本病重者由于抵抗力极度减低，常有各种并发症，以低血色素性贫血为最常见，常继发各种维生素缺乏症，其中以维生素A、B、C、D缺乏为多，发育迟缓。

【检查与诊断】

不论是局部疾病、还是全身性疾病，均能影响人体的消化功能，使胃肠平滑肌张力减低，消化液分泌减少，酶的活性降低，久之出现本病的症状、体征。因此，应对患儿进行全面的检查。另外，气温、湿度、饮食方式等因素对患儿的影响亦不能忽视。

【鉴别诊断】

应与结核病、寄生虫病等相鉴别，必要时进行相应的

X线、大便检查。

【治疗方法】

1. 治则

消积导滞，扶正祛邪，健脾和胃。

2. 部位

背部、腹部及四肢部。

3. 手法

揉法、点按法、拿法、搓法、捏脊法。

4. 取穴

脾俞、胃俞、大肠俞、中脘、天枢、气海、关元、足三里、三阴交、梁丘、地机、内关、合谷。

5. 操作方法

（1）患儿俯卧，医者站其旁，用拇指沿脊柱两侧膀胱经路线自上而下，反复揉按3～5遍，重点揉按脾俞、胃俞、三焦俞、肾俞穴，各半分钟。然后从小肠俞至大杼做捏脊法6～9遍。

（2）患儿仰卧，摩揉腹部，分推胁肋3～5遍。然后用拇指点揉中脘、水分、天枢、神阙、气海、关元穴，各半分钟。

（3）拿揉双下肢2～3遍，接着用拇指拨揉小腿内侧脾经路线。然后点按三阴交、地机、足三里、梁丘穴，各半分钟。

（4）随证加减：①积滞伤脾：按揉中脘、足三里、四缝穴，各半分钟。②积滞日久化热：点按天枢、水分、肾俞穴，各半分钟。然后推四横纹穴与揉外劳宫穴配合施术。③脾胃虚寒：搓命门、揉神阙和关元穴、推三关（前臂桡侧，阳池与曲池连线上），各1分钟。

【注意事项】

（1）常到户外呼吸新鲜空气、晒太阳，增强体质。

（2）定时、定量喂奶，摄入营养丰富、易于消化的食物。

（3）少食肥甘厚味之品，注意饮食卫生。

第四节　小儿肌性斜颈

肌性斜颈以头向患侧歪斜、前倾，颜面转向健侧为其特点。临床上，斜颈除极个别为脊柱畸形引起的骨性斜颈、视力障碍的代偿姿势性斜颈、颈部肌肉麻痹导致的神经性斜颈之外，一般系指一侧胸锁乳突肌挛缩造成的肌性斜颈。小儿肌性斜颈多发现于出生后两周左右，为按摩治疗的适应证，亦为本节重点讨论的内容。

【病因病机】

主要是患侧胸锁乳突肌发生纤维性挛缩，起初可见纤维细胞增生的肌纤维变性，最终全部为结缔组织所代替。其病因尚不清楚，目前有以下几种解释：

（1）多数认为与损伤有关。分娩时一侧胸锁乳突肌因受产道或产钳挤压受伤出血，血肿机化形成挛缩。

（2）分娩时胎儿头位不正，阻碍一侧胸锁乳突肌血运供应，引起该肌缺血性改变所致。

（3）由于胎儿在子宫内向一侧偏斜所致，而与生产无关。

【症状与体征】

在患儿出生后，颈部一侧可发现有梭形肿物（有的半年后可自行消退），以后患侧的胸锁乳突肌逐渐挛缩紧张，突起如条索状，患儿头部向患侧倾斜而面部旋向健侧。少数患儿仅见患侧胸锁乳突肌在锁骨的附着点周围有骨疣样改变的硬块状物。颈部活动障碍，向患侧旋转和向健侧侧屈困难。若不及时治疗，患侧的面部发育会受影响，健侧颜面部也会发生适应性的改变，使颜面部不对称。在晚期病例中，一般伴有代偿性的胸椎侧凸。

【检查与诊断】

（1）出生后两周左右患儿出现颈部歪向患侧，颜面偏向健侧。

（2）在患侧胸锁乳突肌处可触及半球状或条索状硬结，大小不等，位于肌肉层，质软，肿块边缘清楚，与皮肤分离，按之表面光滑，有一定的活动度。

（3）随着时间的推移，可出现面部发育的不对称，颈椎发育亦不对称。

【鉴别诊断】

（1）颈椎结核：因结核病变致颈部疼痛和肌肉痉挛，常以局部压痛为特征，但无胸锁乳突肌挛缩。颈项活动使疼痛加剧，X线片可见椎体骨性破坏和椎前肿瘤。

（2）骨性斜颈：系颈椎先天发育异常所致，X线可见颈椎先天性畸形。

（3）小儿颈部淋巴结炎：婴儿期有颈部淋巴结炎，可迅速发生斜颈并出现颈部肿块，但此肿块往往压痛明显，且并不位于胸锁乳突肌之内。

（4）眼性斜颈：患儿常表现为斜颈姿势，但无胸锁乳突肌挛缩。

【治疗方法】

1. 治则

舒筋活血，软坚散结。

2. 部位

颈部患侧及肩背部。

3. 手法

推法、㨰法、擦法、揉法。

4. 取穴

风池、翳风、气舍、外天突、俞府。

5. 操作方法

（1）患儿由母亲怀抱，取半坐位，医者坐于患儿背后（以右侧为例），医者用左手扶于患儿头部，用右手食、中、无名三指指腹沿胸锁乳突肌，由上向下做推法，反复多遍。用拇指捻揉肿块，使其变软，施术时力度要适当。

（2）医者用拇指拨揉风池、翳风、气舍、外天突、俞府穴，各半分钟。

（3）医者用小鱼际在胸锁乳突肌处做㨰法数遍。然后用多指擦胸锁乳突肌，重点在肿块结节处，使局部有发热感为宜。

（4）医者用双手托住患儿头部（枕部至下颌部），将患儿头部向上拔伸 3～5 遍，在拔伸的同时可将患儿头部向左侧偏斜，施术时要缓慢轻柔，以患儿能承受为宜。

（5）医者双手拿揉患儿肩部，使其放松。

【注意事项】

（1）早期发现，及时治疗，效果显著。

（2）平时注意使患儿脸向患侧旋转，睡觉、喂奶时用枕头垫于患侧以利于矫正畸形。

（3）病程长者按摩治疗效果较差，可考虑手术矫正治疗。

第五节　乳腺增生

本病是妇女常见病、多发病之一，多见于 25～45 岁女性。其本质是一种生理增生与复旧不全造成的乳腺正常结构的紊乱。在我国，囊性改变少见，多以腺体增生为主，故多称“乳腺增生症”。是以乳腺小叶和中段、末段导管的扩张、增生和囊性改变为主的一个过程。

【病因病机】

本病的病因尚不十分明了，现代医学认为多与内分泌失调及精神因素有关。

中医学则认为本病发生的主要病因是肝郁气滞、痰气凝结和肝肾阴虚。肝藏血，主疏泄，喜条达恶抑郁，乳头属肝，乳房属胃，若长期忧郁恼怒则肝气郁结，气滞血瘀，乳络受阻聚结成块；或因脾胃虚弱，运化失职，水湿内停，湿聚成痰，痰阻于络，而发乳癖；或有肾精亏虚，肝失濡养，木气不疏，郁而化火，灼津成痰，痰瘀互结，积聚于乳而成。

【症状与体征】

（1）乳房胀痛，有周期性，常发生或加重于月经前期，月经来潮后疼痛减轻或消失。

（2）本病在各年龄段女性均可发生，25～45 岁发病率最高。

（3）肿块常为多发性，可见于一侧，亦可见于双侧；可局限于乳房的一部分或分散于整个乳房。

（4）肿块呈结节状，大小不一，质韧而有囊性感，与皮肤和深层组织之间无粘连，可推动。

（5）腋窝及肩背部偶有酸胀感，但腋窝淋巴结无肿大。

（6）乳房疼痛与情绪和劳累程度有关。

（7）偶伴有乳头溢液，溢液为黄色、黄绿色或无色浆液性。

【检查与诊断】

1. 自我检查

乳腺增生的自查时间应放在月经之后的一周进行，因为来月经前乳腺组织充血，会使整个乳房肿胀，容易判断错误。经常性的自查可熟悉乳房的正常隆起和肿块凸起，这样当它有变化时就能敏感地觉察到。检查中尤其要注意那些实际出现的，并在同一位置已持续一二个月经周期的肿块。不过，乳房肿块约有90％都是良性的，良性肿块和恶性肿块的区别在于：良性肿块在激素的作用下随时都可出现，在月经前后尤为明显。

2. 医者触诊

30岁以后的女性可每半年做一次，这是专业乳腺检查的第一步。检查内容包括：乳头有无凹陷、上抬、溢液，乳头有无肿块和酒窝症；双乳位置是否一致，颜色有无改变。检查时，面对医生，身体尽量放松，以便医生得出准确的检查结果。医生一般使用三指触摸，从乳晕周围开始以螺旋状顺时针方向扩大，直至整个乳房组织。如哺乳期发现肿块，要等断乳后再进一步检查。

3. 红外线扫描

红外线扫描尤其适合妊娠和哺乳期的妇女进行筛查。

该检查主要是利用正常组织和病变组织对红外线吸收率的不同，而显示透光、暗亮不同的灰度影像来诊断乳腺疾病。由于这项检查速度快、无放射性，因而在体检中常作为乳腺疾病的初筛检查。虽然该检查不属于乳腺专业检查，但仍可作为乳腺病变的一种检查方式。

4. B超检查

当发现乳腺有肿块时，B超检查是必要的。这是一种初步筛查乳房硬块的检查手段，可用来判断乳腺肿块的大小和性质。但它对直径在1cm以下的肿瘤识别能力较差，如果单做这项检查可能会错过较小的肿块。对于微小乳癌的检查程序是：乳房 B 超检查→若发现肿块→再进行乳腺 X 光检查→若发现密集的钙化点→最后做病理切片。

5. 钼靶检查

女性在 40 岁以后，每年都应做钼靶检查。该检查通过将乳房夹在钼靶机的托板上，以便固定乳房得到清晰的图像，可查出一些手摸不出的细小肿瘤灶。进行该检查时可能会有轻微的疼痛感，这是由于夹板对乳房的压力引起的，可通过调整体位来缓解。

【鉴别诊断】

应注意与乳房纤维瘤及乳腺癌相鉴别。

【治疗方法】

1. 治则

通经活络，疏肝理气，益肾和胃，消肿散结。

2. 部位

胸背部、乳部、四肢部。

3. 手法

揉法、拿揉法、推法、点法、提颤法。

4. 取穴

气户、中府、膻中、期门、章门、乳根、天溪、大包、厥阴俞、膈俞、脾俞、阴陵泉、三阴交、足三里、臂中酸痛点。

5. 操作方法

（1）基础手法

1）患者仰卧，医者站其旁，用双掌分推上胸部和两侧胁肋部数遍。然后用多指揉乳外侧胁肋部，拿揉胸大肌，力度要轻柔，以有舒适感为宜。

2）医者用拇指揉点气户、中府、天溪、大包、乳根穴，各半分钟。

3）分推肋骨下缘 3～5 遍，用拇指点揉期门、章门穴，各半分钟。然后用掌根匀速揉按膻中穴，约 1 分钟。

4）患者俯卧，医者站其旁，掌揉背部肺俞至脾俞之膀胱经路线 3～5 遍。然后点按厥阴俞、肝俞、脾俞穴，各半分钟。

5）患者仰卧，医者站其旁，拿揉双侧小腿内、外侧，点按足三里、三阴交穴，各半分钟。

6）医者用双手拇指同时左右交叉点按阴陵泉和臂中酸痛点，使患者乳内有微胀舒适感，同时令患者用手指自我轻揉乳内硬块，此时患者自觉疼痛减轻及硬块有不同程度的柔软感。然后双手拿揉胸大肌使之充分放松，再做提颤手法。

（2）整理手法：于胸骨部做横擦法，然后由胸骨部至胁肋部做分推法 3～5 遍。

经多次手法按摩治疗，可使乳内硬块逐渐缩小，症状得以减轻。

（3）辨证加减手法：肝郁气滞者，点按太冲、中都、曲池穴；痰湿凝结者，点按丰隆、阳陵泉、三焦俞穴；肝肾阴虚者，点按肾俞、太溪、俞府穴。

【注意事项】

（1）保持心情舒畅，情绪稳定。情绪不稳会抑制卵巢排卵功能，出现孕酮减少，使雌激素相对增高，导致乳腺增生。

（2）妊娠、哺乳对乳腺功能是一种调节。因此，适时婚育、哺乳，对预防乳腺增生是有利的；相反，30 岁以上未婚、未育或哺乳少的女性则易患乳腺增生。

（3）乳腺是性激素的靶器官，受内分泌的影响而呈周期性的变化。因此，保持夫妻生活和睦、生活规律，能够维持内分泌系统功能的稳定，消除不利于乳腺健康的因素。

（4）约半数以上的妇科病人患有乳腺增生病，最常见于月经周期紊乱的女性，子宫肌瘤患者的发生率也很高。因此，积极防治妇科疾病是减少乳腺增生发病的一个重要环节。

第六节　痛　经

妇女在行经前后或行经期间，小腹及腰部疼痛，甚至剧痛难忍，少数患者可伴有面色苍白、头面冷汗淋漓、手足厥冷、恶心呕吐等症，并随月经周期发作，称为痛经，亦称“经行腹痛”。

【病因病机】

现代医学认为，子宫内膜中的前列腺素含量过高，是引起功能性痛经的主要原因。子宫发育不良或畸形，以及子宫位置不正等也是引起痛经的原因。

中医学认为，本病主要是气血运行不畅所致。因经水为血所化，血随气行，气充血沛，气顺血和，则经行通畅，自无疼痛之患。若气滞血瘀或气虚血少，则使经行不畅，不通则痛。引起气血不畅的原因有气滞血瘀、寒湿凝滞、气血虚弱、肝肾亏损等。

（1）气滞血瘀：因情志失调，肝气不疏，气机不利，气滞血瘀，以致行经不畅，经血滞于胞中而作痛。

（2）寒湿凝滞：久居阴湿之地，或行经期间涉水受寒，或过食生冷，寒湿客于胞宫，经血受阻，血行不畅而作痛。

（3）气血虚弱：平素气血不足，或重病、久病之后，血海空虚；或体弱阴虚，血运无力，行经不畅而作痛。

（4）肝肾亏损：禀赋素弱，或房事不节，损伤肝肾，而致冲任不足；行经之后，血海空虚，胞脉失养故疼痛。

【症状与体征】

经行小腹疼痛，并伴随月经周期而发作。可根据其疼痛发生的时间和疼痛的性质，辨别其寒热虚实。一般以经前、经期痛者为实，经后痛者为虚；痛时拒按属实，喜按属虚；得热痛减为寒，得热痛剧为热；痛甚于胀，血块排出后疼痛减轻者为瘀；胀甚于痛为气滞；绞痛、冷痛属寒，刺痛属热；绵绵作痛或隐痛为虚。

（1）气滞血瘀：经前或经期小腹剧烈胀痛，经血紫暗夹血块，经血量少，排出不畅，胸胁或乳房发胀，舌质紫暗或有瘀点，脉沉弦。

（2）寒湿凝滞：经前或经期小腹冷痛，得热痛减，月经量少，经色紫暗或有凝块，平时白带多，舌质紫暗，苔白腻，脉沉紧或沉迟。

（3）气血两虚：痛经发生在经期或经净后，呈持续性的绵绵作痛，按之痛减，热熨则缓解，经少色淡，身体虚弱，面色无华，舌淡苔薄，脉沉细弱。

（4）肝肾亏损：经来色淡量少，经后小腹胀坠作痛，腰骶痛胀，四肢无力，舌质淡红，苔薄，脉沉细。

【检查与诊断】

本病的临床特征是经行小腹疼痛，伴随月经周期而发作，多见于未婚女子。一般疼痛多发生于行经第一二天或经前一二天，随后即逐渐减轻或消失，偶有延续至经净或于经后始发病者。疼痛程度有轻有重，甚则昏厥，一般无腹肌紧张或反跳痛。此外，其他病证所出现的腹痛亦可发生在经期或于经期加重，临证当详问病史，细查现证，必要时进行全身检查和妇科检查，以排除其他器质性病变。

【鉴别诊断】

（1）子宫内膜异位症：其疼痛的特点为月经来潮时及来潮后数天疼痛，呈进行性加重。妇科检查于子宫骶骨韧带或子宫直肠窝处触及硬性小结节，肿块的大小常随月经周期而改变。腹腔镜检查及活体组织检查多可确诊。

（2）膀胱炎：除小腹疼痛外，还可见尿痛、尿频、终末血尿、脓尿及低热、尿道分泌物增多，根据症状和尿液检查即可区别。

（3）经血外流受阻所致腹痛：如先天性阴道畸形、宫颈手术后瘢痕形成、吸宫或刮宫术后形成宫颈管及宫腔粘连，使经血外流受阻，而形成周期性腹痛。通过妇科检查及宫颈、宫腔探测可明确诊断。

【治疗方法】

1. 治则

行气活血，温经散寒，疏肝理气，补益气血。

2. 部位

腰骶部、腹部、胸背部及下肢部。

3. 手法

揉法、拨法、拿法、擦法、点按法、叩击法、提拿法。

4. 取穴

中极、关元、气海、五枢、水道、归来、中脘、膻中、期门、章门、气冲、血海、三阴交、肾俞、八髎、肝俞、涌泉、劳宫、足三里。

5. 操作方法

（1）基础手法

1）患者俯卧，医者站其旁，掌揉腰骶部，拨揉两侧腰肌及骶部 3～5 遍。然后点按肾俞、八髎穴，各半分钟，以有酸胀感为度。

2）患者仰卧，医者站其旁，在小腹部做顺时针和逆时针掌揉法。然后用双手多指提拿腹直肌 3～5 遍，使腹内有温热感为宜。

3）点按中极、气海、关元、五枢、水道、归来穴，各半分钟。

4）拿揉双下肢，以内侧为主。然后点按三阴交、血海穴，各半分钟。按压气冲穴约1分钟，抬起时患者感觉到有一股热流流向膝踝。

（2）辨证手法

1）气滞血瘀

①患者俯卧，医者站其旁，分推胁肋部数遍；然后点按膈俞、肝俞穴，各半分钟；叩击八髎约1分钟。

②患者仰卧，医者站其旁，做开三门手法。然后点按期门、章门、京门穴，掌根轻揉膻中穴，各半分钟。

③按揉血海、三阴交、足三里穴，各半分钟。

2）寒湿凝滞

①患者俯卧，医者站其旁，用双掌在膀胱经由风门至大肠俞做直推法，3～5遍；掌擦八髎，以透热为度；然后点按三焦俞、大肠俞，各半分钟。

②患者仰卧，医者站其旁，双手提拿、擦摩腹部，点按水分、关元、水道穴，各半分钟。

③点揉阴陵泉、三阴交、足三里穴，各半分钟。

3）气血两虚

①患者俯卧，医者站其旁，用掌根按压督脉身柱穴至命门穴，反复施术3～5遍，力度要均匀柔和。然后点按脾俞、胃俞、膈俞穴，各半分钟。

②患者仰卧，医者站其旁，点揉中脘、天枢、关元、血海穴，各半分钟。然后用双手在腹部做波形揉法数遍。

③点揉足三里，然后双手同时点按公孙和内关穴，各半分钟。

4）肝肾亏损

①患者俯卧，医者站其旁，按揉肝俞、肾俞穴，各半分钟；掌擦命门，以透热为宜。

②患者仰卧，医者站其旁，双手分推胁肋部，点揉期门、章门、京门穴，掌揉关元穴，以透热为宜。

③点揉三阴交、太溪、太冲、足三里穴，各半分钟。

【注意事项】

（1）经前、经期忌食辛辣生冷之品。

（2）注意保暖，谨防受凉，注意经期卫生。

（3）控制情绪，避免精神刺激。

第七节　闭　经

女性18岁以上月经尚未来潮或曾来潮而又中断3个月以上者，称为闭经。现代医学称前者为原发性闭经，称后者为继发性闭经。若因生活环境变迁、精神因素影响等引起停经（3个月以内）而又无其他症状，机体适应后自然恢复者不属闭经。先天性无子宫、无卵巢、无阴道或处女膜闭锁，以及部分由于器质性病变所致的闭经，均非按摩疗法适应证。

子宫位于盆腔内，子宫壁由浆膜、肌层和黏膜构成。浆膜又称子宫外膜，即包在子宫表面的薄层腹膜。肌层较厚，肌纤维纵横交错排列，含有丰富的血管。黏膜又称子宫内膜，其表层受激素的影响，出现周期性脱落和出血，即为月经。

【病因病机】

闭经的原因有虚实两类：虚者，多因肝肾不足，精血两亏；或因气血虚弱，血海空虚，无血可下。实者，多因气滞血瘀，痰湿内阻，冲任不通，经血不得下行而闭经。

（1）肝肾不足：先天肾气不足，天癸未充或多产、房劳损及肝肾，经血亏少，冲任失养导致闭经。

（2）气血虚弱：饮食劳倦，损伤脾气，化源不足；或因重病，久病不愈，产后失血伤津等，致使冲任血亏，血海空虚而闭经。

（3）气滞血瘀：郁怒伤肝，肝气郁结，气机不畅，血滞不行；或经期、产后血室正开，同时调摄失宜，外感寒邪，内伤生冷，寒则血凝，冲任受阻而致闭经。

（4）痰湿阻滞：形体肥胖，痰湿内阻；脾失健运，湿聚成痰，痰湿凝滞于冲任，闭阻胞脉，月经不行而闭经。

【症状与体征】

可分为虚、实两类，虚证多于实证。虚证表现为头晕肢软，心悸失眠，纳差等；实证可见胸胁胀满，小腹坠胀等不适。根据不同证型分述如下：

（1）肝肾不足：月经超龄未至或初潮较迟，量少，色淡，渐至经闭。兼见头晕耳鸣，腰膝酸软，口干舌燥，五心烦热，潮热出汗，面色黯淡或两颧潮红，舌质红或舌淡苔少，脉细弦或细涩。

（2）气血虚弱：月经由后期开始血量逐渐减少而至停闭。兼见面色苍白萎黄，头晕目眩，心悸怔忡，气短懒言，神倦肢软，纳少便溏，唇舌色淡，脉细弱或细缓无力。

（3）气滞血瘀：月经数月不行，精神抑郁，心烦易怒，胸胁胀满，少腹胀痛拒按，舌边紫暗或有瘀点，脉沉弦或沉涩。

（4）痰湿阻滞：月经不来，形体肥胖，胸胁满闷，呕恶多痰，神疲倦怠，带多色白，苔腻，脉滑。

【检查与诊断】

月经是女性周期性阴道流血的一种生理性表现。凡18岁以上未来过月经或中间中断3个月以上不来月经者，即可诊断为闭经。

【鉴别诊断】

应与妊娠期、哺乳期及绝经期以后的停经相鉴别。

【治疗方法】

1. 治则

行气活血，疏肝益肾，活血化瘀，调理冲任。

2. 部位

腰骶及下肢部。

3. 手法

揉法、拨揉法、拿法、搓法、按法、点按法。

4. 取穴

气海、关元、子宫、五枢、中脘、期门、章门、气冲、血海、三阴交、公孙、涌泉、膈俞、肝俞、脾俞、八髎、内关、足三里。

5．操作方法

基础手法：

（1）患者仰卧，医者站其旁，用双掌在腹部做顺时针和逆时针揉法，约2分钟；然后自上而下做直推法3～5遍；最后点按气海、五枢、子宫穴，各半分钟。

（2）在大腿内侧和前臂的掌侧做掌揉法；然后两拇指同时按揉近侧内关和对侧血海穴，约1分钟；再移至另一侧施术。

（3）体位同上，拿揉小腿内、外侧3～5遍，点按公孙、三阴交穴，各半分钟；然后按压气冲穴，使下肢或小腹有发热感。

（4）患者俯卧，医者站其旁，用双拇指拨揉腰骶部两侧，以有酸胀感为宜；然后点按八髎、肾俞、脾俞穴，各半分钟。

（5）掌搓腰骶部，使其有透热感。

（6）双手拿下肢后侧肌肉2～3遍，最后点按涌泉穴半分钟。

辨证手法：

（1）肝肾不足：参看“痛经”一节，肝肾亏损手法。

（2）气血虚弱：参看“痛经”一节，气血两虚手法。

（3）气滞血瘀：参看“痛经”一节，气滞血瘀手法，另外点揉太冲穴半分钟。

（4）痰湿阻滞：参看“痛经”一节，寒湿凝滞手法，另外点揉中府、丰隆、肺俞穴，各半分钟。

【注意事项】

（1）防止受寒，勿食生冷。

（2）控制情绪，防止精神刺激。

（3）自我推拿应在每晚睡前进行。

（4）推拿治疗本病，一般第一个月不主张停用黄体酮等激素，视病情可在第二个月停药。如 3 个月内不见效，应适当用药。

【自我推拿】

（1）仰卧位：用中指按揉子宫、气海穴，各 1 分钟。然后用双掌斜擦两侧小腹，以温热为宜。

（2）端坐位：拇指屈曲，用指间关节分别按揉八髎穴，以酸胀为度。然后双掌直擦八髎穴，以温热为宜。

（3）端坐位：拇指按揉血海、足三里、三阴交穴，各 1 分钟。

自我推拿每日进行 1 次。

附录一　颈椎病问答

1. 颈椎病的定义是什么？

颈椎病是指颈椎间盘退行性改变及其继发性椎间关节退行性变所致邻近组织（如脊髓、神经根、椎动脉、交感神经）受累而引起的相应症状。

2. 中医对颈椎病的基本观点是什么？

祖国医学经历了几千年实践，留下了大量的医学巨著，其中也包含了与“颈椎病”有关的理论及治疗经验，并详细记载了和我们今天所述的各型病变相似的征象和治疗方法。

祖国医学的颈、肩、臂痛等症多包括在痹证中，通常认为是外伤、风寒湿邪侵袭、气血不和、经络不通所致，而头晕、目眩、耳鸣则与痰浊、肝风、虚损有关。中医对颈椎病不仅仅着眼于颈肩背臂等局部，而且还联系脏腑、经络、气血等整体进行辨证施治，并将肝、脾、肾等内脏功能与筋骨、肌肉、关节功能有机结合，注意二者之间互相影响、互相促进的作用。

中医根据颈椎病的病因及临床征象将其分为下列四型：

（1）风寒湿痹、经络受阻型：由于风、寒、湿三种外邪侵袭机体，流注经络，致气血运行不畅而引起肢体、关节疼痛、酸麻、重着及屈伸不利等，包括了大部分的根型颈椎病和髓型颈椎病的症状、体征。

（2）肝肾亏虚、气血不足型：久病体弱，肝血不足，肾精亏损，经脉失去濡养，以致肢体筋肉弛缓，手足痿软无力，不能随意运动，包括了椎动脉型、根型和脊髓型的部分症状。

（3）痰湿闭阻、经络瘀滞型：由于痰湿闭阻引起的证候相当广泛，上逆头部多见于眩晕，阻于四肢者多见四肢麻木，风痰可引起呕吐、头晕、突然跌倒、四肢麻木，寒痰可引起骨痹刺痛、四肢不举、厥冷等，包括了椎动脉型、交感型颈椎病的许多症状。

（4）外伤型：由于闪、挫所致的筋络、筋膜、肌肉等软组织受伤（包括急慢性损伤），以及关节错位造成的症状，即所谓“骨错缝”、“筋出槽”的症状，出现肩背、肢体等以疼痛、血瘀和活动受限为主的表现。

3. 颈椎病与环境气候变化有什么关系？

颈椎病常与风寒、潮湿等环境改变、季节气候变化有密切关系。乃因风寒潮湿、寒冷刺激等因素，通过机体自主神经系统，引起皮肤、皮下组织、肌肉等的血管舒缩功能失调，血管痉挛、缺血，局部组织供血不足，淋巴液回流受阻，组织水肿，代谢产物蓄积，纤维蛋白沉积、粘连等一系列变化。患者主观感觉畏寒发凉，酸胀不适，久之因粘连引起肌肉僵直、关节活动受限、局部疼痛等症状，特别在环境、气候、温度、湿度突然变化时，症状极为明显，这与自主神经功能紊乱有关。

4. 正常人的颈椎活动范围有多大？

颈椎为了适应视觉、听觉和嗅觉的刺激反应，需要有较大而敏锐的可动性。因此，颈椎的活动范围要比胸椎和腰椎大得多，如前屈、后伸、左右侧屈、左右旋转以及上述运动综合形成的环转动作。

在医学上，关节活动范围称为关节活动度，一般用量角器进行测定。测量时颈部自然伸直，下颌内收。一般情况下，颈椎的前屈、后伸（俗称低头、仰头）为35°～45°。颈椎的前屈、后伸运动是上下椎体的椎间关节前后滑动的结果。过度前屈时受后纵韧带、黄韧带、项韧带和颈后肌群限制；过度后伸时则受前纵韧带和颈前肌群的约束。颈椎的屈伸活动主要由第一至第七颈椎完成。左右侧屈各45°，主要依靠对侧的关节囊及韧带限制过度侧屈，侧屈主要由中段颈椎完成。左右旋转各为60°～80°，主要由寰枢关节来完成。环转运动则是上述活动的连贯作用来完成。点头动作发生在寰枕关节；摇头动作发生在寰枢关节。颈椎的活动度个体差异较大，与年龄、职业、锻炼情况有关。一般随着年龄的增大，颈椎活动亦渐受限制。

5. 颈椎的前凸生理曲度是怎么回事？

正常脊柱各段因人体生理需要，均有一定的弯曲弧度，称为生理曲度。在颈椎的正常侧位X线片上颈椎呈轻度前凸。颈脊柱在胚胎时期是呈后凸的，自幼儿起逐渐变为前凸，这种变化称为继发曲度。继发曲度的形成一般是由于负重后椎体及椎间盘前厚后薄所致。颈椎的生理曲度主要是颈4、颈5椎间盘前厚后薄造成颈椎中段有一向前凸出的弧度。

测量颈椎生理曲度的方法为沿齿状突后上缘开始向下，连每一椎体后缘成一弧线，再由齿状突后上缘至第七颈椎后下缘做一直线，弧线的最高点至直线的最大距离为颈椎生理曲度的数值。正常范围大约在（12±5）mm 内。

颈椎生理曲度的存在，能增加颈椎的弹性，减轻和缓冲重力的震荡，防止对脊髓和大脑的损伤。由于长期坐姿、睡姿不良引起椎间盘髓核脱水退变时，颈椎的前凸可逐渐消失，甚至可变直或呈反张弯曲，即向后凸，成为颈椎病 X 线上较为重要的诊断依据之一。

6. 颈部脊神经的构成和分布如何？

颈部脊神经的后支，除第 1、第 2 颈脊神经的后支较粗大外，其余各脊神经的后支均较前支细小，它们分布于颈椎旁的关节、肌肉和皮肤。枕骨与寰椎之间的关节和寰椎与枢椎之间的关节由第 1、第 2 颈脊神经的前支所支配；枢椎和第 3 颈椎间的椎间关节以及其以下的椎间关节均由脊神经的后支所支配。

脊神经的前支，在颈部组成颈丛和臂丛，上位 4 个脊神经的前支组成颈丛，下位 4 个颈脊神经的前支和第 1 胸神经前支的大部分组成臂丛。颈丛的分支主要分布于枕部、耳部、颈部、胸壁上部和肩部的皮肤，也有支配枕下颈部肌肉的肌支。臂丛发出分支分布于胸上肢肌、上肢带肌、背浅部肌以及上臂、前臂、手的肌肉和皮肤。

7. 颈部脊神经根在结构上有什么特点？

在颈部，脊神经的神经根较短，其走行近于水平方向，故对脊髓的固定作用较大。当颈脊柱前屈时，神经根对脊髓有牵拉作用。在颈部，椎间孔的前壁由椎体的一部分、椎间盘的一部分和钩椎关节组成，后壁由上关节突和下关节突组成，这些部位发生病变时，都能累及神经根。钩椎关节退变增生（即形成骨刺），对神经根的压迫可因部位不同而异：骨刺靠近椎管时，压迫前根；骨刺在椎间孔中部的上方时，则压迫后根和脊神经节，前根可不受累。所以，可以出现弛缓性麻痹而无知觉障碍的神经根压迫症状，类似脊髓性进行性萎缩；亦可出现只有疼痛等知觉障碍而无运动异常的神经根压迫症状。

8. 颈椎间盘与颈脊神经的关系是怎样的？

颈脊神经总共有8对，第1颈脊神经是在寰椎的后弓上方穿出，以下第2～7颈脊神经都是在相应颈椎椎弓的上方穿出，第8颈脊神经是在第1胸椎椎弓的上方穿出。在描述椎间盘时，多以相应颈椎的下方为标准，或标以两椎骨的数目。所以，当椎间盘病变时，受累的神经根的数字应比椎间盘的数字多1个，或取标有两椎骨数目的下位数字。如第5颈椎下方的椎间盘病变时，受累的神经根是C_6脊神经根，其余依此类推。

9. 颈脊柱的运动与椎管变化有什么关系？

虽然颈部两个相邻椎骨间运动范围很小，但是整个颈部的运动范围却是很大的，能沿三个方向进行运动。颈脊柱运动的轴线，在前屈时，椎管被拉长。颈脊柱完全屈曲时，椎管的前缘可被拉长1.5cm，其后缘可被拉长5cm，椎管内的脊髓亦被牵长、变细而紧张。后伸时，椎管变短，脊髓松弛而稍粗。

10. 颈神经根受压后为什么会引起相应部位肌肉萎缩？

神经根受压不仅影响神经传导，同时也对神经纤维轴突内轴浆运输功能起作用，因为后者有供应神经营养的作用。通过轴浆流动可将含有递质的囊泡及某些营养物质运送到轴突末梢，当神经冲动到达末梢时，末梢释放递质，从而改变所支配组织的机能活动，这一作用称之为神经的机能作用。神经末梢还能经常释放某种营养物质，持续地调节、调整所支配组织的内在代谢活动，这一作用称之为神经的营养作用。它与神经冲动无关。如切断支配肌肉运动的神经后，肌肉的糖原合成减慢，蛋白质分解加速，肌肉会逐渐萎缩。长期压迫传出神经纤维轴突，也将引起同样的后果。因此，神经根受压后，不仅有传入纤维传入持久的疼痛信息，其神经支配的相应节段的肌肉也将萎缩变细。

11. 脊髓的功能是什么？

脊髓的活动受脑的控制。来自四肢和躯干的各种感觉冲动，通过脊髓的上行纤维束，包括传导浅感觉，即传导面部以外的痛觉、温度觉和粗触觉的脊髓丘脑束、传导本体感觉和精细触觉的薄束和楔束等，以及脊髓小脑束的小脑本体感觉径路。这些传导径路将各种感觉冲动传达到脑，进行高级综合分析；脑的活动通过脊髓的下行纤维束，包括执行传导随意运动的皮质脊髓束以及调整椎体系统的活动并调整肌张力、协调肌肉活动、维持姿势和习惯性动作，使动作协调、准确、免除震动和不必要附带动作的锥体系统、锥体外系统。通过锥体系统和锥体外系统，调整脊髓神经元的活动。脊髓本身能完成许多反射活动，但也受脑活动的影响。

12. 什么是椎动脉？

椎动脉一般发自锁骨下动脉的后上方，是其第一个分支。椎动脉一般都从第6颈椎横突孔穿入，跨经上位6个颈椎的横突孔。椎动脉自寰椎横突孔穿出后，绕过寰椎侧块后方，跨过寰椎后弓的椎动脉沟，经向上方，经枕骨大孔进入颅腔。它由颈部、椎骨部、枕部、颅内部四部分组成。

13. 颈部椎动脉如何走行？

颈部椎动脉位于颈总动脉的后方，第7和第8颈神经前支和第7颈椎横突的前方，在前斜角肌和颈长肌间的裂隙内上行，进入第6颈椎的横突孔。其前方有颈内静脉和椎静脉，甲状腺下动脉横过其前方；后方有颈交感神经干和颈下交感神经节。此神经节发出神经纤维，与椎动脉伴行，形成椎动脉神经丛。

14. 椎骨部椎动脉如何走行？

椎骨部椎动脉穿过上部6个颈椎的横突孔，位于颈神经前支的前方，周围环有静脉丛和神经丛。静脉丛在下颈部形成单独的椎静脉，由第6颈椎横突孔下方穿出后，接受颈深静脉，在颈部椎动脉的前方并与之交叉，最后进入无名静脉。椎动脉神经丛，伴随椎动脉进入颅腔内分布于基底动脉。此丛的神经纤维也进入颈神经和脊膜神经。此部椎动脉发出分支（椎间动脉），经椎间孔进入椎管后分成三支，其前、后支形成动脉血管网，其中间支形成前后根动脉。脊椎部椎动脉位于颈椎椎体的钩椎关节前外方，当该关节发生增生性变化时，则会受到压迫而歪斜，甚至管腔变小。

15. 枕部椎动脉如何走行?

枕部椎动脉自寰椎横突孔上方穿出，向后绕过寰椎的侧块（上关节突），到寰椎后弓上面外侧的沟（椎动脉沟）内，转向前方，穿过寰枕后膜的外缘（或穿过此膜），进入椎管，再贯穿脊膜后，上行过枕骨大孔。枕部椎动脉发出肌支和脑膜支。第1颈神经位于寰椎后弓和椎动脉的中间。椎动脉在寰椎上关节突的外侧和后侧，迂曲度较大，当头颅转动时，可受牵张而狭窄，而影响通过其中的血液流量。

16. 颅内部椎动脉如何走行?

颅内部椎动脉自枕骨大孔上方绕至延髓前方偏内侧上行，约在桥脑下缘，两侧椎动脉汇合形成基底动脉。椎动脉的终末部，每侧各分一支，在延髓前下行，汇合成脊髓前动脉。在延髓的两侧方，每条椎动脉发出分支形成小脑下后动脉，由后下动脉或动脉本身左右各发出分支形成脊髓后动脉。内听动脉（迷路动脉）是基底动脉的细长迂回分支，供应内耳的血运；椎动脉供血不全时，亦可影响内耳的血运。

17. 颈部的交感神经是怎样构成和分布的?

颈脊神经没有交感神经节前纤维，只有来自颈交感神经节的节后纤维。颈交感神经节节前纤维是来自上部胸脊神经的白交通支，其节后纤维组成灰交通支，分别与所有的颈脊神经连接，并有吻合支与有关脑神经相连接。由灰交通支至脊神经的节后纤维，随脊神经分布到周围的器官，如血管、腺体和竖毛肌等；也随脊神经的脊膜支（窦椎神经）进入椎管内，分布到椎管内的血管和脊髓被膜血管上。颈交感神经的分布范围极为广泛，既分布到头部和颈部，也分布到上肢。颈交感神经还分布到咽部和心脏。颈内动脉周围的交感神经，伴随动脉的分支，分布到眼部，支配扩瞳肌和上睑的平滑肌。椎动脉周围的交感神经，进入颅内后伴随迷路动脉，分布到内耳；也伴随椎骨部椎动脉的分支，进入椎管内，分布到脊膜和脊髓。所以在颈交感神经受刺激时，能出现各种不同的症状，如视力模糊、耳鸣、平衡失调、手指肿胀等。

18. 颈交感神经干是如何构成的？

颈交感神经干位于颈部脊柱的前外方、颈血管鞘（鞘内有迷走神经）的后方、椎前筋膜的深侧，左右各有一条。颈交感神经干有3个神经节，称颈上、颈中和颈下神经节。颈上神经节和颈下神经节一般都恒定存在，而颈中神经节常有变异甚至缺如。颈下神经节常与第一胸神经节（有时亦与第二胸神经节）合并形成星状神经节，即颈胸神经节。神经节以节间支互相连接，节间支一般为一支，但有时可为两支。两侧的交感神经干多不对称。

19. 颈上神经节在什么位置，分支有哪些？

颈上神经节是颈交感神经节中最大的一个，呈纺锤状，位于第1～2或第2～3颈椎的横突水平，在颅底部和迷走神经的节状神经节十分靠近，恰位于其后方。颈上神经节的位置和形态变化很小，但可向下延伸超过第3颈椎横突的水平。自颈上神经节发出的主要交感神经分支有：颈内动脉神经、颈内静脉神经、颈外动脉神经、心上神经、喉咽支以及支配上部颈脊柱的韧带和骨骼的细小分支。

20. 颈中神经节位于何处，分支有哪些？

颈中神经节位于第 6 颈椎水平，形状不定，可呈圆形、三角形、棱形或星形，较细小，有时不能清楚辨认，甚至可以缺失。它是颈交感神经节中最小的一个。颈中神经节发出的分支有：至第 4～6 颈脊神经的灰交通支、颈总动脉丛、甲状腺下丛和心中神经。

21. 颈下神经节位于何处，分支有哪些？

颈下神经节位于第 7 颈椎横突与第 1 肋骨头之间，锁骨下动脉发出椎动脉部的后方，第 8 颈神经的前方。颈下神经节的分支有：至第 6～8 颈脊神经的灰交通支、椎动脉丛、锁骨下丛和心下神经。有时星状神经节的节后纤维形成一条与椎动脉伴行的椎神经，再分出交通支进入第 4～7颈脊神经。

22. 交感神经系统的作用是什么？

交感神经系统的作用主要有如下几方面：

（1）对循环系统的作用：皮肤和横纹肌以及腹腔脏器的血管只接受交感神经的支配，冠状循环以及脑循环的血管都同时接受交感和副交感两种神经纤维的支配。因此，刺激交感神经一般可使周围动脉收缩，而在去除交感神经后可使周围动脉扩张。治疗周围血管疾患，施行交感神经切除术，即以此为依据。

（2）对消化系统的作用：交感神经对胃肠道的作用主要是抑制，使蠕动减慢，但当胃肠道兴奋性太低或不活动时，交感神经则可以提高其兴奋性。

（3）对呼吸系统的作用：交感神经兴奋时，对小支气管主要为抑制其平滑肌的活动作用，因而使小支气管扩张，空气出入畅通。

（4）对泌尿系统的作用：交感神经能使膀胱壁松弛，内括约肌收缩，从而阻止小便排出。

此外，在生殖系统，交感神经对女性子宫平滑肌、男性精囊的平滑肌等都有调节作用。

23. 副交感神经系统的作用是什么？

副交感神经系统的作用与交感神经系统作用相反。它的纤维不分布于四肢，而分布于汗腺竖毛肌、肾上腺、甲状腺、子宫等处。副交感神经系统可保持身体在安静状态下的生理平衡，其作用有三个方面：①增进胃肠的活动，促进消化腺的分泌，促进大小便的排出，保持身体的能量。②缩小瞳孔以减少刺激，促进肝糖原的生产以储蓄能量。③减慢心跳，降低血压，以节省不必要的消耗等。

副交感神经系统的活动也受大脑皮质的控制，当大脑兴奋被抑制、肌肉活动减少时，副交感神经系统的兴奋性相对加强，以加速能量的储备和疲劳的恢复。

24. 临床上常见的颈椎椎体骨刺是如何形成的？

一般认为颈椎间盘发生退变之后，塌陷的椎间盘椎体周围的韧带已经松弛，而前纵韧带和后纵韧带已失去了防止脊柱过度活动的能力，而椎体的异常活动刺激了骨膜下新骨的形成而产生骨刺。同时，椎体之间韧带的不断牵拉、反复创伤，亦促使骨刺产生。

25. 为什么颈椎间盘的退化会引起黄韧带的变性？

因颈椎间盘退变后稳定性较差，黄韧带的负担必然会加重，这样因为慢性刺激而引起黄韧带的增厚、纤维化或钙化。

26. 变性的黄韧带如何刺激脊髓而产生临床症状?

钙化和骨化的黄韧带可以压迫脊髓，即使是肥厚的黄韧带，当颈椎后伸时也可出现皱折，突入椎管内，使椎管前后径明显变小而压迫脊髓；或者由于黄韧带的牵拉，椎管出现增生肥厚，使得椎管狭窄，直接压迫脊髓而出现临床症状。

27. 为什么颈椎间孔会出现前后径变窄的现象?

因为颈椎的椎间孔是由椎体后方的关节突关节（也称小关节）构成，而小关节面具有前上向后下倾斜的解剖特点，所以当椎间隙变窄时，上面的椎体沿着这个斜面向后滑而发生半脱位，引起椎间孔前后径变窄。

28. 为什么颈椎间孔前后径变窄后会产生一系列临床症状?

因为颈椎椎管前后径变窄以后必然会压迫神经根，同时也压迫脊髓，另外小关节和钩椎关节因为应力的增加以及反复过度活动而产生骨刺以及创伤反应，而使椎管、椎间孔和横突间距变小而压迫脊髓、神经根和椎动脉，特别是椎间孔的前后径变小而压迫神经根，从而产生一系列临床症状。

29. 颈椎病患者其神经根会产生什么样的病理改变?

首先是神经根根袖发生纤维化，根袖是脊鞘膜的远端部分，脊神经的后根在脊神经节附近与前根汇合在袖内，然后穿出神经孔而形成颈脊神经。颈椎病时根袖会发生纤维化及增厚反应。其次是神经根受压变性，因为向后外侧突出物可在前、后根汇合处压迫神经根，故患者发生一系列运动和感觉障碍的症状。如果单纯压迫后根或前根，那么患者仅表现为单纯的麻木而无运动障碍，或单纯的运动障碍而没有麻木。神经根受压可发生神经根病变，严重者可发生瓦勒病变。

30. 脊神经与窦椎神经的解剖关系怎样?

窦椎神经是由脊神经发出的一支分支，它在脊神经分出前支和后支之前分出，与主干反向走行。它有交感神经的分支加入，经椎间孔进入椎管。在椎管内，窦椎神经分成较大的升支和较小的降支，各相邻的升支与降支相互吻合，形成脊膜前丛和脊膜后丛，遍布于脊膜全长，并伸入颅内。窦椎神经分布于脊膜、椎管、椎骨的韧带及脊髓的血管，亦从椎管内分布于椎间关节的关节囊。

31. 窦椎神经的病理生理机制如何?

椎管及其周围组织、后纵韧带、黄韧带、小关节突、硬膜外血管丛的神经供应除有脊神经的后根外，还有窦椎神经。它在各椎间孔内有数个分支，一支是主窦椎神经，由脊神经根和交感神经根组成，主要支配硬膜前间隙及周围组织；另有 3～6 支较细的副窦椎神经，主要支配硬膜外间隙及其周围组织，包括椎间盘纤维软骨环、关节突、黄韧带、侧隐窝等，通常与血管伴行，分布于椎管内壁的组织，它是直径 5mm 以下的无髓或薄髓纤维，是椎管内存在无菌性炎症、化学性或机械性损害时引起颈肩腰痛的传导系统。

窦椎神经主干在颈部位于椎间盘之后，因此当颈椎间盘突出或骨质增生时可直接刺激窦椎神经干。椎间孔内的脊神经根、周围结缔组织、细微的动静脉均有窦椎神经的分支。因此，关节的退变或损伤，也可通过它们导致不同程度的疼痛。即使不存在椎间盘突出，只要椎管内压增加（如咳嗽、打喷嚏）都可以使原来已有的组织水肿、粘连等刺激的信号加重。小关节突内压增加、位置改变或增生（关节突综合征）与椎弓根崩裂等也能引起根性疼痛。

32. 颈椎病的病理表现如何？

颈椎病是因为颈椎间盘退变、椎体骨质增生病变产生的一系列症状，临床也习惯称为颈椎综合征。颈椎间盘退变以 $C_{5\sim6}$、$C_{6\sim7}$ 的发病最为多见，我们一般将其分为原发性和继发性两种。

（1）原发性病变：颈椎病的初期病理变化为颈椎间盘的退行性病变，首先是髓核的脱水，使髓核最后成为一个纤维软骨性实体而使椎间盘狭窄。再者是纤维环停止发育而退变，并出现破裂，发生髓核突出，同时纤维环的退变引起椎间盘的狭窄。最后是软骨板的变性而加重了纤维环和髓核的变性和坏死。

（2）继发性病变：因为颈椎间盘发生退行性病变之后，物理性能也发生相应的变化，也就是耐压性和耐牵拉力减低。

1）耐压性减低：由于耐压性能差，当颈椎间盘受到头颅重力和胸部肌肉牵拉力作用时，变性的颈椎间盘也可以发生局部和大部分向外突出，而引起椎间隙狭窄，小关节错位或重叠，椎间孔的上下径变小。

2）耐牵拉力降低：因为颈椎间盘耐牵拉能力的降低，当颈椎做前屈、后伸、左右侧屈和旋转动作时，相邻椎体间的稳定性减少，可以出现一系列椎体不稳定现象，包括椎间盘的活动度增大，椎体半脱位亦称为滑椎；继而出现小关节、钩椎关节和椎板的骨质增生；黄韧带、项韧带变性，出现软骨化和骨化等改变。

因为椎间盘向外突起，将周围的组织，如前纵韧带及椎体骨膜等掀起，在椎体、突出椎间盘及被掀起的韧带之间形成三角形空隙。积聚于该空隙内的血液和组织液可以机化而形成椎体骨刺。另外，相邻两椎体的失稳，椎体缘受到附着韧带的牵拉力加大，亦可以刺激该处引起骨质增生。

33. 如何诊断神经根型颈椎病？

诊断神经根型颈椎病，主要根据病人主诉中的根性症状、上肢腱反射及痛觉改变等体征、颈部棘突位置等触诊及颈椎 X 线片，大部分病人可以得到明确诊断。

（1）症状及体征：一般患者都主诉颈、肩、臂部的疼痛和手指的麻木。急性期会出现颈肌紧张，颈部活动受限。颈部体位改变可以诱发或加重症状。部分病人前臂及手部肌肉出现萎缩现象。椎间孔压缩试验阳性，臂丛神经牵拉试验可呈阳性。部分病人伴有眩晕症状。

（2）颈部触诊检查：患椎的棘突大多数都有病理性移位、压痛，相应的关节突关节肿胀，明显压痛，这些都是重要的诊断依据。

（3）颈椎 X 线平片检查：通过观察患者的正侧位片和斜位片，除发现椎体后缘及钩椎关节骨质增生外，部分病例可见因患椎移位而引起的颈椎位置改变。临床医生可以依据颈椎病的症状和体征，而对其颈椎病的定位做出诊断。同时，观察颈椎片可以帮助排除颈椎肿瘤、结核和其他炎症等骨质破坏性病变。少数诊断不明确的病人，需要做腰穿刺进行奎肯试验及脑脊液检查，或脊髓造影以明确诊断。

34. 如何认识神经根型颈椎病的发病机理？

（1）神经根局部的刺激和压迫因素：颈椎因为退行性的病理变化，在病程较长时，病人的颈椎容易发生骨质增生，从而转变为神经根病变的因素之一。在椎间孔部，钩椎关节或关节突部骨质增生可以引起椎间孔变窄，使神经根受到刺激或压迫；神经根硬膜袖部可继发炎症反应，导致局部血管渗透性增加和循环障碍，根袖部继发肥厚、粘连及纤维化病变，神经根可呈扭曲变形，这是引起神经根型颈椎病的重要因素。

钩椎关节较早发生退变，这种关节的骨赘如向后增生可刺激或压迫神经根；椎体后缘的骨赘，在椎管内如压迫前根，临床上呈现运动神经病变，属 Keegan 型病变，为根型颈椎综合征中较特殊的一种病型。前根病变时病人感到受累的神经根支配的颈肩部或上肢肌肉深部钝痛或沉重感。

枕大神经从寰、枢椎椎弓间穿出，寰枢椎间的旋转性移位或软组织劳损可使该神经受到刺激引起头部疼痛。上呼吸道感染或颈椎外伤可引起颈椎关节突关节部滑膜炎，关节囊内滑液聚积、肿胀。以上病变可以使神经根受到刺激而出现根性症状。

（2）患椎移位：因为颈椎椎间盘、关节突关节、关节囊及周围的韧带等软组织劳损，常可促使一部分颈椎失去其稳定性。颈、肩部肌肉等组织损伤，导致双侧软组织肌力失去平衡，而引起颈椎发生移位，临床上常见患椎向一侧呈旋转性移位，使椎间孔横径变小，因而刺激和压迫神经根而产生相应症状。这样，颈 5 至胸 1 前支如受到刺激，患者可以出现患侧上肢臂丛神经症状；关节突关节有炎症时，由于关节囊分布有敏感的神经末梢，可反射性地引起相应的肌肉发生收缩或痉挛，临床上患者出现一侧上肢放射痛，颈肩部软组织胀痛，颈部活动受限等症状。

（3）神经根动脉供血不足：颈神经根动脉是一根营养动脉，可以因为钩椎关节产生骨赘或患椎的旋转和后移，而使椎间孔横径变小，使其神经根动脉受压，这样，因为神经根的缺血性病变而出现症状。

（4）颈部前斜角肌痉挛：前斜角肌起于颈 3 至颈 6 颈椎横突前结节，肌纤维斜向外下方，止于第 1 肋骨上面的斜角肌结节，由颈神经第 5～7 前支支配。前斜角肌的损伤或颈椎的移位，使支配该肌肉的神经根受累，可引起肌肉痉挛。前斜角肌收缩时，位于前、中斜角肌间的臂丛神经和锁骨下动脉受压，病人有自肩部至上肢的放射痛症状，尺神经支配区有麻木感，上肢皮温较低，并因为肌肉的痉挛而颈部活动受限。

35. 如何认识椎动脉型颈椎病的生理病理？

（1）骨刺的影响：颈 6 以上有增生的骨刺时，如椎间盘病变，可以刺激椎动脉痉挛，也可使其管腔狭窄。

（2）血管的变化：在正常情况下，椎动脉管径的大小是颈动脉的 1/2，约为 4mm，且左右动脉相等，以保证脑部正常的供血量。在病理情况下，如椎动脉受到刺激，发生痉挛或狭窄，可以出现供血不足的症状。

（3）血管的病变：颈椎病与动脉硬化的发病年龄相

似，均在中年以上。动脉硬化的粥样斑块好发于椎动脉从锁骨下动脉的分支处即第一段；第二段次之，一般见于两横突之间；第三段、第四段更次之。基底动脉虽然不拐弯，但因在其起点、终点及分支处有血液汇流，形成漩涡，容易损伤血管的内膜而形成粥样斑块。这样，动脉粥样硬化之后很容易受到颈椎病骨刺的影响而产生供血不足的症状。另外，当颈椎间盘发生变性而椎间隙变窄时，颈椎变短而椎动脉相对变长。当椎动脉有畸形或动脉硬化时，无论是颈部活动的牵拉、还是血流的冲击，都可以使颈动脉变长而扭曲，影响正常血液循环。

36. 颈部活动与椎动脉型颈椎病发病有何关系？

（1）在正常情况下，转头时虽可使一侧椎动脉的血运减少，但另一侧椎动脉可以代偿，因而不会出现症状。在病理情况下，转头使一侧椎动脉的血运减少有两种解释：

1）同侧供血减少论：当头转向右侧时，右侧的寰椎关节为肌肉所固定，以使头颅和寰椎一块转动，而左侧的寰椎下关节面则向前向下方滑动。所以当头向右侧转动时，右侧的椎动脉可以发生扭曲，使管腔变窄，或完全闭塞。

2）对侧供血减少论：由于椎动脉绕经寰椎横突，由枕骨大孔穿入硬脑膜，因此它相对固定。当转头时，寰椎也随之活动，产生将对侧椎动脉推出横突孔的作用力而阻碍血流。

（2）头颈部的过伸活动可以产生椎动脉的供血障碍。文献中记载有因医疗操作（如：拔牙、全身插管、扁桃体摘除和颈部手术）而发病，或因交通事故而发病者。

（3）对头颈部施加暴力的旋转手法或做某些特技的转头动作，猛然过度转动头部时都可导致椎动脉的损伤，而在椎动脉硬化及颈椎病时尤其如此。

（4）当病人患有颈椎畸形，如 Klippel－Feil 综合征、颅底畸形时，其椎动脉也可伴有畸形。由于畸形的缘故，正常椎动脉在横突孔的活动度受到限制，当病人头颈部活动时即可引起供血不足的症状。此外，若病人患有颈肋畸形，当上肢做伸展运动时，颈肋可以将椎动脉推向前方；从颈肋发出的纤维带，甚至颈长肌、前斜角肌本身肥大也可压迫椎动脉使之闭塞。

37. 椎动脉型颈椎病的诊断依据是什么？

（1）中年以上的病人，经常因为头颈部体位的改变而致眩晕，恶心，头痛及视力减退。另外，病人可以伴有神经根刺激症状。

（2）发病时病人颈部活动常常受限，做颈部较大的旋转、后伸活动时引起眩晕症状。

（3）做颈部触诊检查时，可以发现部分病人上颈椎或其他患椎有移位，相应的关节囊部肿胀和压痛。

（4）颈椎正侧位及斜位 X 线平片可以发现患椎病理性移位。

（5）部分病人在患侧锁骨上部可以听到椎动脉血流受阻的声音。

38. 什么是颈椎间盘突出症？

颈椎间盘由于某种原因，向后外侧突出，压迫颈脊神经或颈脊髓而引起症状时，称为颈椎间盘突出症。

椎间盘又称椎间纤维软骨盘，是由纤维环、髓核及软骨组成，并连接于上、下两个椎体之间。除第1、2颈椎间没有椎间盘外，自第2颈椎下方至第1胸椎上方共有6个颈椎间盘。下部颈椎由于负重较大，活动较多，又与相对固定的胸椎相连，故易于劳损而发生退行性改变。

纤维环发生退行性变后，其纤维首先变粗，进而发生玻璃样变性，其强度降低，最后断裂。也可因其失去弹性，不能担负原来可以承受的压力，当受到头颅重力作用、肌肉的牵拉、运动负荷过大和外力因素作用时，由于髓核居于椎间盘的后方，纤维环即可因之向外膨出或破裂，而髓核则向狭窄薄弱的后纵韧带处突出或脱出，造成颈椎间盘突出症。颈椎间盘突出症的发病年龄由25～60岁不等，男性较女性多见，男女之比为2∶1，其发生率约为腰椎间盘突出症的1/10左右。因颈椎间盘突出的部位不同，可分别压迫脊髓和脊神经，而产生一系列类似颈椎病的症状。

39. 颈椎间盘突出症有哪几种类型？

颈椎间盘前部较高较厚，正常髓核位置偏后，且纤维环后方薄弱，故髓核容易向后方突出或脱出，而椎间盘的后方有脊髓、神经根等重要组织，因此突出的髓核容易刺激或压迫脊髓或神经根，产生临床症状。

根据颈椎间盘向椎管内突出的位置不同，可分为以下三种类型：

（1）侧方突出型：突出部位在后纵韧带的外侧，钩椎关节的内侧。该处是颈神经经过的地方，因此突出的椎间盘可压迫脊神经根而产生根性症状。

（2）旁中央突出型：突出部位偏向一侧而在脊髓与脊神经之间，因此可以同时压迫二者而产生单侧脊髓及神经根症状。

（3）中央突出型：突出部位在椎管中央，因此可以压迫脊髓双侧腹面而产生脊髓双侧受压的症状。

40. 颈椎间盘突出症的临床表现有哪些？

根据颈椎间盘向椎管内突出的位置不同而有不同的临床表现：

（1）侧方突出型：由于颈脊神经根受到刺激或压迫，表现为单侧的根性症状。轻者出现颈脊神经支配区（即患侧上肢）的麻木感，重者可出现受累神经支配区的剧烈疼痛，如刀割样或烧灼样，同时伴有针刺样或过电样串麻感，疼痛症状可因咳嗽而加重。此外，尚有痛性斜颈、肌肉痉挛及颈部活动受限等表现，尚可出现上肢发沉、无力、握力减退、持物坠落等现象。体格检查可发现被动活动颈部或从头部向下做纵轴方向加压时均可引起疼痛加重，受累神经节段有运动、感觉及反射的改变，神经支配区域有相应肌力减退和肌肉萎缩等表现。

（2）旁中央突出型：有单侧神经根及单侧脊髓受压的症状。除有侧方突出型的表现外，尚可出现不同程度的单侧脊髓受压症状，表现为病变水平以下同侧肢体肌张力增加、肌力减弱、腱反射亢进、浅反射减弱，并出现病理反射，可出现触觉及深感觉障碍；对侧则以感觉障碍为主，即有温度觉及痛觉障碍，而感觉障碍的分布多与病变水平不相符合，病变对侧下肢的运动机能良好。

（3）中央突出型：此型无颈脊神经受累的症状，表现为双侧脊髓受压。早期症状以感觉障碍为主或以运动障碍为主，晚期则表现为不同程度的上运动神经元或神经束损害的不全痉挛性瘫痪，如步态笨拙、活动不灵、走路不稳，常有胸、腰部束带感，重者可卧床不起，甚至呼吸困难，大小便失禁。检查可见四肢张力增加，肌力减弱，腱反射亢进，浅反射减退或消失，病理反射阳性，髌阵挛及踝阵挛阳性。

X线检查可见颈脊椎侧弯变形、生理曲度改变，部分病人可见病变椎间隙狭窄，病程较长者椎体边缘有唇样增生现象；脊髓造影在突出的相应节段平面有充盈缺损、部分梗阻或完全梗阻表现；CT或核磁共振检查可明确突出的节段、范围、大小及与神经脊髓的关系等。

41. 什么情况下容易发生颈椎间盘损伤？

颈椎间盘前方有前纵韧带、后方有后纵韧带，以加强其稳定性，而外周部分是坚韧的纤维环，中央部分是半流体髓核物质。髓核可以被压缩变形以适应颈椎活动的需要，它可以分散椎间盘所承受的应力，避免力量集中于某一点。

当颈椎受到巨大外力作用时，可使颈部韧带及纤维环破裂，而形成髓核突出。随着现代化程度的不断提高，交通意外一般为首发因素，除车祸所致颈椎骨折、脱位同时伴有颈椎间盘损伤外，高速行驶的车辆突然刹车可造成“挥鞭样”损伤（包括颈椎间盘损伤）；体育运动锻炼和军事训练中因负荷过大或不适当活动也可导致颈椎间盘损伤，如足球运动中头顶球、游泳中的跳水等，均可加重颈椎负荷而致损伤。

总之，当颈椎受到强大外力作用时，不论其受伤的性质为过伸、过屈、垂直还是挥鞭损伤，均可发生颈椎间盘的损伤。这种损伤可以伴有或不伴有骨折、脱位，在没有骨与关节损伤的情况下，颈椎间盘损伤很容易漏诊或误诊，易被人忽略。

42. 什么是颈椎小关节紊乱症？

颈椎小关节紊乱症是指颈椎的小关节超出正常的活动范围，小关节面之间发生微小的错位，即中医所指的“骨错缝”、“筋出槽”。

颈椎的关节突较低，上关节突朝上，偏于后方，下关节突朝下，偏于前方，关节囊松弛，可以滑动，横突之间往往缺乏横突韧带。由于颈椎的特殊解剖关系，故其稳定性较差，当颈部肌肉扭伤或受到风寒侵袭发生痉挛；睡眠时枕头过高或在放松肌肉的情况下突然翻身；工作中姿势不良，颈部呈现慢性劳损；舞台表演或游泳时做头部快速转动等特技动作时，均可使颈椎小关节超出正常的活动范围，导致颈椎小关节发生移位、错动，同时伴有椎体一定程度的旋转性移位，使上、下关节突所组成的椎间孔的横、纵径皆减小，导致颈椎平衡失调，颈椎失稳。

颈椎小关节紊乱症可经常复发，从而影响颈椎的稳定性，长期反复发作者可促使颈椎发生退行性改变，加速颈椎病的发展。

43. 颈椎小关节紊乱症有哪些表现？

颈椎小关节紊乱症多见于中青年，初次起病者一般年龄较轻，常因外伤、劳累或受凉等因素诱发，起病较急，治愈后容易复发，常可反复发作。

局部表现为颈部疼痛、颈项强直、活动明显受限，严重者可出现斜颈。此外，因颈椎病变，局部的自主神经末梢受到刺激而发生一系列反射性症状，病人可有头昏、视物模糊、复视、眼震、面部麻木等表现，即头-颈综合征。

检查可发现病变颈椎棘突向一侧隆起或呈现明显偏歪，椎旁常有明确压痛点，此外风池穴或肩胛内缘也可有压痛。症状较重者尚可查出有颈项强直、肌肉紧张、活动明显受限、斜颈畸形等体征。

X线检查一般无颈椎退行性改变，正位片可显示颈椎侧弯变形，病变棘突偏歪；侧位片可发现患椎有旋转表现，即可出现病变颈椎椎间小关节双影改变（双凸现象）、椎根切迹双影改变（双凹现象）及椎体后缘双影改变（双边现象），而其上下颈椎却显影正常；斜位片则可显示椎间隙有相对增宽或狭窄现象。

考虑为颈椎小关节紊乱症的患者，经治疗棘突偏歪得到纠正后，症状消失或明显好转，即可确立颈椎小关节紊乱症的诊断。

44. 颈椎小关节紊乱的生物力学基础是什么？

中医学认为，颈椎小关节紊乱属于骨错缝的范畴。颈部小关节的半脱位或韧带的嵌顿等病理变化，在X线片上有1～2mm的移位，经常不易看出；但是当复位时，常有一弹响发生，随之病人感到舒适；这种错位在影像学上无根据，但在临床上是事实。

颈椎小关节紊乱的发生、发展和变化的机理，从生物力学角度看，主要有以下几个方面：

（1）外力迫使关节向某一方向直线移动或旋转移动超

过正常活动范围，结果将发生两种情况：一种是关节面移出正常位置，最终也未能恢复，造成关节面相互关系的轻微错移；另一种情况是，瞬间超越正常活动范围后，关节受正常组织保护性紧张而立即回复原位。但是，外力已把部分关节囊、韧带过度延展，发生局部的断裂或撕裂，造成了该部位力量减弱，使关节不稳，日后稍遇外力，该处即发生关节面间位置的错移。

（2）过度、不协调或某些特殊姿势的活动，增宽了关节间隙，减弱了其稳定性，可把关节盘固定在一个异常的位置上；或者由于空气进入关节间隙，在负压的吸引下，将部分关节囊滑膜层以及韧带等嵌夹于关节面之间。

（3）关节脱位或半脱位以后，虽经手法整复，但复位不够完全，还遗留有关节面间相对位置的轻微错移。

（4）长期劳损、静力性或积累性的慢性损伤，使软组织发生无菌性炎症改变，失去或降低了正常的弛张功能，减弱了关节的保护作用，以致很容易发生骨错缝。

45. “颈椎单位交锁机制”与颈椎扳法之间关系如何？

Veleann 提出的“颈椎单位交锁机制”，是指一群围绕在椎动脉和颈神经根周围的复合结构，即所谓 UTAC，包括钩椎、横突和上关节突等，是颈椎“椎单位”的重要组成部分。这些椎间关节是一种摩动关节，其关节囊较为松弛，关节囊有丰富的痛觉感受器，关节囊和囊内韧带、囊外韧带还有本体感觉感受器，这对于调节关节内压力和关节运动有重要意义。电镜研究表明，囊感受器的刺激可引起头颈位置和运动的改变。

椎间关节对于刺激和炎症极为敏感，周围的肌肉痉挛会进一步造成疼痛和运动障碍；椎间关节面在正常对称情况下没有摩擦，当两侧关节面倾斜度不对称时可造成病理性运动。

颈椎扳法是治疗颈椎病的一种非常有效的方法，但其在解剖学及生理学上的证据尚不充足。我们认为，正确的扳法可以起到如下作用：调整不对称的椎间关节面，使颈椎骨性结构恢复正常位置；刺激椎间关节囊，缓解由于关节囊痉挛或松弛造成的传入性痛觉；恢复钩突、横突和上关节突之间正常的咬合对位关系；松弛椎单位周围的肌肉。

46. 颈椎小关节紊乱症如何治疗？

治疗方法有颈部牵引、局部制动、痛点封闭、按摩等，一般均有很好的疗效，症状可迅速缓解或消失，其中以按摩方法最为简便有效。

按摩是祖国医学的一个重要组成部分，具有缓解肌肉痉挛、疏通经络、松解粘连、整复椎体移位、恢复颈椎正常解剖位置和正常生理曲度的作用，尤其对颈椎小关节紊乱症的治疗效果卓著。临床常用的手法有“仰卧复位法”、“俯卧复位法”、“坐式定位旋转复位法”等多种方法，根据患者的病情和医生的习惯可选用不同的复位方法。在复位过程中，一般可以听到一声或数声“喀哒”清脆响声，此时再检查棘突偏歪现象已消失，表明棘突偏歪已得到矫正，而患者即感症状明显好转。手法复位时也可以不出现响声，应以矫正棘突偏歪为原则。若棘突偏歪未能矫正，患者症状未减轻，可重复操作1次。复位后适当限制颈部活动，睡眠时使用低枕，无需特殊处理。

由于颈椎小关节紊乱症患者的小关节错位，常导致关节囊、韧带松弛及颈椎失稳，当移位整复后，可能再次复发。对再次复发者，可再次施用复位手法治疗。对复发频繁及疗效不够满意者，应加强颈部锻炼，注意休息（详见颈椎病的预防）。

47. 颈椎小关节紊乱手法复位后如何验证？

患椎移位是引起临床症状的因素。由于退行性病变及软组织慢性劳损，一旦发病患椎不稳定，常沿纵、矢状及额状轴发生多方位移位。经手法治疗后患椎重复移位者，除病变本身的因素外，复位不完全也是一个重要原因。

手法复位后可复查以下内容，以验证是否达到较准确的复位。

（1）患椎棘突是否已恢复正常的位置。

（2）后颈部两侧颈肌的张力在治疗前较高，如复位正确，软组织治疗手法适当，两侧颈肌应恢复到正常或近于正常的张力。

检查时以左手掌托扶病人下颏，固定病人颈部，使颈椎呈后伸位，医者右手拇指及中指轻轻按压患椎棘突两侧软组织，包括椎板后方及两侧的肌肉组织，看有无压痛及由于肌肉紧张而形成的条索、硬结等。

48. 物理疗法治疗颈椎病的原理是什么？

应用天然或人工制造的声、光、电、热、磁等物理因子作用于人体，以达到防治疾病目的的方法，称为物理疗法，简称理疗。

理疗在临床上应用广泛，具有其独特的医疗价值，是治疗颈椎病的一种辅助手段。颈椎病往往出现顽固的颈肩痛，电疗、热疗都具有良好的缓解疼痛的作用。

当颈椎骨质增生压迫神经根和脊髓时，可引起炎症反应。应用超声波、红外线、电疗、热疗等可促进炎症消退和水肿吸收。

炎症反应日久可造成组织粘连，手术后的病人往往有大量的瘢痕。理疗具有松解粘连、软化瘢痕的作用。

神经根和脊髓长期受压可致肢体麻木、肌肉萎缩，电疗能刺激神经根，兴奋脊髓，减轻麻木，促进肌萎缩的恢复。

49. 治疗颈椎病的电疗法常用哪几种？

（1）直流电药物离子导入法：药物离子经直流电导入后在皮肤内形成离子堆，其中一部分离子变成原子或分子，保持原来的药物性能，并在局部与组织成分发生化学变化。如碘离子可软化瘢痕，当它从阴极导入时，更加强了其软化瘢痕的作用。

（2）“电兴奋”疗法：“电兴奋”疗法实为强量直流-感应电疗法，它采用大剂量的感应电和断续直流电（以患者能耐受为度），在患部或穴位处做短时间的通电治疗，以达到治疗的目的。凡颈肩痛部位较广泛或有肌肉紧张者均可应用，以解除痉挛、减轻疼痛。急性患者收效较快。

（3）正弦调制中频电疗法：用低频调制的中频正弦电流治疗疾病的方法，称为正弦调制中频电疗法。主要有止痛、促进局部血液循环、松解粘连、软化瘢痕的作用。

（4）短波电疗法：应用波长为 10～100m 的高频电磁波作用于人体进行治疗的方法，称为短波电疗法。治疗时主要利用高频交变电磁场通过组织时产生感应涡流而引起组织发热，又称为感应透热疗法。治疗作用主要为热效应，这种热作用比传导热或辐射热的作用更深透、均匀，可用于消炎、镇痛。

50. 什么情况下应认定为非手术治疗无效?

对各型颈椎病都应首先应用综合保守疗法，除牵引、理疗、药物治疗及功能锻炼外，还有祖国医学特有的中医药疗法，如按摩、针灸等。充分利用中西医结合的优势，可使早期颈椎病患者收到较好的治疗效果。据统计，颈椎病非手术治疗的有效率在59.5%～96.5%之间，治愈率在20%～30%之间，疗程长，复发率较高，多数患者日后尚残留部分症状，故非手术治疗需长期或反复进行。

据临床观察，颈椎间盘突出症及神经根型颈椎病保守治疗疗效较好，虽然完全治愈者不多，部分病人仍有残留症状或有复发，但主要症状常获得明显减轻，多可参加一般工作，丧失劳动力或最后手术治疗者较少见。交感神经型及椎动脉型颈椎病经综合治疗后也可收到一定效果，仅症状严重者才需手术治疗。而脊髓型颈椎病进行综合保守治疗的效果则较差，对早期患者尚可进行一段时间的保守治疗，若效果不佳或重型病例则应尽早采用手术治疗。

诊断明确的颈椎病患者，经正规系统的非手术治疗1～2个疗程以上，仍有以下表现者，可视为非手术治疗无效：

（1）疼痛无缓解或继续加重者。

（2）非手术疗法虽有一定疗效，但主要症状仍持续存在或经常反复发作，严重影响工作与正常生活者。

（3）脊髓压迫症状持续存在或发生急性肢体痉挛性瘫

痪者。

（4）仍有颈性眩晕、晕厥或猝倒者。

（5）交感神经症状无缓解，严重影响工作或正常生活者。

（6）食道或喉返神经受压症状持续存在，未得缓解者。

51. 颈椎病手术治疗的基本原理是什么？

颈椎病为退行性疾患，主要起源于颈椎间盘的退变。退变的椎间盘抗压力与抗牵拉性能降低，与此同时关节周围的前纵韧带与后纵韧带也出现退行性变，以致整个椎体间关节处于松弛状态，造成颈椎关节的不稳定，更易使髓核向四周移位，形成突出或脱出；颈椎的松动与失稳可使韧带和骨膜撕裂而形成韧带-椎间盘及局部的创伤性反应（包括血肿形成），进而血肿纤维化、骨化并形成骨赘等，使颈椎管进一步狭窄；当突出的椎间盘、狭窄的椎管、骨赘等压迫或刺激脊髓、神经根、椎动脉或交感神经时，临床上就出现了颈椎病的一系列症状、体征。而其生理病理特点是椎间关节的松动与失稳。慢性劳损、外伤及炎症为其促发因素。

随着现代外科学技术的发展、手术器械的更新，近年来国内外对颈椎病的手术方法日益增多，疗效也逐渐提高，并各具特色，但是颈椎病手术治疗的基本原理是大致相同的。手术目的不外乎以下两类：

（1）解除压迫：通过手术切除病变的椎间盘、骨赘、过于肥厚或骨化的韧带、增生的钩状突、椎板切除或扩大、开放横突孔等，以达到减轻压迫、消除刺激和粘连的目的，消除脊髓、神经或椎动脉的压迫，改善局部的血液循环。

（2）增强稳定：在椎体间植骨融合，通过人工的方法去除病变节段不稳定的动力因素，恢复或增强颈椎的稳定性，恢复其生理曲度，限制局部活动，防止使脊髓、神经受到进一步损害，消除病椎节段的异常活动。

52. 颈椎病手术的基本种类有哪些？

颈椎病临床可分为神经根型、脊髓型、椎动脉型和交感神经型四种。就手术途径而言，将颈椎病手术分为前路手术、前外侧路手术和后路手术三种：

（1）前路手术：经颈前方切口入路进行的手术，具有减压和稳定脊柱两种作用。即通过发病的椎间隙，从椎体前方钻洞或切骨，从骨洞中切除退变或突出的椎间盘，甚至一并切除椎体后缘的骨赘，以解除对脊髓和神经根的压迫。然后在骨洞中植骨，使该段颈椎融合，以增强脊柱的稳定性。多个椎间盘受累者，可在同一手术中一起切除和融合。前路手术手术创伤小，可切除椎间盘及骨赘而不直接干扰脊髓，同时施行椎体间植骨，除去脊髓不稳的动力因素，术后功能受到的干扰小，恢复快。其缺点是不能在直视下看到椎管内病变，手术范围有限，骨赘切除不易彻底，不适用于发育性椎管狭窄患者。

（2）前外侧手术：手术途径同前路手术，但其显露范围更大，包括椎体前方、前外侧方的椎体横突及钩椎关节等。手术可开放横突孔，切除增生的钩状突，扩大椎间孔，松解椎动脉的粘连、狭窄，解除椎动脉、神经根或脊髓的受压症状，消除病理性刺激，增强脊柱的稳定性。

（3）后路手术：是指经颈后方切口入路进行的手术，包括各种椎板切除术、椎板成形术、关节突切除术等，具有在直视下明确病变部位及性质、减压充分等优点。后路手术的目的是扩大椎管矢状径，解除对脊髓的压迫，改善血液循环，扩大椎间孔后壁，解除神经根所受压迫；但后路手术解剖结构复杂，操作困难，手术破坏性较大，术后易发生脊柱不稳，术后形成的骨窗瘢痕可继续压迫脊髓等，手术效果有时不甚理想。

总之，对于不同类型的颈椎病患者，可根据不同的需要，采取不同的手术方式；只要严格掌握适应证，一般均能收到良好的手术效果。

53. 什么样的颈椎病需要手术治疗?

自 Cloward 和 Robinson 于 1958 年和 1959 年先后报道手术治疗颈椎病，至今已 50 多年，其间现代骨科不断发展，各种器械、手术仪器不断更新，手术方法不断改进，颈椎病手术方法及手术病例日益增多，疗效也日益提高，使过去认为无希望恢复的病人得以康复并重返工作岗位，手术疗法作为治疗颈椎病的一种重要方法在许多医院已普及推广。

一般情况下，颈椎病患者的治疗首先应采用非手术疗法，绝大多数患者通过各种各样的非手术疗法可以得到缓解和治愈。但是，有一部分患者经正规系统的非手术治疗后症状无明显缓解甚或加重，已严重影响工作和生活者，可以考虑手术治疗。

具体来说，有以下情况者应进行手术治疗：

（1）诊断明确，经正规非手术疗法（即在临床医生指导与观察下，经过住院或门诊）治疗 1～2 个疗程以上，确实无效或无明显好转者。

（2）症状呈渐进性加重，疼痛剧烈，有明显的进行性肌萎缩，反射异常，或发生急性肢体痉挛性瘫痪，严重影响正常生活和工作者。

（3）症状突发，已确诊为颈椎病，并经短期非手术疗法治疗无效者。

（4）全身情况尚好，各主要脏器（肝、心、肾、肺等）无严重病变，凝血机制正常，无代谢疾病，可以承受手术（含麻醉）者。

（5）有手术适应证而全身或局部某些情况尚不适应手术者，如局部感染、妊娠等，待情况允许后方可手术。

（6）有精神病者，需采用药物治疗等措施控制发作，并待能合作后方可手术。

（7）无其他手术禁忌证。

54. 哪些神经根型颈椎病需要手术治疗？

神经根型颈椎病多见于颈椎间盘突出或脱出症及钩椎关节疾病，主要表现为颈、肩、臂部疼痛或呈上肢放射痛，常伴有手指麻木感，颈部僵硬，活动受限，部分病人伴有前臂及手部肌肉萎缩。保守治疗包括颈部牵引、领围制动、手法治疗、理疗及药物治疗等，约有 80％～90％的病例可以治愈或明显好转，但下列情况可酌情考虑手术治疗：

（1）经正规非手术治疗 6 个月无效者，其中包括手法治疗、牵引及颈部制动等有效措施，仅仅对一般药物、理疗的疗法无效者，不属于此范围。

（2）患者主诉、临床体征检查结果与神经学定位相一致，即上肢的感觉障碍区、肌力改变的肌群及反射异常等与脊神经的走行与分布相符合。

（3）X线片、CT或核磁共振检查显示病变之椎节与临床症状的神经学定位相一致，影像学异常除骨刺外，尚应包括椎间隙狭窄、椎节梯形变及椎管变窄等。

（4）疼痛剧烈不能缓解，或伴有急性进行性肌萎缩者。

（5）非手术疗法虽有一定疗效，但主要症状仍持续存在；或经常反复发作，影响正常生活与工作者。

（6）合并胸廓出口综合征患者可考虑一并手术减压。

55. 哪些椎动脉型颈椎病适合手术治疗？

椎动脉型颈椎病是由于椎动脉在颈椎横突孔中因椎间隙狭窄、颈椎失稳或钩椎关节骨质增生而受压迫或刺激，使动脉血流暂时阻断，导致脑部椎动脉-基底动脉供血不足而产生的一系列临床症状，如颈性眩晕、头痛、视力障碍、猝倒、感觉障碍等。X线平片可显示患椎的病理移位、钩椎关节的骨质增生及椎间孔的形态改变；椎动脉造影可提供明确的病变部位，表现为椎动脉受压呈扭曲上行的阴影。大部分椎动脉型颈椎病可经系统的保守治疗而获缓解或痊愈，有以下情况者应考虑手术治疗：

（1）有颈性眩晕或猝倒症状，经非手术疗法久治无效者。

（2）经选择性椎动脉造影检查已明确椎动脉受压的部位、程度和范围者。

（3）症状主要由患椎关节突移位引起，虽经保守治疗缓解，但病情反复发作，患椎长期不稳定，严重影响正常生活和工作者。

(4) 椎动脉造影、CT 或核磁共振检查发现，椎动脉在横突孔部因骨赘等因素受压而导致明显的供血障碍且症状严重者。

(5) 椎动脉造影检查发现，椎动脉近侧部由于解剖异常导致椎动脉明显迂曲、血流受阻且症状严重者。

56. 哪些交感神经型颈椎病适合手术治疗?

交感神经型颈椎病是由于颈椎病变导致颈椎交感神经纤维受刺激而引起的一系列交感神经兴奋（或抑制）的症状，表现为头痛、头晕、眼裂增大、视物模糊、瞳孔散大、心跳加速甚至心律不齐、肢体发凉怕冷、出汗障碍等交感神经兴奋症状；或头昏眼花、眼睑下垂、流泪、鼻塞、心动过缓等交感神经抑制（即迷走神经兴奋）症状。交感神经型颈椎病的症状繁多而表现各异，有时难于做出明确诊断，个别情况下需进行试验性治疗以帮助确诊。交感神经型颈椎病多可通过正规、系统的非手术疗法而获缓解或治愈，但下列情况可考虑手术治疗：

(1) 交感神经症状严重，反复发作，经严格保守治疗 3 个月以上无效，影响正常工作和生活者。

(2) 经上胸部硬脊膜外腔注射局部麻醉药封闭试验或行颈星状神经节封闭试验，交感神经症状明显减轻或消失；或于硬膜外注射高张盐水后诱发出交感神经症状或使原来症状加重者。

(3) X 线片显示颈椎有阶段性不稳或椎间盘有退行性变；或 CT、核磁共振检查有明确的颈椎病变者。

57. 哪些脊髓型颈椎病适合手术治疗?

脊髓型颈椎病多在中年后发病，男性多见，一般起病缓慢，多数病人的症状逐渐加重，临床表现为颈部脊髓受压的症状及体征，如上肢麻木、力弱、手指动作不灵活，下肢发软、力弱或行走费力、下肢踏棉花感等，严重者可引起四肢瘫痪、大小便潴留，后果严重。对临床症状较轻的病例，如上肢麻胀、力弱、不灵活或下肢力弱但尚能行走的病人，可行积极的非手术治疗观察；而有以下表现者，应及时手术治疗：

(1) 有急性进行性脊髓压迫症状，经神经学检查与X线定位符合者，或经CT、核磁共振或脊髓造影检查证实确诊者，应尽快手术治疗。

(2) 颈脊髓压迫症状虽较轻，但经短期正规非手术治疗无效，且已影响正常生活、工作者。

(3) 有脊髓受压症状不到2年，经常复发，影响正常生活、工作者。

(4) 颈脊髓受压症状与体征呈进行性加重，或突然加剧者，其中包括外伤后的病例。

(5) 同时伴有腰椎椎管狭窄症者，应先行颈部手术，3～6个月后再酌情行腰椎减压术。

58. 什么是颈椎后纵韧带骨化症?

颈椎后纵韧带骨化症是一项最近认识的颈椎疾患，它在颈椎X线侧位片上表现为紧贴颈椎后缘的、具有各种表现的骨化阴影。以往此阴影被认为是颈椎后壁的阴影，实际上是后纵韧带的骨化，形成椎管内占位性病变，使脊髓受压，产生脊髓压迫的临床征象。

颈椎后纵韧带骨化多见于东方人，尤以日本人发病率为最高。该病随年龄增大发病率有增多的倾向，男性病人的发病率为女性的2倍多。整个颈椎都可发病，但以颈4、颈5、颈6、颈7为最多，同时可向纵轴方向和水平方向发展。

由于后纵韧带上有钙盐沉积及骨化，使颈椎管的矢状径减小，对脊髓产生不同程度的直接压迫与刺激，并且骨化的后纵韧带也可压迫脊髓前动脉，造成中沟动脉供血不全，引起脊髓的中央性损害。同时，由于后纵韧带的骨化(尤其是连续型者)，可使骨化区内的颈椎节段稳定不动，关节活动度完全消失，如此势必加重临近的非骨化区颈椎节段的代偿性活动，从而加速其退变过程，产生相邻颈椎的节段性不稳，骨质明显增生，颈椎间盘的退变及突出等。这常常是引起临床症状或新症状的直接原因，也是在治疗方法特别是手术疗法选择上的着眼点。

颈椎后纵韧带骨化症的病因目前还不清楚，可能与创伤、慢性劳损、炎症、颈椎间盘变性、遗传等因素有关。部分病人除颈椎后纵韧带骨化外，尚有胸椎黄韧带、腰椎棘上韧带或髌韧带等组织骨化，具有全身多部位骨化的倾向。

59. 颈椎后纵韧带骨化症都有哪些临床症状?

颈椎后纵韧带骨化症的发生及发展均较缓慢，早期可不出现任何临床症状。当骨化块增厚、增宽到一定程度，引起颈椎椎管狭窄时，或后纵韧带骨化虽不严重，但原有发育性椎管狭窄，均可造成对脊髓或脊髓血管的压迫，故其出现症状的年龄多在中年以上。因颈椎后纵韧带钙化的范围不波及神经根管，因此临床上少有神经根性症状出现，而主要表现为颈椎管狭窄症。

本症发病缓慢，多在不知不觉中发病，也可于外伤后初显症状或突然加剧，且症状的变化速度不大。早期可表现为颈部无痛或轻度酸痛不适，颈椎活动正常或轻度受限，常以后伸时受限为明显，被动活动超出其正常活动范围时即可引起颈痛。

多数患者在出现脊髓压迫症状时才到医院就诊，脊髓压迫症状的特征是不同程度的慢性进行性痉挛性四肢瘫痪，常从下肢开始出现症状，1 月或数月后出现上肢症状，也可先出现上肢症状或四肢症状。上肢表现为双上肢酸、麻、胀、沉、无力，手的活动性减退，握力减弱，肌肉呈中度或轻度萎缩，痛觉减退，霍夫曼征阳性。下肢可出现双下肢麻木、无力、痉挛、抬举困难、拖地而行或颤抖不稳，有踩棉花感，内收肌明显痉挛者呈剪刀式步态，严重者不能自行起坐及翻身，下肢肌张力增高，肌力减弱，折刀感阳性，生理反射活跃或亢进，病理反射阳性，可有深、浅感觉减退。括约肌功能障碍，排尿困难或小便失禁，排便功能降低，常有腹胀、胸腹部束带感。

颈椎后纵韧带骨化后，非骨化区的颈椎活动代偿性增强，从而加速颈椎的退行性改变的发生与发展，产生脊髓或神经根压迫症状，即伴有颈椎病的表现。因此，当发现颈椎后纵韧带骨化症患者出现脊髓受压症状时，其症状可由骨化区的椎管狭窄所致，也可能由非骨化区的骨质增生、节段性不稳或退行性椎管狭窄所致，或二者兼而有之。

60. 颈椎后纵韧带骨化症的影像学表现有哪些？

X 线检查是诊断颈椎后纵韧带骨化症的重要手段，在正位颈椎 X 线片上，因椎体、椎板及棘突的遮盖，骨化块常不易被显示。而在颈椎 X 线侧位片上，可见椎体后方相当于后纵韧带部位有密度增高的骨化影，其大小及形态不一，多位于颈椎上部，以第 2～5 颈椎为多见，骨化块厚度在 1～5mm 不等，根据骨化块的形态可分为四种类型，即连续性、间断型、混合型及孤立型。

颈椎过伸位 X 线片上如显示椎间隙前部过度增宽，而在过屈侧位片上又显示其过窄，则表示该节段颈椎不稳定。连续型后纵韧带骨化范围内的颈椎节段稳定不动，而其上方或下方（尤其是下方）邻接的椎间隙常有失稳的表现。

CT 扫描及核磁共振检查能更准确地了解后纵韧带骨化的形态、成熟度、位置、范围、对脊髓的压迫等各方面的情况，对颈椎后纵韧带骨化症的诊断和治疗有重要意义。此外，还可清楚观察到普通 X 线片不易显示的小的或早期低密度的后纵韧带骨化块，准确地对病变节段的椎管及骨化块进行测量，对确定治疗方案及手术方法具有重要的指导作用。

脊髓造影在颈椎后纵韧带骨化症合并有脊髓受压症状时，造影剂在后纵韧带骨化区受阻，提示患者的症状是由后纵韧带骨化直接压迫脊髓所致；当造影剂在骨化区以外的活动颈椎节段受阻，提示其症状是由非骨化区的颈椎病变所引起的；或以上两种现象同时存在。因此，脊髓造影对选择手术方式、确定手术范围具有重要意义，手术前应常规检查。

颈椎骨化块矢状厚度比率的测定对选择治疗方案、选择手术方法及估计预后均有重要价值。根据颈椎侧位X线片、侧位断层片及CT或核磁共振横断层片均可测得后纵韧带骨化矢状面厚度与椎管矢状径的大小，根据公式：骨化厚度比率＝骨化块最大矢状厚度/椎管矢状径×100％，即可测算出骨化厚度比率。此比率的大小与症状的轻重呈正比，一般认为，比率小于30％时，脊髓受压较轻；比率大于30％时，脊髓受压较重。

61. 哪些颈椎后纵韧带骨化症患者可以保守治疗？

颈椎后纵韧带骨化症以保守治疗为主，非必要者一般不宜手术治疗，而对无临床症状的颈椎后纵韧带骨化患者不需治疗，因其病变发展缓慢，可长期观察，避免其颈部外伤，不宜从事颈部容易受伤的职业及运动项目，当出现临床症状时应积极进行治疗。

对具有颈肩部疼痛而无神经脊髓受损症状者，或有颈脊神经根损害表现者，或有较轻脊髓受压症状者，或后纵韧带骨化在椎管内占位小于30％、脊髓造影无明显梗阻者，均应首选保守治疗。

保守治疗方法与颈椎病的保守疗法基本相同，包括颈围制动、小重量牵引、按摩、理疗、药物治疗等，同时应避免从事颈部活动多、容易发生颈部外伤的职业及运动项目，注意休息，不参加较重的体力劳动等，以避免颈部外伤。病人有椎体移位或小关节紊乱时可进行轻手法复位治疗。

值得注意的是，颈椎后纵韧带骨化可直接引起椎管狭窄，椎管壁与脊髓硬膜之间的缓冲间隙减小或消失，此时外力易造成脊髓损伤；而在外力作用下，骨化区的颈椎稳定不动，作用力即集中于少数未骨化的颈椎节段上，加上非骨化区常常已有骨质增生、节段不稳、椎管狭窄等明显的退行性改变，有时外力并不大，不足以引起颈椎骨折、脱位，但容易引起非骨化区发生严重的颈脊髓损伤。因此，应避免颈部外伤、大重量牵引及重手法按摩，以防脊髓损伤，发生意外。高位颈脊髓损害伴有呼吸困难者，有较高的死亡率，应引起高度重视。

62. 什么是寰椎脱位？

寰椎脱位是指寰椎与枢椎间的关节面失去正常的对合关系，又称寰枢椎脱位。

寰椎容易发生脱位，与其解剖结构有着密切的关系。寰椎无椎体，寰椎横韧带附着于两侧块内面之结节上，防止枢椎齿状突后移压迫脊髓。寰、枢椎之间有 4 个关节，齿状突与寰椎前弓中部组成前关节，寰椎横韧带和齿状突组成后关节（即齿状突关节），寰椎外侧由两侧块下关节面和枢椎上关节面组成两个关节突关节。寰枢椎间无椎间盘组织，关节囊大而松弛，关节面平坦，活动范围较大，即局部的解剖结构不够坚固，稳定性较差。

当颈部遭受急性外伤后，可发生枢椎齿状突骨折与寰椎横韧带断裂，同时多伴有寰枢椎脱位。一般认为寰椎前后移动超过 10mm 时就有压迫脊髓的可能。齿状突体部骨折往往有 1/3 发生骨不连，造成寰椎不稳，而发生迟发性脱位，从而引起脊髓压迫症状。

任何颈部及鼻咽喉部的感染，包括化脓性或特异性感染，炎症均可累及寰枢椎关节或横韧带，可引起局部骨骼、关节囊、韧带充血肿胀，韧带松弛，颈椎在屈曲体位时，寰椎前弓容易向前移位而使关节脱位。

当有寰枢椎先天畸形如齿状突发育不良、齿状突缺如、枕寰先天性融合畸形等缺陷，或有类风湿性关节炎、枢椎肿瘤、寰枢椎结核等疾病时，虽无明显外伤史，也可出现自发性寰枢椎脱位。

63. 寰椎脱位有哪些表现？

寰椎脱位在儿童中较为多见，多由于外伤或颈部感染后发生，寰椎在枢椎上方可发生向前、旋转及侧方等半脱位病变，依脱位程度及不同病情可出现以下临床表现：

（1）颈枕部疼痛及头颈部异常体位：不少病人感觉颈枕部疼痛，颈部活动受限，尚有颈部紧张感，颈部旋转时疼痛加重，运动时颈部有“咿呀”音，枕部疼痛麻木感及头颅向前下坠感。当寰椎前脱位伴旋转移位时，头部可斜向一侧。儿童头颈部外伤所致的寰枢椎半脱位多呈斜颈体征。

（2）眩晕或视力障碍：寰椎向前脱位，位于寰椎横突孔中的椎动脉受到牵拉而引起供血不足时，可发生眩晕或视力障碍。

（3）颈髓或延髓损害所引起的症状：颈脊髓压迫性病变可引起肢体麻木、四肢力弱、颈肌萎缩、手指精细动作障碍、行路不稳及踩棉花感等；而延髓部缺血性病变可表现为四肢运动麻痹、构音障碍及吞咽困难等症状。

X线检查是诊断寰椎脱位最可靠的诊断方法，除照颈椎侧位片外，尚需照寰枢椎开口位及颈椎功能位片，以观察移位情况。寰椎脱位时，颈椎开口位 X 线片可见齿状突与寰椎两侧侧块之间的间隙有显著差异，两侧关节突间的关节间隙不对称，患侧变窄、消失或重叠，关节突的形态和大小也不对称；颈椎侧位片可见寰齿间距增宽，或中立位时寰齿间距正常，但在颈椎前屈位 X 线片上寰齿间距增宽，则表示有寰椎横韧带的断裂或松弛。寰齿间距是寰椎前弓后下缘到齿状突前缘之间的最短距离，正常成人在 3mm 以下，儿童在 4.5mm 以下，当寰齿间距超过 6mm 时，脊髓症状的出现率增加。

64. 寰椎脱位如何治疗？

一旦确诊为寰椎脱位，应争取时间尽快复位。突然发生的脱位，复位容易成功。复位方法分两种：一种是手法复位，对病情较轻的病人可行轻手法复位，注意复位手法不宜过猛，否则易引起脊髓损害，复位后需要石膏围领限制颈部活动 6 周；另一种是经持续牵引复位，适用于手法治疗有困难或不宜行手法治疗的寰椎前脱位；儿童采取仰卧位保持头颈过伸体位下行枕颌布带牵引，而在成人需行颅骨牵引，逐渐增加重量；持续牵引复位较满意时，需继续牵引 6～8 周，再改用石膏围领或颈托固定 10～12 周，使关节囊组织及韧带达到修复要求，保持寰枢关节的相对稳定。

对炎症性、自发性寰椎脱位的患者，首先应除去炎症病因，以抗感染治疗为主，少数病例可以获得自发复位，不能复位者可行手法复位或持续牵引复位。某些不能复位或复位不全的病例，可考虑手术治疗，行寰枢椎钢丝内固定及植骨融合术。对已合并有脊髓损害者可切除寰椎后弓，以获得脊髓减压，并行枕颈融合术，但术后将丧失颈椎屈伸活动范围30%。

对齿状突体部骨折伴有寰椎脱位的病例，宜先行颈部牵引复位，持续牵引8～12周后，改用头-颈-胸石膏取颈部过伸位固定4～6周。若在颈部过伸、过屈、侧位X线片上仍显示有寰椎脱位的病人，则可行寰枢椎钢丝内固定加植骨融合术，以防止迟发性脊髓病的发生。陈旧性齿状突骨折、骨不连，已发生寰椎前脱位合并脊髓损害者，宜行寰椎后弓切除减压及枕颈融合术。

对先天齿状突发育不良、齿状突缺如、引起寰椎脱位者，应采用寰枢椎钢丝内固定加植骨融合术。如已继发较为明显的脊髓损害时，则应切除寰椎后弓以减压及行枕颈融合术，术后应卧床3个月。

65. 脑血栓合并颈椎病的治疗注意事项有哪些？

颈椎病同时患有脑血栓时，以治疗脑血栓为主。待脑血栓病情稳定后再治疗颈椎病的相关症状。其治疗方法有别于正常人的治疗。

（1）牵引疗法：枕颌牵引是治疗颈椎病的主要方法之一。脑血栓病人因不能说话及肢体瘫痪，在对其做牵引时，应特别慎重，并注意以下几点：选择坐位牵引，其身边必须有人陪同，避免在牵引时发生卡压气管或跌倒；牵引的力量不要太大，一般不要超过2.5kg，避免力量过大引起颈部压迫；安放牵引带要尽量远离颈部重要器官（气管、颈部血管等）；牵引完成后，要慢慢扶起患者，防止其因突然起立而跌倒。

（2）按摩疗法：除了要在患者颈部按摩外，还要按摩其偏瘫一侧。对偏瘫侧的按摩应以恢复其生理功能为主，手法操作宜轻不宜重，循序渐进。

（3）针灸疗法：针刺及灸疗是治疗颈椎病和脑血栓后遗症的主要方法之一。其穴位选择可分为两组：一组以颈部穴位为主，另一组以肢体穴位为主。还要注意以下几点：由于病人存在不同程度的感觉减退，故不可能像正常人那样对针刺有较强烈的“得气感”，只要有轻微的感觉即可；针刺的效果也不如单纯颈椎病人那样明显；灸法治疗应避免烧伤；对说话困难的病人，应注意观察病人的表情，以判断治疗是否适度。

66. 糖尿病合并颈椎病患者的治疗要注意哪些问题？

糖尿病病人更易患颈椎病，或加重颈椎病病情。在神经根型及脊髓型颈椎病中，除了有常见的症状外，还可以有手足部感觉异常（如手套样和袜套样感觉）。在椎动脉型颈椎病中，可加速椎动脉硬化，加重眼花及视力下降的程度。另外，糖尿病还可以并发冠心病、高血压、肢体缺血性坏死，使病情更加复杂化。

治疗颈椎病的药物对糖尿病人多无损害，但激素类药物不能使用，神经营养类药物可长期使用。糖尿病和颈椎病均是慢性疾病，疗程很长。因此，要鼓励病人消除顾虑，调理情绪，合理安排食谱，不要过度劳累；并结合实际，参加适当的体育锻炼，以便得到预期的效果。

67. 如何预防颈椎病？

颈椎病的预防，应从病因及发病诱因两方面采取措施，以有效地降低发病率和防止已治愈患者的复发。

（1）广泛开展科普教育：群众对颈椎病有较为全面的

了解，有利于颈椎病的预防及早期就医、早期诊断与早期治疗。

（2）严防急性头、颈、肩部外伤：头颈部跌打伤、碰击伤及挥鞭伤，均易发生颈椎及其周围软组织损伤，直接或间接引起颈椎病，故应积极预防。一旦发生应及时检查和彻底治疗。防止外伤是预防颈椎间盘退行性变的有力措施。一旦发生外伤，除治疗软组织损伤外，还要及时治疗颈椎小关节错位，以防止发展成为颈椎病。

（3）纠正生活中的不良姿势，防止慢性损伤：颈肩部软组织慢性劳损是发生颈椎病的病理基础。生活中的不良姿势是形成慢性劳损的主要原因之一，所以纠正日常生活中的不良姿势，对预防颈椎病有十分重要的意义。

（4）合理用枕：枕头是颈椎的保护工具，一个成年人每天有 1/4～1/3 的时间用于睡眠，所以，枕头一定要适合颈部的生理要求。人在熟睡后，颈肩部肌肉完全放松，只靠椎间韧带和关节囊的弹性来维护椎间结构的正常关系。如果长期使用高度不合适的枕头，使颈椎某处屈曲过度，就会将此处的韧带、关节囊牵长并损伤，从而导致颈椎失稳，发生关节错位，进而发展成颈椎病。

（5）预防慢性劳损：由于某些工作需要特殊姿势或在强迫体位下工作较长时间。如果不予重视，很容易发生慢性劳损，并逐渐导致颈椎病。预防慢性劳损，除工间或业余时间作平衡运动外，还可根据不同的年龄和体质条件，选择一定的运动项目，进行增强肌力和增强体质的锻炼，以预防颈椎病的发生。

（6）积极治疗咽喉部炎症及其他疾病：咽喉部炎症是

颈椎病的诱发因素之一，故对咽喉部各种急、慢性炎症，如咽炎、扁桃腺炎，均应采取积极的治疗措施。

（7）加强体育锻炼：通过医疗体育、保健操等手段，加强对颈部肌肉的强化练习，增强其功能运动，以保持颈椎具有较好的稳定性。

68. 从医学角度上看，高枕无忧吗？

俗话说“高枕无忧”，其实不然。从医学角度上看，长期使用过高的枕头，容易形成习惯性落枕或诱发颈椎病。

正常人的颈椎，从侧面看，其外形有一个向前凸出的生理曲度，它不仅能保证颈椎外在肌群的平衡，也能缓冲人体运动时从下肢传导向上的震荡，对颅脑起到很好的保护作用。

长期使用高枕，头部前倾，颈曲就会减小，甚至变直，导致颈部软组织劳损，形成慢性颈肩痛或习惯性落枕。久而久之，颈椎骨关节失稳，就可能发生退行性改变，其相应部位即会形成骨刺，可对脊髓、血管和神经产生刺激或压迫，出现颈肩痛、上肢麻木、头晕或走路不稳等颈椎病症状。

可见，高枕并不能无忧。不论是颈椎病患者、还是健康人，睡眠时都不应使用高枕，应使用适合的枕头睡眠，保持颈椎的生理性前凸，预防颈椎病的发生。

69. 颈椎病患者怎样合理用枕？

枕头在日常生活中极其重要，尤其对于颈椎病患者，枕头的形状、质地、高低需要特别注意。

目前普遍认为，枕头的长度以超过使用者的肩宽

15cm左右为宜，枕头的高度以被头颈部枕压后和使用者的拳高相等为宜。枕芯填充物的质地和充盈度可根据个人习惯进行适当调整。当然，对于那些颈椎生理曲度变直甚至反张的患者，经治疗后生理曲度发生改变，需及时调整枕芯，以利于颈椎病的康复。

70. 如何调整枕头的高低?

枕头是维持头颈部正常位置的主要工具，可维持头颈段正常的生理曲度。

如果枕头过高，使头颈部过度前屈，导致椎管内外平衡失调。长期如此，一旦椎体后缘或劳损的相应部位有明显的骨赘形成，特别是有椎管狭窄者，很容易对脊髓、神经和血管产生压迫，出现颈椎病的症状。长期高枕常常是导致反复落枕和颈椎退行性改变的一个重要原因。

长期低枕及不用枕头的习惯也应克服。低枕或无枕使头颈部长期处于过度仰伸状态，导致颈椎前凸曲度增大，椎体前方的肌肉与前纵韧带因张力过大易出现疲劳，甚至引起慢性损伤；同时，椎管后方的横韧带可向前突入椎管，增加来自后方的压力，而这种过伸状态使椎管因拉长而容积变小，脊髓及神经根相对变短，以致椎管处于饱和状态，加上各种附加因素（如髓核突出、骨赘形成等）而出现脊髓或神经根的压迫症状。因此，强调低枕睡眠的观点也同样是不可取的。为了延缓颈椎的退行性改变、减轻颈椎病患者的症状，应根据病情适当调整枕头。一般来说，以运动障碍为主的患者，即对脊髓前方形成压迫者，枕头可略低些；以四肢麻痛等感觉障碍为主的患者，即对脊髓后方形成压迫者，枕头可略高些；若为发育性颈椎管狭窄伴有椎体后缘骨赘形成者，则枕头不宜过高或过低，以生理位为好。

71. 如何保持良好的睡眠体位？

人类有 1/4～1/3 的时间是在睡眠中度过的，因此，保持良好的睡眠体位，使头颈部放在合适的位置上，对减缓颈椎的退行性改变，预防颈椎病的发生，具有十分重要的意义。

一个理想的睡眠体位应该是使头颈部保持自然仰伸位，胸部及腰部保持自然曲度，双髋及双膝略呈屈曲状，如此可使全身肌肉、韧带及关节获得最大限度的放松与休息。对不习惯仰卧者，采取侧卧位也可，但头颈部及双下肢仍以此种姿势为佳。采取俯卧位是不科学的，因为俯卧位既不利于保持颈部的平衡及生理曲度，又影响呼吸道的畅通，应努力加以纠正。

此外，睡眠时还应防止受凉，注意保暖；尤其是初夏或晚秋在户外休息时，由于气温多变，易受凉而引起颈部肌肉痉挛，从而造成颈椎内外平衡失调而加速颈椎的退行性变。

总之，一个良好的睡眠体位，既要维持整个脊柱的生理曲度，又应使人感到舒适，方可起到使全身肌肉松弛、消除疲劳和调整关节生理状态的作用。

72. 如何纠正生活中的不良体位？

从生物力学角度来看，在日常生活和家务劳动中的各种动作均有正确与否之分。不良的体位不仅增加颈部疲劳及慢性劳损程度，同时也增加了颈椎病发生的可能性；而正确的体位则可减轻颈部的疲劳程度，有利于颈椎病的防治。但是，人们往往在日常生活中并不注意良好习惯的保持，而形成不良的生活体位，如不良的站姿、坐姿、穿鞋姿势、刷牙姿势、喝水姿势、驾车姿势等，并逐渐形成习惯。不过，一旦形成了不良的习惯也不要着急，只要生活中多加注意，从每一件小事做起，努力养成良好健康的生活习惯，这些不良体位还是可以逐渐纠正的。

73. 如何保持良好的工作体位？

不良的工作体位，不仅容易在工作中疲劳，降低工作效率，而且是颈椎病发生、发展与复发的重要原因之一，是一个十分重要而又常被人忽视的问题。

在屈颈情况下，颈椎间盘内所承受的压力比自然仰伸位要高，如果再加上扭转、侧屈与负载，则局部压力更高，从而加剧颈椎的退变。这种状态尤其多见于伏案工作者，虽然可以通过改换职业或工种来预防或治疗颈椎病，但并非一种积极的措施，如果能通过纠正与改变工作中的不良体位则效果更为理想。建议注意以下几点：

（1）定期改变头颈部体位：即对某种职业需长时间向某一方向转动或相对固定者，可每隔一段时间向相反方向转动头颈。

（2）定期远视：当长时间近距离看东西后，应抬头远视半分钟左右，待眼睛疲劳消除后继续工作，这样有利于缓解颈椎的慢性劳损。

（3）调整桌面或工作台的高度与倾斜度：防止头颈部长时间处于仰伸状或屈颈状，原则上头、颈、胸保持正常生理曲度为准。

（4）工间活动：任何工作都不应当长时间固定于某一种姿势，至少每2小时能够全身活动5分钟左右。个人可根据自身具体情况采取相应的活动方式，对颈椎及全身骨关节系统均很有帮助。办公室人员可有目的地让头颈向左右转动、后仰数次，活动时应轻柔、缓慢，以达到该方向的最大运动范围为准。或进行夹肩运动，两肩慢慢紧缩3～5秒钟，然后双肩向上、坚持3～5秒钟，重复6～8次；也可利用两张办公桌，两手撑于桌面，两足腾空，头往后仰，坚持5秒钟，重复3～5次。

74. 体育锻炼对颈椎病的防治都有哪些好处？

适当的体育锻炼可改善颈椎椎间关节的功能，增强颈部肌肉、韧带、关节囊等软组织的紧张力，加强颈椎的稳定性，改善颈椎的血液循环，矫正不良的身体姿势，故在颈椎病的防治中，体育锻炼起着重要的作用。长期坚持体育锻炼，有助于改善颈椎病的症状，巩固疗效，减少复发。

由于颈椎病为退变性疾病，超负荷量的活动不仅加速或加重颈椎病的病理改变，而且易引起外伤或发生意外，脊髓型颈椎病患者更需引起注意。椎动脉型颈椎病患者进行侧转和旋转运动时，易压迫椎动脉而加重原有的眩晕症状，故椎动脉型颈椎病患者侧转或旋转动作宜少做、慢做，甚至暂时不做。

颈椎病的体育锻炼简单易学，不受场地、时间的限制，可增强患者战胜疾病的信心，增强头颈部的稳定性，基本缓解退行性病理改变的进一步发展，改善颈部功能和肌肉力量，从而防止颈椎病的反复发作。

75. 颈椎病的体育锻炼都有哪些方法？

颈椎病的体育锻炼对颈椎病易感人群、轻中度病例、手术后恢复期患者均适用，而且长期坚持锻炼对预防颈椎病的复发也有着极其重要的意义。其具体方法有以下几种：

（1）健身体操：由体疗医师根据具体情况制定出患者可以负担而又略为“吃力”的活动体操。

（2）拳术：其中尤以太极拳较为理想，身体各部均有大幅度的活动而又不甚剧烈。

（3）游泳、打羽毛球、放风筝：可以锻炼颈背部肌肉。

（4）扩胸器及哑铃等上肢体育锻炼用具：能增加肺活量，增强肌力，增强头颈、背部、脊柱的稳定性。

（5）其他锻炼用具：可根据病情及具体条件不同而选用相应的器具与方法，有条件者最好在专人指导下，循序渐进地增加锻炼强度与时间。

（6）脊柱及颈部锻炼：方法颇多。因颈椎病为退变性疾病，故颈部不宜做剧烈运动，以一般的伸、屈、侧屈活动及侧转运动为主。

76. 压痛点与激痛点有何区别？

压痛点是由原发病灶接受物理、化学因素刺激而产生的电信号。当受到外力压迫时使原来的刺激增加而产生更为显著的定位疼痛感觉，即为压痛点。它常与较表浅的筋膜炎或深部的损伤部位相符合，压痛较集中、固定、明显。如冈上肌腱炎、胸锁乳突肌炎、颈部损伤、骨折等。

激痛点是指来自肌筋膜痛的敏感压痛点，可诱发整块肌肉痛，并扩散到周围或远隔部位的激惹感应痛。激痛点的形成起初是神经肌肉功能失调，继之生理组织营养不良，局部代谢增加而血流相对减少，结果在肌肉中产生不能控制的代谢区，代谢产物中的神经激活物质如组织胺、5-羟色胺、激肽、前列腺素等使血管严重收缩，局部反应通过中枢或交感神经的反射作用使肌肉束紧张，并出现感觉痛区。晚期病例在激痛点处的硬结是由结缔组织形成的。

激痛点的特点：

（1）激痛点可为钝性痛或锐痛，突然痛者多为外伤，缓痛者多为劳损引起。

（2）每一肌肉都有不同形式的感应痛点，用指压或针刺激痛点都可引起。激痛点越灵敏，感应痛越重，持续时间越长。

（3）激痛点可诱发自主神经症状，如血管收缩、局部肿胀、流涎、头晕、耳鸣等。

（4）激痛点也可使肌肉紧张发硬，但肌肉营养不受影响，无肌肉萎缩。此点与根性神经痛不同，后者虽然也压痛，但多有肌肉萎缩。

77. 颈椎病扳法有哪些禁忌证？

（1）颈椎椎管狭窄的病人，椎管前后径小于13mm，有锥体束损害体征者。

（2）椎动脉型颈椎病急性期病人，眩晕、呕吐症状严重者。

（3）颈椎病合并颈部软组织损伤，局部肿痛者。

（4）上颈椎先天性骨骼畸形者。

（5）重度的骨质疏松症病人。

（6）重度高血压病人。

（7）有精神症状的颈椎病患者。

附录二　典型病例

病例 1

张某某，女，40 岁。初诊时间：2005 年 11 月 1 日。

症状：左侧偏头痛 5 年，近日遇冷加重，伴颈部和背部疼痛。

查体：C_2 棘突向左偏歪，$C_{2\sim4}$棘突旁压痛明显，项韧带有钙化点并有明显压痛，左侧肩胛内侧缘压痛，左肩胛上角压痛。颈椎各方向活动尚可，压顶试验阳性。

影像学检查：X 片显示颈椎略呈 C 型侧弯，$C_{4\sim6}$轻度增生后翘，椎间隙略窄，双斜位 $C_{5\sim6}$椎间孔略小，余未见异常。

诊断：颈源性头痛。

治疗：采用三点两俞一扳治疗手法（C_2 压痛点、颈根点、冈下内侧压痛点；肩中俞、肩外俞；坐位角度定位旋转侧扳法）。点按风池、天柱、率谷、太阳、肩井、上四渎穴。

经 2 个疗程治疗（20 次）痊愈。

病例 2

乔某某，女，64 岁。初诊时间：2005 年 11 月 22 日。

症状：头晕 2 个月，并伴恶心、视物不清、颈部酸沉、手臂发胀、全身乏力。经其他医院治疗，效果不佳。

查体：颈部肌肉紧张，生理曲度变直，$C_{4\sim5}$椎间隙及右侧压痛，无放射痛。颈部活动略受限，椎动脉扭转试验阳性。

影像学检查：X 片显示颈椎序列可，生理曲度略直，$C_{3\sim4}$、$C_{5\sim6}$、$C_{6\sim7}$椎间隙狭窄，$C_{4\sim7}$左侧椎间孔狭窄，$C_{5\sim6}$右侧椎间孔狭窄。

诊断：混合型颈椎病。

治疗：采用三点两俞一扳治疗手法（$C_{4\sim5}$压痛点、颈根点、内缺盆点；心俞、膈俞；坐位角度定位旋转侧扳法），点按风池、百劳、肩井、肝俞、肾俞、气户、内关配血海穴。

辅助治疗：颈部牵引和中频理疗。

经 4 个疗程治疗痊愈。

病例 3

杨某，男，40 岁。初诊时间：2006 年 4 月 20 日。

症状：颈肩疼痛 2 年余，伴右上臂串麻 20 余天。

查体：颈部肌肉僵硬，生理曲度变直，$C_{4\sim5}$、$C_{5\sim6}$压痛，右侧明显。颈部活动受限，尤以后仰受限为甚，并有右上肢及手部串麻感。右侧臂丛神经牵拉试验阳性。

影像学检查：CT 片显示$C_{3\sim5}$椎间盘后缘局限性向椎管内突入软组织密度影，硬膜囊明显受挤压，双侧神经根受压。C_6水平面后纵韧带局限性钙化，椎体和附件边缘见小骨赘形成。

诊断：神经根型颈椎病。

治疗：采用三点两俞一扳治疗手法（C_4、C_5、C_6病点、颈根点、冈下点；肩中俞、肩外俞；坐位角度定位旋转侧扳法)。点按风池、百劳、肩井、气户、小海、上四渎、合谷、曲池穴,弹拨腋下筋和小海筋2～3次。

辅助治疗:牵引与理疗。

经3个疗程治疗痊愈。

病例4

丁某某,女,41岁。初诊时间:2006年6月15日。

症状:头晕、项背部疼痛伴左上肢及小指、无名指麻痛5年,加重半月余。

查体:颈椎生理曲度变直,颈部两侧肌肉略僵硬,C_6、C_7左侧压痛明显,肩胛内上缘压痛且可触及条索状硬结,指压时向左上肢串麻。颈部活动尚可,压顶试验阳性,臂丛牵拉试验阴性。

影像学检查:X片显示C_5椎体后缘增生,生理曲度直。

诊断:混合型颈椎病。

治疗:采用三点两俞一扳治疗手法(C_6、C_7左侧病点、颈根点、冈下点;肩中俞、肩外俞;俯卧位拇指定位旋转侧扳法)。点按风池、百劳、肩井、天宗、气户、颈上节点、心俞、肾俞、内关,指拨腋下筋和小海筋,点按上四渎穴,牵拉手指。

经两个半疗程治疗头晕症状消失,继续治疗1个疗程手指麻痛症状消失,后经巩固治疗数次痊愈。

病例5

潘某,男,25岁。初诊时间:2006年11月9日。

症状:头晕伴双手麻木、间断性耳鸣2年余,工作劳累时加重。

查体：颈部肌肉紧张，C_2 左侧椎旁压痛，棘突偏歪，双侧颈根点压痛并向上肢串麻，颈椎活动明显受限。双侧臂丛神经牵拉试验阳性，椎动脉扭转试验弱阳性，压顶试验弱阳性。

影像学检查：X 片显示颈椎序列向右侧偏歪，生理曲度变直，$C_{4\sim6}$ 椎间隙略窄，椎体和附件骨位结构未见异常，双侧各椎间孔大小正常。

诊断：混合型颈椎病。

治疗：采用三点两俞一扳治疗手法（$C_{4\sim6}$ 病点、颈根点、冈下点；肩中俞、肩外俞；坐位 C_2 角度定位旋转侧扳法、仰卧位手法颈部牵引）。点按心俞、肝俞、风池、风府、百劳、天宗、肾俞、内缺盆、气户、上四渎、小海、曲池、内关、太阳、印堂、百会，弹拨腋下筋。

经 5 个疗程治疗基本治愈，后经巩固治疗数次痊愈。

病例 6

陈某某，女，68 岁。初诊时间：2006 年 11 月 23 日。

症状：间断性头晕半年余，左上肢麻木无力 1 周。

查体：颈部肌肉紧张，$C_{4\sim7}$ 椎旁左侧压痛，$C_{4\sim5}$ 椎旁右侧压痛，肩胛区压痛，颈椎活动受限。压顶试验阳性，左侧压肩试验弱阳性，椎动脉扭转试验弱阳性。

影像学检查：X 片显示颈椎序列右偏，生理曲度变直，各椎体骨质疏松，$C_{3\sim6}$ 钩椎关节增生，左侧 $C_{3\sim5}$ 椎间孔变窄。

诊断：混合型颈椎病。

治疗：采用三点两俞治疗手法（颈上节压痛点、颈根点、内缺盆点，心俞、膈俞），点按风池、风府、肩井、肩胛上角、天宗、三焦俞、气户、郄门、内关配血海。

经5个疗程治疗，基本痊愈。

病例7

孙某某，女，40岁。初诊时间：2007年6月9日。

症状：颈项痛伴左肩臂痛并向左手无名指和小指串麻1年，近2周加重。

查体：颈肩部肌肉紧张，生理曲度变直，$C_{4\sim5}$左侧压痛明显，左侧肩胛内上角压痛并可触及条索状结节，颈椎活动明显受限。左侧臂丛牵拉试验弱阳性，压顶试验阴性。

影像学检查：X片显示颈椎生理曲度略变直，$C_{3\sim4}$、$C_{4\sim5}$椎间隙变窄，$C_{3\sim6}$椎体前缘轻度唇样变。

诊断：根型颈椎病。

治疗：采用三点两俞一扳治疗手法（C_4、C_5病点、颈根点、冈下点；肩中俞、肩外俞；坐位角度定位旋转侧扳法）。点按风池、肩井、天宗、气户、小海、上四渎穴，弹拨腋下筋和小海筋。

经3个疗程治疗痊愈。

病例8

周某，女，43岁。初诊时间：2007年9月13日。

症状：颈肩部疼痛，自觉肌肉僵硬半年余。

查体：颈肩部肌肉紧张，双侧$C_{2\sim4}$压痛，左侧较甚，可触及条索状结节，肩胛内侧缘压痛，颈椎活动尚可。压顶试验、臂丛牵拉试验均显阴性。

影像学检查：X片显示颈椎序列可，$C_{5\sim7}$椎体边缘可见骨质增生，项韧带钙化。

诊断：颈型颈椎病。

治疗：采用三点两俞治疗手法（椎旁压痛点、颈根点、冈下点；肩中俞、肩外俞）。点按风池、风府、风门、肩井、天宗、气户、上四渎、曲池、合谷穴。

经1个疗程治疗痊愈。

病例9

赵某某，男，19岁。初诊时间：2007年12月17日。

症状：头晕、恶心、呕吐反复发作1年余，精神萎靡，情绪低落，已休学1年。

查体：颈肩部肌肉紧张，生理曲度反弓，C_7棘突向左侧偏歪，双侧$C_{2\sim3}$椎旁压痛，右侧较甚，活动明显受限，椎动脉扭转试验阳性。

影像学检查：X片显示颈椎序列可，生理曲度反弓，$C_{2\sim7}$棘突向左侧偏歪，椎间孔明显变窄。

诊断：混合型颈椎病。

治疗：采用三点两俞一扳治疗手法（颈上节点、颈根点、内缺盆点；心俞、膈俞；俯卧位C_7定位旋转侧扳法和坐位C_2角度定位旋转侧扳法）。点按风池、天柱、百劳、肝俞、肾俞、肩井、冈下点、天宗、俞府、气户、郄门、内关、合谷、太阳、百会。

辅助治疗：牵引。

经4个疗程治疗效果明显，头晕症状基本消失，但看书或看电脑后有所反复，后经不定期治疗数月后痊愈复学。

病例10

张某某，男，50岁。初诊时间：2008年1月24日。

症状：右侧颈肩痛 3 月余。

查体：颈肩部肌肉僵硬，生理曲度变直，$C_{6\sim7}$右侧椎旁压痛明显，右侧肩胛上角压痛，颈部活动明显受限。低仰头时牵拉痛明显。臂丛牵拉试验阴性，压顶试验阴性。

影像学检查：X 片显示颈椎序列左偏，生理曲度变直，$C_{4\sim7}$椎间隙变窄，前纵韧带钙化，$C_{4\sim7}$钩椎关节及椎后关节增生，左侧 $C_{3\sim4}$、右侧 $C_{5\sim6}$椎间孔变窄。

诊断：颈型颈椎病。

治疗：采用三点两俞一扳治疗手法（$C_{6\sim7}$右侧病点、颈根点、冈下点；肩中俞、肩外俞；仰卧定位旋转侧扳法和牵引法）。点按风池、百劳、肩井、天宗、上胸段椎旁压痛点，气户、曲池、上四渎。

经 1 个疗程治疗痊愈。

病例 11

李某，女，46 岁。初诊时间：2008 年 2 月 23 日。

症状：颈部疼痛，伴左上肢微麻半年余。

查体：颈部肌肉紧张，颈椎序列左偏，生理曲度变直，C_2 椎旁压痛，$C_5\sim T_2$ 椎旁双侧压痛，左侧较明显。颈部左右旋转及后仰明显受限，左侧臂丛神经牵拉试验弱阳性。

影像学检查：MRI 显示颈椎序列可，生理曲度变直，$C_{4\sim5}$、$C_{5\sim6}$椎间盘轻度膨出，硬膜囊轻度受压，$C_{6\sim7}$水平黄韧带增厚（左侧明显），$C_{3\sim5}$椎体缘骨质增生，诸颈椎椎体信号欠均匀。

诊断：根型颈椎病。

治疗：采用三点两俞一扳治疗手法（颈部痛点、颈根点、冈下点；肩中俞、肩外俞；坐位角度定位旋转侧扳法）。点按风池、百劳、肩井、天宗、气户、曲池、上四渎穴。

经1个疗程治疗痊愈。

病例12

任某，女，31岁。初诊时间：2008年5月13日。

症状：颈项疼痛伴头晕，右前臂至手麻木2月余。

查体：颈项部肌肉僵硬，生理曲度变直，$C_{5\sim7}$棘突右侧压痛明显，前斜角肌处压痛，颈部活动明显受限。压顶试验阳性，臂丛牵拉试验阳性，阿迪森试验弱阳性，霍夫曼征阴性。

影像学检查：X片显示$C_{4\sim6}$椎体轻度唇样变，生理曲度变直。

诊断：混合型颈椎病。

治疗：采用三点两俞一扳治疗手法（$C_{4\sim7}$右侧压痛点、颈根点、冈下点；肩中俞、肩外俞；坐位角度定位旋转侧扳法）。点按风池、颈上节、百劳、肩井、内缺盆、天宗、气户、内关、曲池、上四渎穴以及上胸段椎旁压痛点、斜角肌压痛点，弹拨腋下筋。

经间断性治疗30余次痊愈。

病例13

贾某某，女，60岁。初诊时间：2008年8月19日。

症状：颈项疼痛伴左手麻木、头晕1年余，加重1个月。

查体：颈项部肌肉僵硬，生理曲度略反弓，$C_{2\sim3}$明显向左偏歪并压痛，$C_{4\sim6}$左侧压痛并向左上肢至手放射性麻痛，颈项活动严重受限，低头、环转动作均无法完成。臂丛牵拉试验阳性，椎动脉扭转试验阳性，霍夫曼征阴性。

影像学检查：X 片显示颈椎生理曲度略反弓，$C_{2\sim3}$、$C_{5\sim6}$椎间隙狭窄并见骨质增生。

诊断：混合型颈椎病。

治疗：采用三点两俞一扳治疗手法（颈上节点、颈根点、冈下点；肩中俞、肩外俞；坐位角度定位旋转侧扳法）。点按风池、风府、百劳、肩井、天宗、膈俞、肝俞、气户、内关配血海、上四渎、印堂、太阳、百会，弹拨腋下筋。

经 3 个疗程治疗痊愈。

病例 14

翟某某，女，40 岁。初诊时间：2008 年 11 月 1 日。

症状：颈项疼痛，活动受限 1 周。

查体：颈肩部肌肉僵硬，生理曲度变直，$C_{4\sim7}$两侧压痛，右侧肩胛上角压痛明显，左侧斜方肌压痛，颈项活动严重受限，低头及旋转动作难以完成。臂丛牵拉试验阴性，压顶试验阴性。

影像学检查：X 片显示颈椎生理曲度变直，序列尚可，$C_{3\sim6}$椎间隙变窄。CT 示：$C_{3\sim7}$椎间盘轻度膨出。

诊断：颈型颈椎病。

治疗：采用三点两俞一扳治疗手法（$C_{4\sim6}$压痛点、颈根点、冈下点；肩中俞、肩外俞；仰卧位颈椎牵引法，急症期过后采用坐位角度定位旋转侧扳法）。点按风池、百劳、肩井、天宗、气户、上四渎、曲池、合谷穴。

经 2 个疗程治疗痊愈。

病例 15

刘某某，女，55 岁。初诊时间：2009 年 3 月 14 日。

症状：颈项疼痛伴左肩痛 1 个月。

查体：颈项部肌肉僵硬，生理曲度变直，$C_{6\sim7}$左侧棘突旁压痛明显，左侧肩胛上角可触及条索状硬结并有压痛，颈椎活动受限，低头及旋转自觉颈肩部疼痛加重。压顶试验阴性，臂丛牵拉试验阴性。

影像学检查：X 片显示颈椎序列呈反 C 型侧弯，生理曲度变直，$C_{5\sim6}$、$C_{6\sim7}$椎间隙变窄，$C_{4\sim5}$椎后连线较差，$C_{4\sim6}$双侧椎间孔变窄。

诊断：颈型颈椎病。

治疗：采用三点两俞一扳治疗手法（$C_{6\sim7}$椎旁压痛点、颈根点、冈下点；肩中俞、肩外俞；仰卧位不定位侧扳法和颈椎牵引法）。点按风池、百劳、风门、天宗、肩井、气户、中府、曲池、上四渎穴。

经 2 个疗程治疗痊愈。

病例 16

郭某，女，35 岁。初诊时间：2009 年 7 月 22 日。

症状：颈项痛 5 年余，近期加重，伴心慌、胸闷、气短、倦怠 2 个月。

查体：颈肩部肌肉紧张，生理曲度变直，C_2 及 $T_{1\sim3}$ 棘突右偏，$C_{4\sim5}$、$T_{1\sim3}$两侧压痛明显，颈椎活动明显受限，低头、旋转时自觉颈部疼痛。压顶试验阴性，臂丛牵拉试验阴性。

影像学检查：X 片显示颈椎轻度 C 型侧弯，生理曲度变直，$C_{5\sim6}$双侧钩椎关节增生，$C_{4\sim5}$后缘连续性差，颈椎各椎体右旋。

诊断：混合型颈椎病。

治疗：采用三点两俞一扳治疗手法（颈上节点、颈根点、内缺盆点；心俞、肝俞；仰卧位颈部牵引法和坐位角度定位旋转侧扳法）。点按风池、百劳、肩井、天宗、肾俞、膈俞、肺俞、气户、俞府、云门、曲池、合谷、内关配血海、膻中、中脘、足三里穴。

经 3 个疗程治疗症状明显减轻，后经间断治疗数次基本痊愈。

病例 17

卢某，女，31 岁。初诊时间：2009 年 8 月 12 日。

症状：头晕 2 周。

查体：颈部肌肉紧张，生理曲度变直，C_2 棘突左偏，$C_{6\sim7}$ 棘突右偏，$C_{2\sim7}$ 棘突两侧压痛明显，颈部活动受限，低头及旋转时头晕加重。椎动脉扭转试验弱阳性，压顶试验阴性，臂丛牵拉试验阴性。

影像学检查：X 片显示颈椎序列左偏，$C_{3\sim4}$ 钩椎关节增生，椎间孔变窄，$C_{5\sim6}$ 椎后关节增生。CT 显示 $C_{5\sim6}$ 椎间盘向后突出，椎管矢状径 9mm。

诊断：颈型颈椎病。

治疗：采用三点两俞一扳治疗手法（颈上节点、颈根点、内缺盆点；心俞、膈俞；坐位角度定位旋转侧板法）。点按风池、风府、百劳、肩井、天宗、肝俞、肾俞、气户、内关配血海、上四渎、印堂、太阳、率谷、百会穴。

经 2 个疗程治疗痊愈。

病例 18

刘某某，男，47 岁。初诊时间：2010 年 4 月 21 日。

症状：颈肩痛伴头昏沉反复发作10余年，劳累后症状加重，右侧明显，低头时出现昏沉感。经其他医院治疗效果不佳。

查体：颈肩部肌肉僵硬，颈椎序列向右偏歪，生理曲度反弓，多处可触及条索状硬结，C_2、C_5、C_7 椎旁压痛右侧明显，颈部活动明显受限。压顶试验阳性，臂丛牵拉试验阴性。

影像学检查：X片张口位未见异常，颈椎序列右侧偏歪，生理曲度反弓，$C_{5\sim6}$ 椎间隙变窄，椎体边缘骨质增生，$C_{4\sim6}$ 双侧钩椎关节及椎后关节增生，双侧椎间孔变窄，项韧带无异常。

诊断：根型颈椎病。

治疗：采用三点两俞一扳治疗手法（颈部压痛点、颈根点、冈下点；肩中俞、肩外俞；仰卧位侧扳法）。点按风池、百劳、天鼎、肩井、天宗、曲池、上四渎穴。

经1个疗程治疗症状明显减轻，经2个疗程治疗后痊愈。

病例19

苏某某，男，50岁。初诊时间：2010年5月5日。

症状：颈痛伴双手麻3个月并逐渐加重，双腿无力劳累后更甚，自觉有倦怠感。经其他医院治疗效果甚微，建议手术治疗，未允。

查体：颈肩部肌肉紧张，颈椎生理曲度变直，序列差，C_2、C_7、T_1 棘突两侧压痛，无放射痛，T_4 左侧压痛明显，颈项活动明显受限，颈后伸时手麻加重，背部及手感觉发凉。压顶试验阳性，臂丛牵拉试验弱阳性，霍夫曼征阴性，并无髓型颈椎病阳性体征。

影像学检查：MRI 显示 $C_{3\sim7}$ 椎间盘向后突出 4～6mm，硬膜囊受压。

诊断：根型颈椎病。

治疗：采用三点两俞一扳治疗手法（C_2 压痛点、颈根点、冈下点；肩中俞、肩外俞；仰卧位牵引法和坐位下颈段牵提法）。点按风池、百劳、肩井、天宗、上胸椎两侧压痛点、气户、俞府、上四渎、曲池、合谷，弹拨腋下筋、小海筋和腕部屈肌腱，最后牵拉手指。

经 4 个疗程治疗症状明显减轻，随后继续治疗 3 个疗程，症状自觉消失，基本治愈。

病例 20

刘某某，女，55 岁。初诊时间：2010 年 8 月 30 日。

症状：颈肩痛伴前胸酸胀，右侧明显，自觉舌根干涩酸胀，舌肌运动不灵活，恶寒多汗 1 年余。经邢台、青岛、广州等地医院治疗效果不佳。

查体：颈肩部肌肉紧张僵硬，颈椎生理曲度变直，C_2 棘突略右偏，$C_{2\sim3}$ 右侧压痛，颈椎活动轻度受限。压顶试验阴性，臂丛牵拉试验阴性。

影像学检查：X 片显示颈椎向左侧弯，生理曲度变直，$C_{5\sim6}$ 间隙变窄，$C_{3\sim6}$ 双侧小关节增生，右侧 $C_{5\sim6}$ 及左侧 $C_{3\sim5}$ 椎间孔变窄。CT 显示 $C_{3\sim4}$ 椎间盘向后突出。

诊断：交感神经型颈椎病。

治疗：采用三点两俞一扳治疗手法（颈上节点、颈根点、内缺盆点；心俞、膈俞；坐位角度定位旋转侧扳法）。点按风池、哑门、百劳、肩井、肝俞、肾俞、天宗、天突、廉泉、气户、俞府、曲池、合谷穴。

经 3 个疗程治疗痊愈。

病例 21

杨某某，女，62 岁。初诊时间：2010 年 11 月 8 日。

症状：颈痛较剧、向左上肢串痛 1 周，昨晚症状加剧，无法入睡。

查体：颈肩背部肌肉极为僵硬，颈椎生理曲度变直，颈椎两侧多处压痛，尤以 C_5、C_6 左侧较明显，并向左上肢及手部放射，颈椎活动严重受限。压顶试验阳性，叩顶试验弱阳性，臂丛牵拉试验左侧阳性、右侧阴性。

影像学检查：X 片显示颈椎反 C 形侧弯，椎体右旋，生理曲度变直，$C_{4\sim5}$ 后缘连续性差，$C_{4\sim7}$ 椎间隙变窄，$C_{3\sim7}$ 钩椎关节增生，右侧 $C_{5\sim7}$、左侧 $C_{3\sim7}$ 椎间孔变窄。

诊断：根型颈椎病。

治疗：采用三点两俞和人工牵引治疗手法（C_5、C_6 病点、颈根点、冈下点；肩中俞、肩外俞；仰卧位颈部牵引）。点按风池、百劳、肩井、天宗、上胸椎两侧疼痛点、气户、上四渎、曲池、合谷，弹拨腋下筋和小海筋。

经 2 个疗程治疗痊愈。

病例 22

刘某某，女，57 岁。初诊时间：2010 年 11 月 22 日。

症状：颈痛头晕并昏沉，自觉目胀，不敢活动，夜不能寐，神情倦怠，懒言半年余。

查体：颈肩部肌肉紧张，颈椎生理曲度变直，反 C 形侧弯，C_2、C_3 棘突右偏，$C_{2\sim6}$ 棘突右侧压痛，以 $C_{2\sim3}$ 压痛明显并向头部放射，颈椎活动严重受限，前屈时症状加重。压顶试验弱阳性，椎动脉扭转试验阳性。

影像学检查：X 片显示颈椎呈反 C 形侧弯，生理曲度变直，$C_{4\sim7}$前纵韧带钙化，相应平面后纵韧带钙化，椎体边缘增生，$C_{5\sim6}$间隙略窄。

诊断：椎动脉型颈椎病。

治疗：采用三点两俞一扳治疗手法（颈上节点、颈根点、内缺盆点；心俞、肝俞；坐位角度定位旋转侧扳法）。点按风池、天柱、百劳、天宗、肩井、肾俞、睛明、印堂、太阳、率谷、百会、气户、内关配血海、足三里。

经 1 个疗程治疗症状明显减轻，继续治疗 1 个疗程后痊愈。

参考文献

［1］北京按摩医院编著．按摩治疗学．北京：华夏出版社，1991 年 3 月．

［2］北京按摩医院编著．按摩全书．北京：华夏出版社，1993 年 10 月．

［3］北京按摩医院编著．按摩手册．北京：华夏出版社，1996 年 8 月．

［4］俞大方主编．推拿学．上海：上海科学技术出版社，1985 年 10 月．

［5］金宏柱主编．临床按摩学讲义．上海：上海中医药大学出版社，2001 年 4 月．

［6］曹仁发主编．中医推拿学．北京：人民卫生出版社，1992 年 2 月．

［7］岑泽波主编．中医伤科学．上海：上海科学技术出版社，1985 年 12 月．

［8］杨甲三主编．腧穴学．上海：上海科学技术出版社，1984 年 12 月．

［9］庄小林主编．经络学．北京：北京出版社，1994 年 1 月．

［10］孙国杰主编．针灸学．北京：人民卫生出版社，2000 年 10 月．

[11] 潘之清主编. 颈椎病. 青岛：山东科学技术出版社，1980 年 2 月.

[12] 马奎云主编. 颈源性疾病诊断治疗学. 郑州：河南科学技术出版社，2005 年 5 月.

[13] 田纪钧主编. 错骨缝的诊断与治疗. 太原：山西科学教育出版社，1987 年 2 月.

[14] 胡有谷主编. 腰椎间盘突出症. 北京：人民卫生出版社，1982 年 12 月.

[15] 骨科临床检查法编写组编著. 骨科临床检查法. 哈尔滨：黑龙江人民出版社，1974 年.

[16] 李德新主编. 中医基础理论. 北京：人民卫生出版社，2001 年 8 月.

[17] 严振国主编. 正常人体解剖学. 上海：上海科学技术出版社，1995 年 6 月.

[18] 张文康主编. 颈椎病防治 250 问. 北京：中国中医药出版社，1998 年 9 月.